「がん」はなぜできるのか

そのメカニズムからゲノム医療まで

国立がん研究センター研究所　編

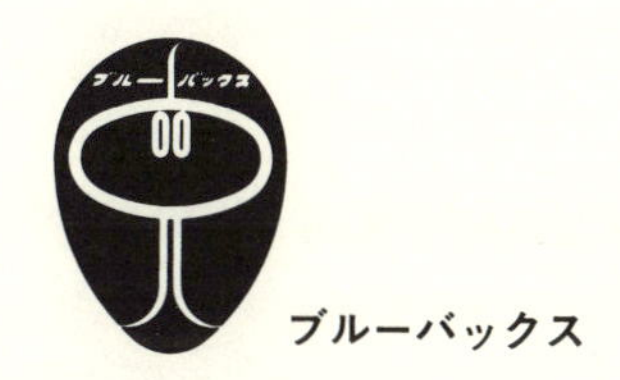

カバー装幀／芦澤泰偉・児崎雅淑
カバーイラスト／芦澤泰偉
取材・執筆／サイテック・コミュニケーションズ
（青山聖子、古郡悦子、秦 千里、池田亜希子）
目次・扉デザイン／長橋誓子
本文写真／ imagenavi（p120）
本文イラスト／千田和幸・さくら工芸社

はじめに

日本のがん罹患者数は年々増加し、最近では年間約100万人が新たにがんを発症し、死亡者の3人に1人にあたる約37万人ががんで亡くなっています。近年の統計からは、日本人の2人に1人が生涯に一度はがんにかかり、男性の4人に1人、女性の6人に1人ががんで死亡するものと推計されています。同時に、がんの診断及び治療技術も近年急速に改善してきました。直近の統計では、がん患者全体の5年相対生存率は60%を超えており、がんの経験者やがん治療を継続されている「がんサバイバー」の数はすでに数百万人、日本対がん協会によると七百万人を数えているとされています。正に「がんは国民病」と言える時代になったと言えます。一方で、国民にとっては、がんは依然として死と直結する「不治の病」というイメージがあるように思います。がんは「今や不治の病ではない」ことをわかっていただくためにも、まずは、がんがどのような病気なのかについて知ってもらう必要があります。

がんは、さまざまな要因により生じた遺伝子（ゲノム）の傷が段階的に蓄積した細胞が、正常の制御機構から逃れて無制限に増殖することにより発生すると考えられています。制御機構の中には、ゲノムに傷を負った異常な細胞に対する免疫的な排除も含まれます。ゲノムの傷についての詳細は本文を参照していただきたいのですが、例えば、タバコ（喫煙）や過度の飲酒、ピロリ菌や肝炎ウイルス等への感染は日本人のがん発生の重要な要因の一つとなっています。

がんを予防するには、まず第一に、がん発生の原因となっているこれらの要因の解明が鍵となります。また、がんを早期に発見し、効果的な治療法を見出すためには、がんの発生から成長（進展）、浸潤・転移にいたる「がん発生の自然史」の理解とそのメカニズムの解明が必須となります。最近の研究成果により、がんはその成長過程においてもゲノムの異常が多様に変化することもわかってきました。「がんゲノム進化」という現象です。この「ゲノム進化」には、遺伝子の発現量に影響を及ぼす「エピゲノム」の異常も含まれます。ゲノム及びエピゲノム異常の進化により、がんはそれぞれの個人間において、さらには同一の個体内の別々のがん組織においてもきわめて多様で複雑な振る舞いをすることがわかってきました。最近のゲノム解析技術の急速な進歩は、個々のがんで生じているこれらのゲノム異常や「ゲノム進化」の様子を明らかにすることを可能としました。このことが、最近の「がんゲノム医療」の実現に繋がっています。がん発生の要因やがん細胞の増殖・進展に重要な役割を果たしているこれらの分子メカニズムを明らかにすることにより、より効果的かつ効率的にがんを治療し、最終的にがんを克服することが可能になると期待しています。

がんを十分に理解するには、これまでにすでに解明された事柄に関する知識を増やすばかりでなく、がんという病気の持つ未解決な問題をも把握し、これらの問題を解決するためにどのようなことを克服する必要があるのかについて、十分に理解する必要があります。がんを徹底的に知り尽くすことです。がんという相手を十分に知ることにより、がんに対する無用な不安も減り、がん克服に向けてのより具体的な対策に自ら積極的に取り組むことが可能になると思います。本書は、がんが有する特徴的な性質について、主に科学的な視点から切り込み、現在までに明らかにされていることに加え、未解決な問題についても広く多くの方に知ってもらうことを目的として編纂されました。

「『がん』はなぜできるのか」は素朴で単純な疑問ですが、このシンプルな疑問は、がんを克服するために求められる本質的な課題をいくつも提起してくれます。本書では、その中でも代表的な問題について取り上げました。がんは非常に複雑な特徴を備えているとともに、一人一人に発生するそれぞれのがんはきわめて多様で複雑な病態を呈することも分かっていただけると思います。同時に、がんを克服し、がんと共生できる社会を実現するために、解決すべき社会的な課題についても共有させていただけると考えています。

本書では、五十余年前に創設された国立がん研究センターで行われてきたがん研究の成果を織り交ぜながら、がんはどのように理解され、またその克服に向けてどのような戦略や対策が取られてきたかについて、できるだけわかりやすい形でまとめてみました。国立がん研究センターは、がん医療・がん研究を専門とする国立の機関として1962年に設立されました。2010年には独立行政法人として新たに生まれ変わり、2015年からは国立研究開発法人として、世界トップレベルの研究成果の創出と研究開発の成果の最大化を図ることがその使命として求められています。がんが日本人の死因の第1位となったのは1981年です。国も1984年からは、10年を一期とする対がん戦略を国策として打ち立て、がんという困難な病気の克服に精力的に取り組んできました。2014年からは、がん対策基本法に基づいて策定された「がん研究10か年戦略」のもとで、「がんにならない、がんに負けない、がんと生きる社会」の実現に向けて一層の努力を続けています。がんを克服するためには、先ずは相手（がん）を十分に理解することが重要です。がんを知ることにより、がん対策の重要な柱となっている「がんの予防・早期発見」「がんの効果的な治療」、さらには、「がんと共生すること」が可能となると考えます。

がんとの共生との観点では、がんの内科的な治療法の進歩も重要な役割を果たしてきています。以前の化学療法剤を中心とした抗がん治療から、最近では分子標的薬を用いたより副作用の少ない治療を外来通院で実施することが可能となってきました。一方で、がんと診断された段階で、「職場への影響」や「仕事を継続することへの不安」等の理由で、離職する人の割合は約3割にもおよんでいるというデータがあります。「がん」という病気への理解や新しい治療法に関する知識等がいまだ不十分なために、社会問題として生じている重要かつ切実な課題と考えています。がんを克服し、がんと共生する社会の実現を目指すためには、国民一人一人が、がんという病気の性質を十分に理解し、正しい知識に基づいてがんと正しく向き合い、がんがもたらす社会的な問題を含めて、国民全体として取り組む必要があります。

本書を手にしていただくことにより、「がん」という複雑で難敵な病態の理解が一層深まり、がんを克服し、がんと共生できる社会が近い将来に実現できることを期待しています。

国立がん研究センター理事長・総長　中釜　斉

目次

第3章 がんがしぶとく生き残る術

第4章 がんと老化の複雑な関係 147

第8章 ゲノムが拓く新しいがん医療

第1章
がんとは何か？

「がん」。この病名には重苦しい響きがあります。早期に発見し、適切な治療を受けることで治る例も増えているものの、がんの種類や進行度によっては亡くなる方も依然として多いからでしょう。実際、感染症などほかの病気が克服されていくなかで、がんは日本人の最大の死亡原因となり、いまや国民の2人に1人が一生に一度はがんに罹ります。最近では、年間100万人以上の方が新たにがんを発症すると推定されています。

当然ながら社会的な関心も高く、メディアにはがんに関するさまざまな情報があふれています。しかし、そのような情報に触れていても、いざ「がんとは何か」と問われると、はっきりとは答えられない人も多いのではないでしょうか。

この章では、がんという病気を、おもに細胞の営みに基づいて、生物学的な視点から説明します。多くの研究を通して、次第にがんの本質が明らかになってきた過程は、知的好奇心を刺激するだけでなく、もし、がんと向き合う必要が出てきたときにも力となることでしょう。

■細胞の増殖が腫瘍をつくる

私たちの体は、数十兆個もの細胞からなっています。しかし、その始まりは、受精卵というたった1個の細胞です。それが分裂を繰り返して増殖し、増殖の過程でさまざまな種類の細胞に分化します。そして、それらの細胞が組織や臓器を形づくり、体ができあがっていくのです。

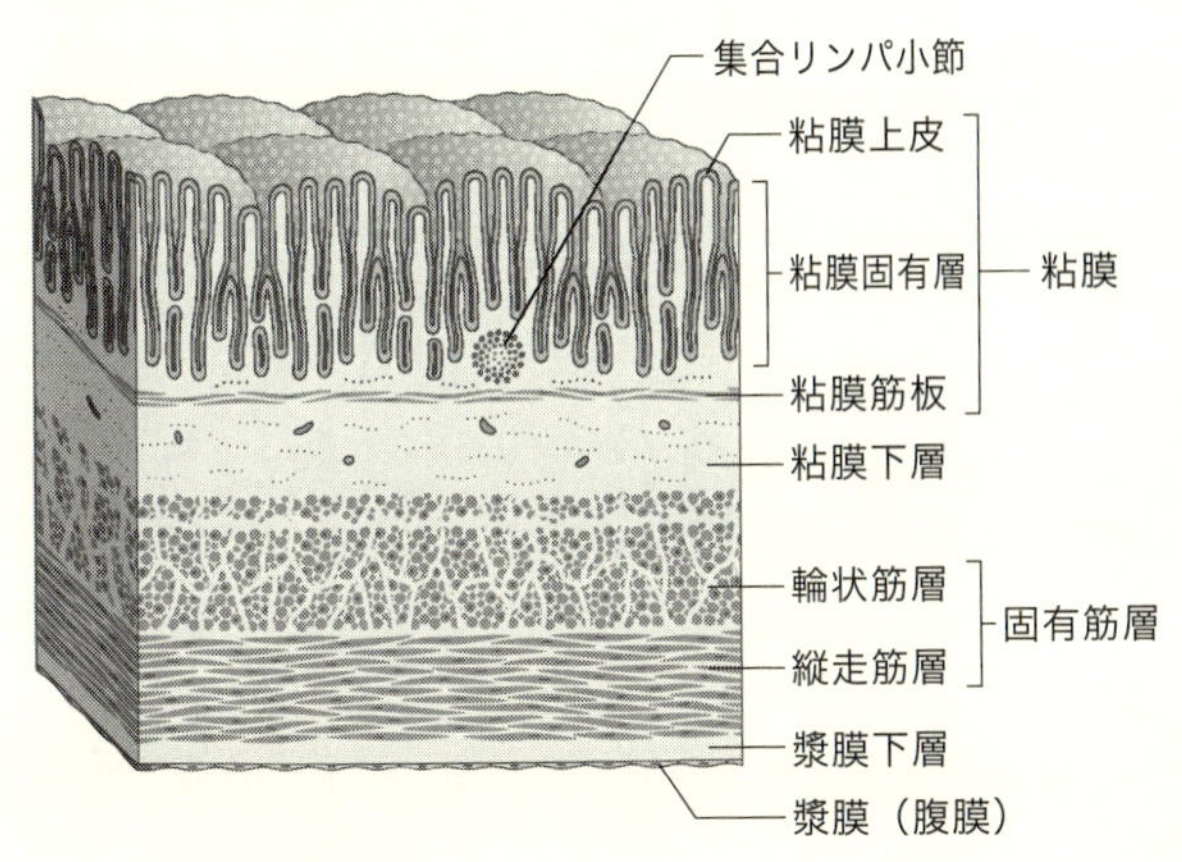

図1-1　胃粘膜の構造

いったん体ができあがった後も、細胞は必要に応じて増殖します。たとえば、胃の粘膜の細胞は増殖が速いことで知られています。粘膜表面から死んだ細胞が脱落し、粘膜上皮のほうから増殖した細胞が表面に出てくるということを繰り返しており、数日ですべての細胞が入れ替わるといわれています（図１−１）。胃の粘膜の細胞は、飲食したものなどの刺激を受けて傷つき、脱落しやすいので、増殖を急いで補充しなければなりません。また、粘膜の細胞はピロリ菌などの病原性細菌の感染の足場ともなるため、細胞がどんどん入れ替わることには感染を防ぐという意味もあります。このように、増殖が速い細胞には、それなりの理由があります。ほかには、毛母細胞や、骨髄細胞も増殖の速い細胞として知られています。

一方で、体のなかでいちばん重い臓器である脳の細胞は基本的に増殖しません。肝臓や心筋の細胞もやはり増殖しません。体のなかでどのような細胞がどれだけ増殖するかは、きちんとコントロールされています。それによって体のなかの組織や臓器は適切な状態を保ち、私たちは健康でいられるのです。

しかし、このコントロールを逃れ、必要とされる量を超えて細胞が増殖し続けることがあります。すると、増殖でできた余分な細胞は「かたまり」をつくります。このかたまりを腫瘍と呼びます。腫瘍には、良性腫瘍と悪性腫瘍があり、「がん」という言葉は悪性腫瘍とほぼ同じ意味で使われます。

■悪性腫瘍の3つの特徴——がんの定義に代えて

では、良性腫瘍と悪性腫瘍の違いは何でしょうか。悪性腫瘍の特徴として、以下の3つがあげることができます。

1つ目は「自律性増殖」です。先に述べたように、がん細胞は、細胞の増殖を適切に保つ制御機構を逃れ、自律的に（つまり、体全体の都合にはおかまいなしに勝手に）増殖を続け、基本的には増殖が止まることはありません。

2つ目は「浸潤と転移」を起こすことです。浸潤とは、水が少しずつしみ込んでいくように、がん細胞が次第に周囲の組織に入り込み、腫瘍が拡大していくことです。転移とは、がん細胞が、最初にできた腫瘍から離れて血流またはリンパ系に入り、その流れに乗って体のほかの部分に移り、そこで新しい腫瘍をつくることです。

そして、３つ目の特徴が「悪液質（あくえきしつ）」という状態を引き起こすことです。悪液質とは、栄養不良により体が衰弱した状態を指す言葉です。そのメカニズムはまだはっきりしていませんが、腫瘍と体との相互作用によって全身性の慢性炎症が起こることが悪液質の本態だと考えられています。悪液質に陥ると、食欲不振やエネルギーの無駄な消費が起こり、脂肪や骨格筋が減るなどして体重が減少します。

良性腫瘍も、自律性増殖をします。たとえば、大腸にできるポリープには、腺腫や、過形成性ポリープ、炎症性ポリープなど何種類かあります。これらのうち、過形成性ポリープや炎症性ポリープは良性腫瘍で、増殖が進んでも浸潤と転移を起こすことはありません。ですから、外科的に切除すれば、通常はその後は何も起こりません。しかし、腺腫は増殖を続けるうちに、浸潤と転移を起こすように変化することがあります。良性腫瘍だったものが、浸潤能を新たに獲得することにより悪性腫瘍に変化するのです。

悪性腫瘍は、浸潤と転移によって症状が重くなり、治療が次第に難しくなっていきます。また、悪液質が起こると、抗がん治療への耐久力が弱くなり、quality of life（ＱＯＬ）も低下して予後が短くなるといわれています。このように、悪性腫瘍の特徴は命を脅かすものであり、その

癌腫
（carcinoma）
上皮細胞性
（皮膚や粘膜など
境界を覆う細胞）

肉腫
（sarcoma）
間質細胞性
（骨や筋肉、血管など外界
と接していない細胞）

その他
造血器由来
（血液の成分である細胞）
中皮由来
（胸膜、腹膜、心膜など
体腔を覆う細胞）

図1-2　がんの分類

ために「悪性」といわれるのです。

■癌と肉腫は何が違うのか？

細胞のかたまりがどのようにして悪性化するのかは、次章で述べます。ここでは、がんの種類をもう少し詳しくみておきましょう（図1－2）。

がんは、基本的には、あらゆる臓器、組織に発生する可能性があります。ですから、私たちはどんな臓器や組織にがんができるかに目を向けがちです。しかし、医学の世界では、まず、どんな細胞に由来するかによってがんを大きく分けます。

体はさまざまな形や機能をもつ多種類の細胞から成り立っていますが、これらのうち、上皮細胞から発生する悪性腫瘍を「癌（ひらがなではなく漢字で書きます）」または「癌腫」、英語ではcarcinomaといいます（「がん」を指す言葉として一般的に使われるcancerも、狭義では癌腫を指します）。

上皮細胞は、体の表面や、呼吸器・消化器などの管状の臓器の内面を覆っている細胞ですから、癌腫は皮膚や多くの臓器でみられます。代表的なのは、肺がん、乳がん、胃がん、大腸がん、子宮がん、卵巣がん、喉頭がん、咽頭がん、舌がんなどです。一般的に「肺がん」などと呼ぶ悪性腫瘍は、たいていの場合、癌腫なのです。

癌腫によっては、臓器で分けたうえに、さらに腫瘍の組織型で分類されるものもあります。たとえば、肺がんは小細胞がんと非小細胞がんに大別され、非小細胞がんがさらに腺がん、扁平上皮がん、大細胞がんに分類されます（図１－３）。がんの種類によって、発生する部位や、転移・浸潤のしやすさなどの性質も異なります。

これに対して、非上皮性細胞から発生する悪性腫瘍を「肉腫」、英語ではsarcomaと呼びます。非上皮性細胞は、上皮細胞以外の細胞であり、筋肉、線維、骨、脂肪、血管などをつくっています。個体発生でいえば、体の表面の上皮細胞は外胚葉由来、管状臓器の内面の上皮細胞は内胚葉由来ですが、非上皮性細胞は中胚葉に由来し、表皮と管状臓器の内面の間を埋めています（ただし、泌尿器や生殖器は中胚葉からできるものの、中空の管状臓器であるため、管の内面を覆う細胞は上皮細胞と呼びます）。

肉腫は発生した組織の名称を冠して命名されます。代表的なのは、骨肉腫、軟骨肉腫、横紋筋肉腫、平滑筋肉腫、線維肉腫、脂肪肉腫、血管肉腫などですが、癌腫に比べて発生頻度が低く、わが国の悪性腫瘍全体の約１％にすぎません。まれに、ひとつの腫瘍のなかに癌腫と肉腫が混在

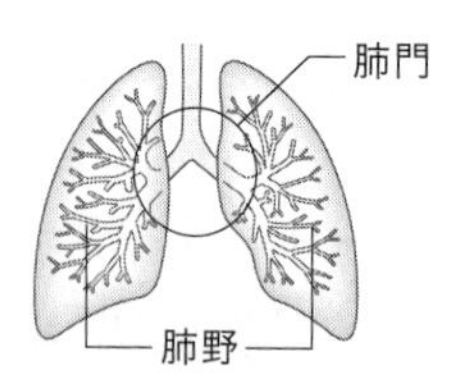

肺ガン		発症場所	頻度	好発部位	遠隔転移
非小細胞肺がん	扁平上皮がん		約30%	肺門	中
	腺がん		約50%	肺野	中
	大細胞がん		約5%	肺野	多い
小細胞肺がん			約15%	肺門	最も多い

図1-3　肺がんの組織学的分類

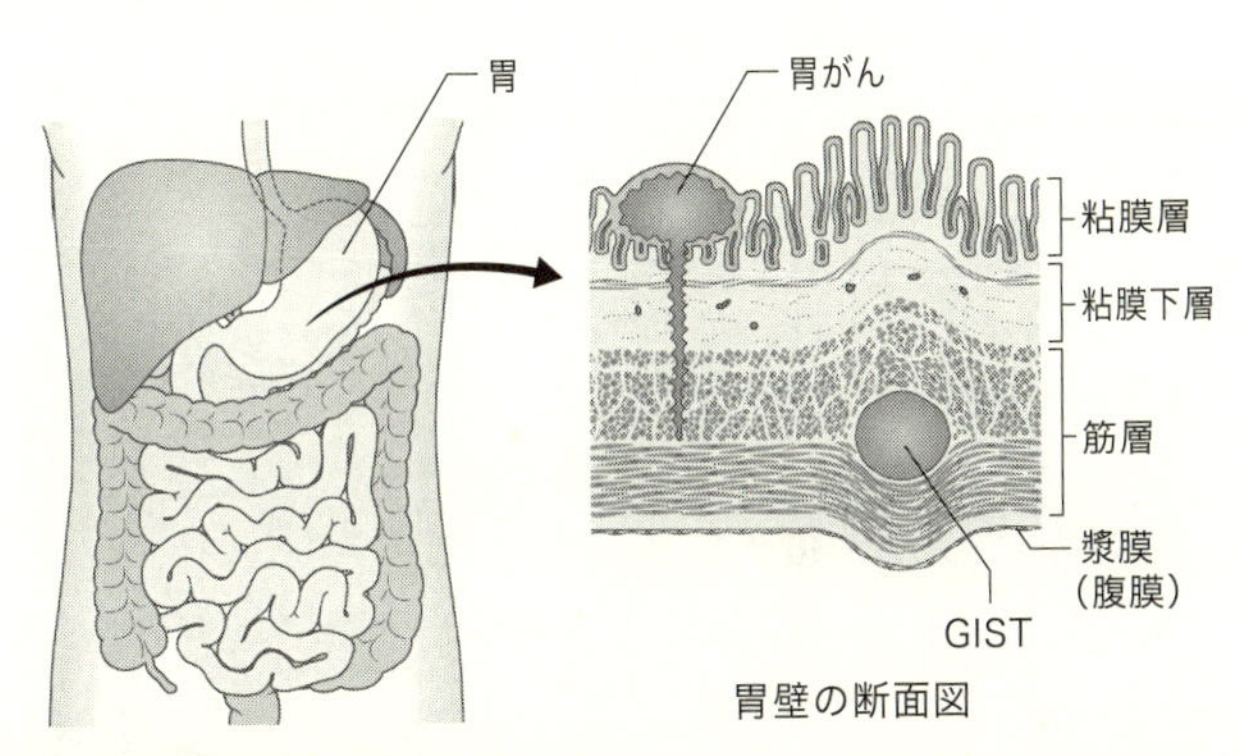

胃には癌腫と肉腫の両方が発生しうる。粘膜の上皮細胞に由来するのは癌腫（いわゆる胃がん）である。一方、粘膜下層や筋肉層などで発生するのは、肉腫である。GIST（消化管間質腫瘍）は胃の肉腫の一種で、消化管壁の筋肉の間にある神経叢に存在する「カハールの介在細胞」に分化する途中の細胞が異常に増殖、悪性化することで発生する

図1-4　癌腫と肉腫

する「癌肉腫」というものが発生することもあります。

骨は非上皮性細胞だけからなるので、骨の悪性腫瘍は「骨肉腫」だけであり、「骨がん」というものは存在しません。これに対し、胃には癌も肉腫も発生します（図1－4）。

胃の表面にある粘膜は上皮細胞ですから、粘膜に由来する悪性腫瘍は「胃がん」です。一方、粘膜の下には、粘膜下層や筋層などがあり、そのなかに脂肪、血管、リンパ管、神経などが存在します。これらは非上皮性細胞ですから、ここから発生する悪性腫瘍は「胃肉腫」ということになります。

■さまざまな種類がある血液のがん

上皮細胞、非上皮性細胞に由来する悪性腫瘍とは別に、造血器で発生するがんもあります。造血器とは、血液細胞（血球）をつくる器官、つまり骨髄のことですが、「造血器悪性腫瘍」という言葉は、血液細胞のがん全般を指します。造血器悪性腫瘍には、白血病、多発性骨髄腫、悪性リンパ腫などがあります。

血液細胞には、白血球、赤血球、血小板がありますが、これらはいずれも骨髄にある造血幹細胞が分化してできてきます（図1-5）。この造血幹細胞が分化の途中で異常に増殖し、悪性化するのが白血病です。悪性化した細胞を白血病細胞といいます。正常な血液細胞の代わりに、白血病細胞が血液中に出ていくわけですから、赤血球が足りなくなって貧血になったり、血小板が足りなくなって出血しやすくなったりします。ただし、白血病は、どの分化段階で細胞が悪性化するか、悪性化した細胞がさらに分化する能力をもっているかなどで細かく分類され、詳しくみれば症状もみな違います。

一方、多発性骨髄腫は形質細胞のがんです。形質細胞は血液細胞の一種で、白血球の一種であるB細胞から分かれてできる細胞ですから、白血病とは異なり、分化の進んだ血液細胞が悪性化するがんです。

悪性リンパ腫は、リンパ球（B細胞やT細胞）が悪性化するものです。リンパ球は血液やリンパ

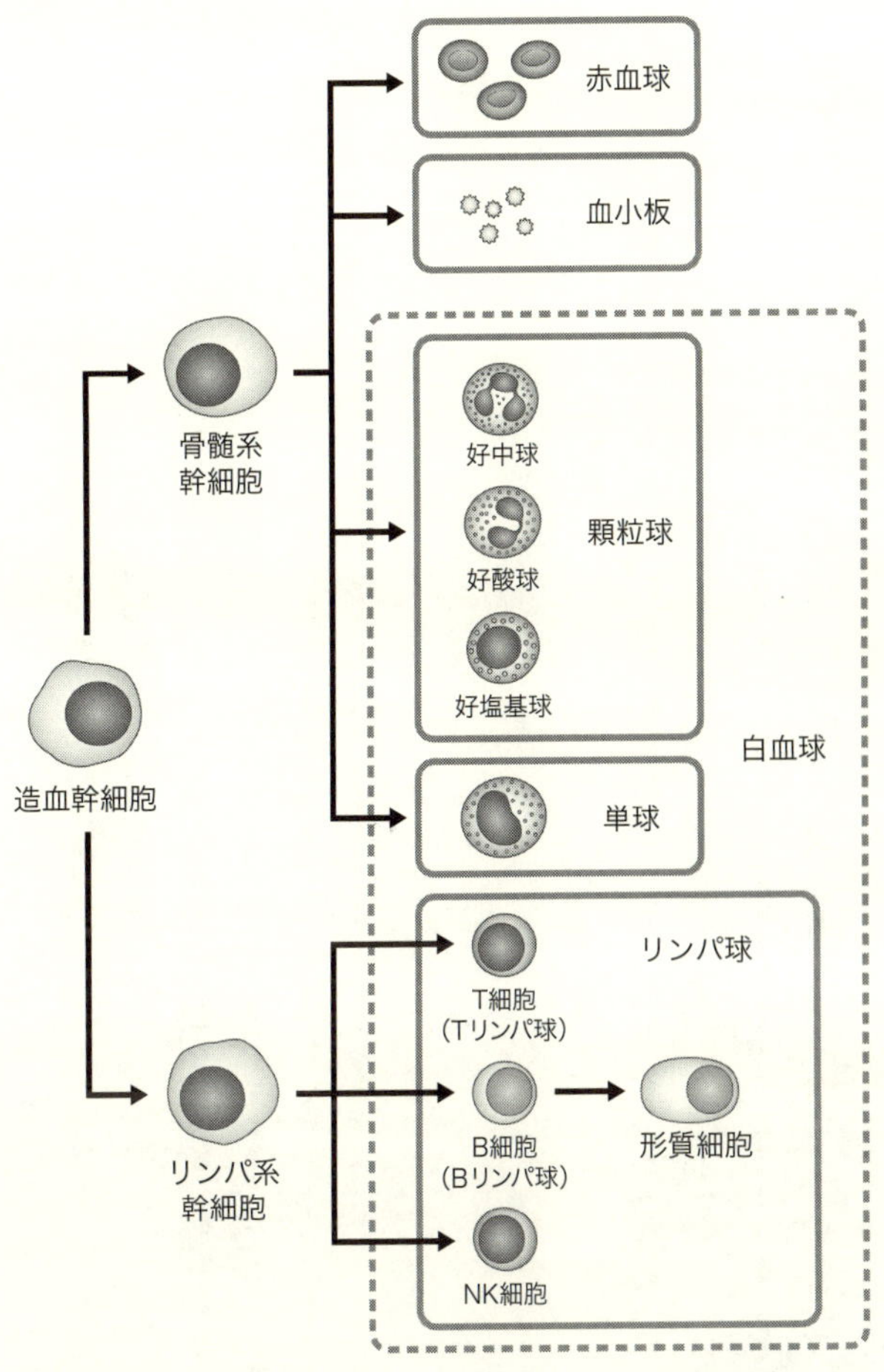

骨髄のなかにある造血幹細胞が、骨髄系とリンパ系の幹細胞に分かれ、骨髄系幹細胞からは赤血球、血小板と、白血球のうち顆粒球、単球が、リンパ系幹細胞からはT細胞、B細胞、NK細胞が分化する。B細胞はさらに、形質細胞に分化する。造血器悪性腫瘍は、分化途中の造血幹細胞や、分化を終えたリンパ球、形質細胞が悪性化するがんである

図1-5　血液細胞の分化

液に乗って全身を流れ、リンパ節（あごの下、脇の下、鼠径部などにある）やリンパ小節（小腸のパイエル板や扁桃にある）に集まる性質があるので、悪性化したリンパ球はそこで増殖し、しこりや腫れを引き起こします。悪性リンパ腫にもさまざまな種類があります。

また、中皮腫も、癌腫や肉腫とは異なる種類の細胞から発生します。肺は胸膜、心臓は心膜、胃腸・肝臓などの腹部の臓器は腹膜と呼ばれる薄い膜に包まれており、これらの膜は、中皮細胞が並んでできています。この中皮細胞から発生するのが中皮腫です。中皮腫の多くはアスベストを吸い込んだことが原因とみられ、大きな社会問題となっています。

■浸潤と転移

浸潤と転移という、がんのやっかいな特徴についても、もう一度細胞の観点で考えてみましょう。

上皮組織は、コラーゲンなどの線維からなる「基底膜」という丈夫な膜で裏打ちされています。そして、その下には「間質」と呼ばれる組織があります（図1－6）。間質とは、臓器に固有の細胞を支えたり、間を埋めたりしている組織を指す言葉で、コラーゲンなどの線維と線維芽細胞、リンパ管、血管などからなっています。基底膜と間質を合わせて細胞外マトリックスと呼びます。

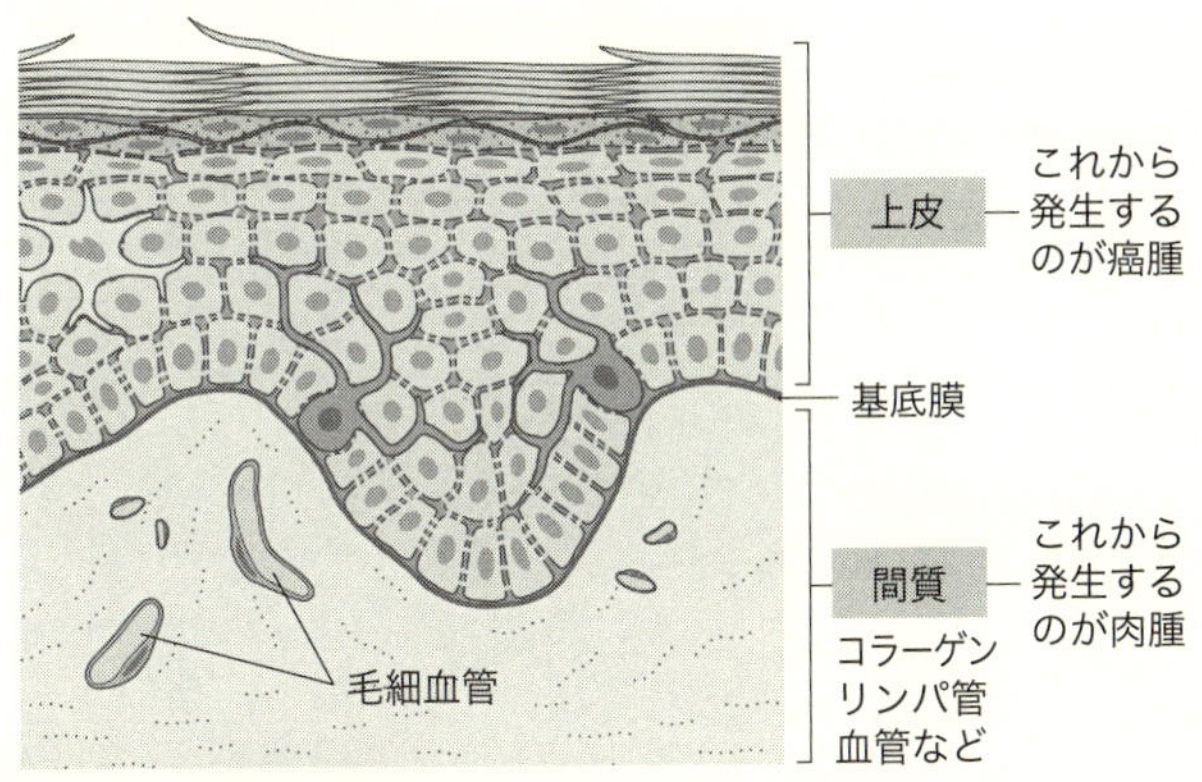

図1-6　基底膜と間質

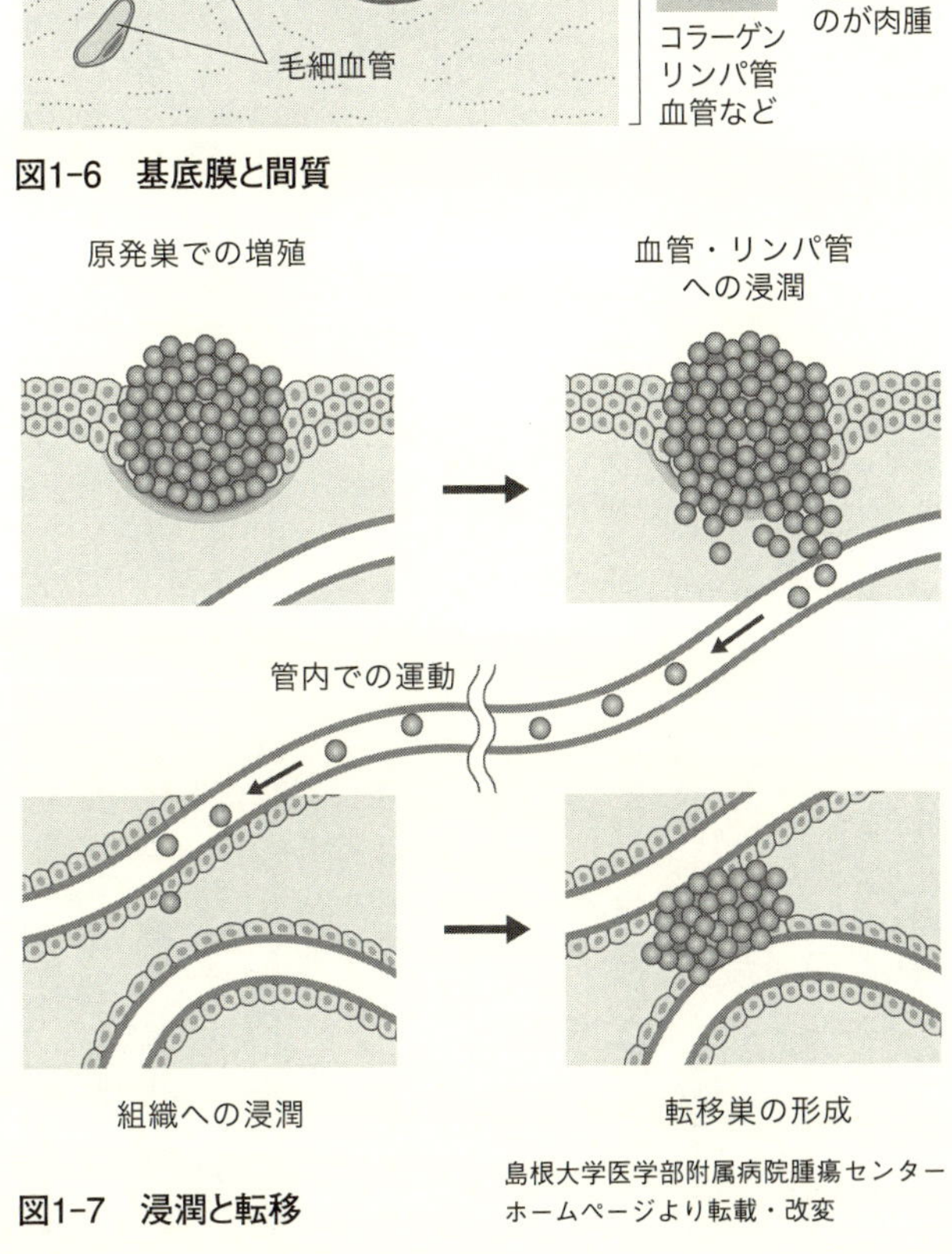

図1-7　浸潤と転移

島根大学医学部附属病院腫瘍センター
ホームページより転載・改変

上皮細胞から発生した腫瘍が成長すると、基底膜を突き破って間質に達します。これが浸潤です。浸潤が進むと、腫瘍が間質にある血管やリンパ管に達し、腫瘍から離れた細胞が血液やリンパ液に乗って、体の別の場所へと移動します（図1-7）。そして、移動先で細胞が血管やリンパ管から抜け出して増殖し、また、腫瘍をつくることがあります。これが転移です。最初に発生した腫瘍を原発巣、転移した先の腫瘍を転移巣と呼びます（転移について、詳しくは第5章で述べます）。

造血器の悪性腫瘍の場合は、白血病細胞やがん化したリンパ球がもともと血液やリンパ液のなかに存在するので、上皮組織の悪性腫瘍の場合とは状況が異なりますが、多発性骨髄腫や悪性リンパ腫では、さまざまな臓器への浸潤が報告されています。白血病では、転移はあまり起こらないようです。

悪性腫瘍の特徴のひとつは「浸潤と転移」だと述べましたが、上皮細胞由来の腫瘍は浸潤する前に、すでに大きくなっています。この状態の腫瘍を「上皮内新生物」（英語ではintraepithelial neoplasm）、または、「上皮内腫瘍」と呼び、この段階で切除すれば術後は良好であることが多いといわれます。

上皮内新生物という言葉は、生命保険の世界でよく使われています。この言葉に対応して、悪性腫瘍を指す言葉として悪性新生物という言葉も使われます。がん、悪性腫瘍、悪性新生物は同じ意味ですが、「がん」はおもに臨床で、「悪性腫瘍」はおもに病理学で、「悪性新生物」はおもに統計学で使われているようです。

■医師はどのようにしてがんを診断するのか？

そもそも、がんはどのように診断されるのでしょうか。

ここまで述べてきたように、がんはさまざまな臓器・組織に発生し、もとになる細胞によって違う性質をもちますから、診断のために踏むべきステップは一通りに決まっているわけではありません。がんが疑われる人の状態に応じて、さまざまな方法が使われ、診断にいたるプロセスも異なります。ですから、ここで述べるのは、大まかな流れです。

最初に行われるのは、医師による問診と診察です。体のどこかの具合が悪かったり、健康診断の結果がんが疑われたりして、医師を訪ねると、医師は、体の状態や症状などについて詳しくききます。診断の手がかりを得るために、既往症や、現在かかっているほかの病気、家族や血縁者の病歴（家族歴）や、生活習慣（喫煙や飲酒、職業など）なども尋ねます。

次に、より詳しい情報を得るために、血液検査や、画像検査などが行われます。血液検査では、貧血や重要臓器の機能に加え、全身の栄養状態等を把握するとともに、「腫瘍マーカー」を調べます。腫瘍マーカーとは、がん細胞の存在を示唆する目印（マーカー）になる物質の総称です（第6章も参照）。たとえば、前立腺がんではPSA（前立腺特異抗原）、消化器がんではCEA（がん胎児性抗原）、すい臓がんではCA19－9（糖鎖抗原19－9）がマーカーとして使われ、それぞれの血中濃度が高くなったときに、がんの存在を疑います。ただし、腫瘍マーカーはがん以外の良性疾患や加齢によって高い値を示すこともあります。ですから、腫瘍マーカーの検査は、おもにがんのスクリーニング（ふるい分け）のために用いられ、診断の参考にされることはあっても、その結果だけでがんと診断されることはありません。

画像検査では、さまざまな画像化技術を用いて、腫瘍の存在を調べます。画像検査法には、超音波検査、X線検査、CT（コンピュータ断層撮影法）、MRI（磁気共鳴撮影法）、PET（陽電子放出断層撮影法）、内視鏡検査などがあり、検査したい臓器の場所や性質によって、使い分けたり、組み合わせて使ったりします。しかし、腫瘍には良性のものもあり、画像検査だけではがんと区別がつかない場合もあります。

そこで、最終的には、がんが疑われる細胞や組織の病理検査が行われます。生検と呼ばれる検査です。細胞を採取する場合は、口腔、気管、膀胱、子宮などの粘膜上からヘラやブラシのようなものでこすりとったり、穿刺吸引といって注射器を皮膚から刺して細胞を吸引したり、痰や尿などの液体中に浮遊している細胞を採取するなどの方法などがあります。組織の場合は、内視鏡の先に装着された鉗子で組織をつまみとったり、針生検といって太い注射針を刺して針のなかに入った組織を取り出したり、メスで組織を切り取ったりします。

採取された細胞や組織は、顕微鏡で病理医が観察し、がんかどうかを判断します。がん細胞は、正常な細胞とは核や細胞質の形状が違うので、それを手がかりにします。ただし、細胞にはほとんど色がついていないので、核や細胞質の形を見分けるのはたいへんです。そこで、観察する前に、色素で核と細胞質を染め分けます。がんの病理診断に限らず細胞染色によく使われるのは、核を紫色に染めるヘマトキシリンという色素と、細胞質をピンクに染めるエオジンという色素を用いる方法です（略してＨＥ染色と呼ばれます）。

ＨＥ染色した組織を顕微鏡で観察すると、一般的にがん細胞は核が大きく、細胞の大きさや形がバラバラだという特徴がみられます。病理医は、こうした違いと組織の構造などを詳しく観察し、総合的に判断します。

■がん細胞と正常細胞の違い

この章の冒頭で、がん細胞は増殖のコントロールを逃れて異常に増殖する細胞であることを述べました。ここでは、診断と関連して、がん細胞と正常細胞の形や性質の違いを少し詳しくみておきましょう。

個体発生の際に、細胞は分裂しながら、それぞれの組織や臓器に必要な細胞へと分化しますが、それは、個体ができあがってから増殖する細胞も同じです。胃の粘膜の上皮細胞も、増殖帯で生まれた細胞が分化して上皮細胞となります。そして、その数も、粘膜の表面から脱落した細胞を補うのにちょうどいい数となっています。

「脱落」と書きましたが、実は、傷がついた上皮細胞は、プログラムされた細胞死（アポトーシス）によって、一定の時間が経つと死に、新しい上皮細胞と入れ替わるようになっています。上皮細胞に限りませんが、細胞が傷ついて、本来の役割を果たせなくなったときにもアポトーシスで死ぬことがあります。

さらに、細胞は単独で生きているのではなく、細胞どうしがくっついて、組織や臓器をつくっています。この「細胞社会」のなかでは、細胞が必要以上に増えすぎないように、細胞がくっついていることによって、細胞の増殖を抑えたり、細胞にアポトーシスを起こさせたりするしくみも働いています。

このように、正常細胞はきちんと分化し、適切な数を保つのが特徴です。これに対し、がん細胞は、ほとんど分化せずにどんどん増殖します。アポトーシスにも抵抗するので、傷がついた細胞も生き残ってしまいます。細胞社会のルールにも従わないので、ほかの細胞をおしのけて増殖するし、場合によっては、もとの場所を離れて血液系やリンパ系に乗り、別の場所に棲み着くこともあるのです。

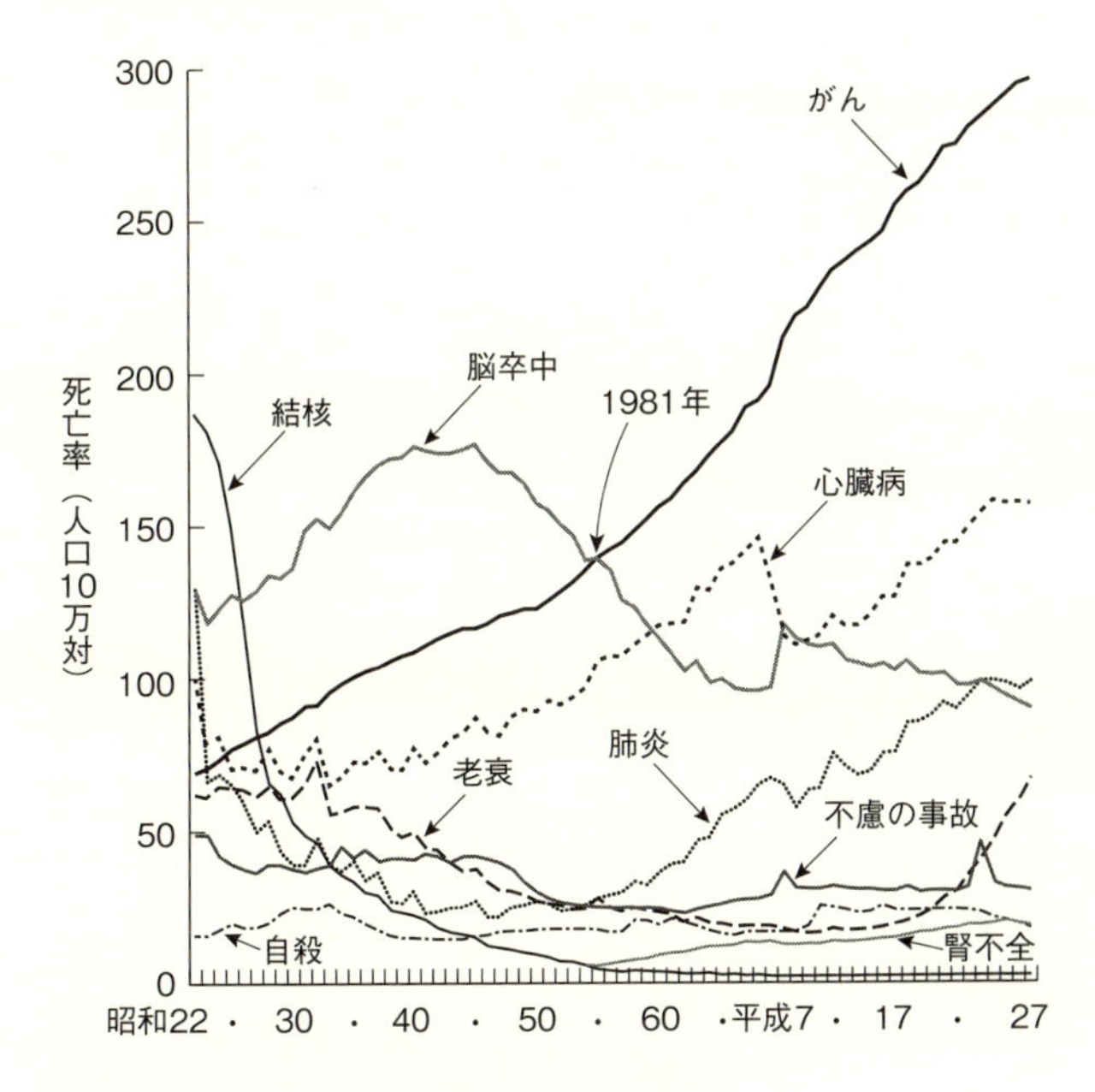

図1-8　おもな死因別にみた死亡率の推移

こうした特徴から、がん細胞は形も大きさもバラバラで、核が大きいことが多く、その核内の染色体にも異常がみられることがしばしばあります。さらに、がん細胞の集まった組織は、正常な組織とは異なる構造をとっていることが多いのです。

■骨に残る最古のがん

１９８１（昭和56）年以来、悪性新生物（がん）は日本人の死亡原因の第１位となっています（図１－８）。現在の日本人が一生のうちに何らかのがんにかかる確率は、男性で62％、女性で46％であり、がんで死亡する確率も、男性で25％、女性で16％であると計算されています（２０１３年データに基づく累積罹患リスクおよび２０１６年データに基づく累積死亡リスク：国立がん研究センターがん情報サービス「がん登録・統計」）。

全世界でみても、国・地域による違いは大きいものの、男性の３人に１人、女性の４人に１人が一生のうちに何らかのがんにかかるというデータがあります（Global Burden of Cancer 2015. JAMA Oncology ２０１６年12月3日オンライン版）。がんは、人類にとって、最大の病気のひとつとなっているのです。

その背景には、医学の進歩や衛生環境の改善、食糧の増産により、先進国を中心に平均寿命が延びたことがあります。がんは、若い人に発症することもありますが、一般的に年齢が上がるほどかかりやすくなる病気です。平均寿命が40歳とか50歳という時代には、がんにかかる前に亡くなる人が多かったので、がんにかかる人は少なかったのです。感染症をはじめ、人の命を奪う病気が次々に克服され、長生きをするようになったために、がんにかかる人、がんで亡くなる人が増えました。

では、人類がこの病気に苦しめられるようになったのは、いつからなのでしょうか。少し歴史を振り返ってみましょう。

調べた範囲では、現在までにみつかっている人類最古のがんは、１６０万～１８０万年前のヒトの化石でみいだされた骨肉腫です。南アフリカの研究者が、同国のスワートクランズ洞窟というところで発掘された化石の足の指のCT画像を撮影したところ、現代の骨肉腫の生検標本とよく似た特徴がみられたそうです。南アフリカはさまざまな種類の人類が誕生した地と考えられており、この化石の人類は、私たちホモ・サピエンスとは違う種類のようですが、がんは驚くほど昔からあったのです。

化石よりずっと時代は下りますが、ミイラの調査は過去に何度か行われており、がんの痕跡がいくつもみつかっています。なかでも最古とみられているのは、２０１５年にスペインの研究チームが報告したもので、４２００年前のエジプトの女性ミイラの骨から乳がんの証拠を発見したそうです。乳がんの原発巣はやわらかい乳房のなかにありますから、ミイラ化した状態で確認することは困難でしょうが、乳がんが骨に転移し、骨のなかに腫瘍のあとが残っていたのです。

骨は硬い組織ですから、転移したがん細胞が居場所をつくるのはたいへんです。そこで、がん細胞は、骨にもともと存在する破骨細胞の力を借りて骨を溶かし、そこで増殖します。このため、骨転移では小さな球状の穴のなかに腫瘍ができることが多いのです。前立腺がんも骨転移を起こしやすいがんであり、エジプトで発見された２２５０年前の男性ミイラの調査で、前立腺がんが骨転移してできたと解釈できる球状の腫瘍のあとがたくさん発見されたという報告もあります。

■がんはいつから記録されているか

がんに関して現存する最古の記録は、紀元前2600年頃に活躍した古代エジプトの医師イムホテプが残したものだといわれています。48の症例を記載しているなかのひとつとして、「乳房の隆起するしこり」を取り上げ、「冷たく固く、血液でできた果実のように実が詰まっており、皮膚の下をひそかに広がっていく」と表現しており、これが乳がんに関する記述であると考えられているのです。

しかし、その次のがんの記録とみなされているのは、それから2000年以上も経った紀元前440年頃に、古代ギリシャの歴史家ヘロドトスが書いた『歴史』という本のなかに出てくる話です。ペルシアの王妃の乳房に出血性のしこりができ、それをギリシャ人の医師が摘出したことが、ペルシア戦争勃発の経緯と絡めて書かれています。これも、乳がんだったのではと考えられているわけです。

現在の「がん」に相当する言葉が医学書に登場したのは、紀元前400年頃のこと。古代ギリシャの医学者ヒポクラテスが、がんを表すのに、ギリシャ語で「カニ」を意味する「カルキノス」という言葉を用いたといわれています。現在、がんをcancerと呼ぶのは、この言葉に由来します（図1-9）。ヒポクラテスが、がんをなぜ「カニ」と呼んだかについては諸説あり、手

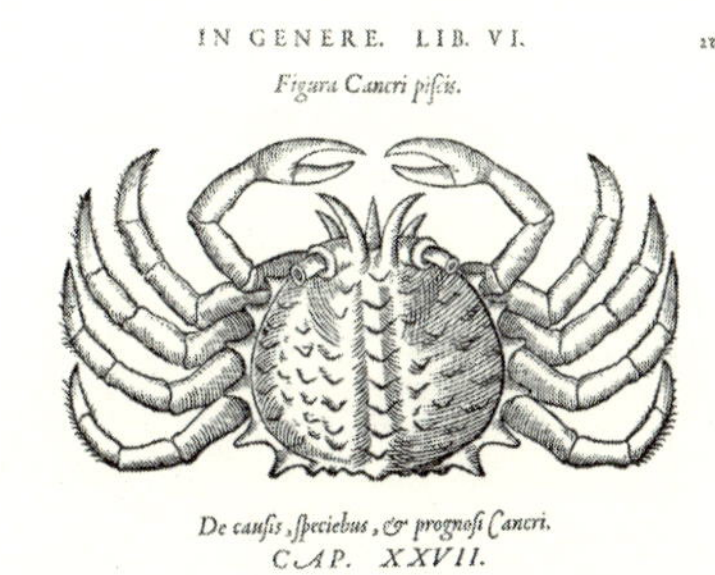

Opera Ambrosii Parei. Paris, Jacob Du-Puys, 1582.〔九州大学附属図書館医学分館蔵〕 パレは、近世外科学の祖とされる

図1-9　cancer（がん）の語源（カニ）を示すパレの挿絵

術で取り出した腫瘍組織の様子がカニを連想させたからだという説や、乳がんが皮膚に達したときにできる「ひきつれ」の形がカニに似ているからだという説が伝えられています。ちなみに、「癌」という漢字は、患部が固い岩石のようになる病気を表す表意文字だそうです。

ヒポクラテスをはじめとするギリシャの医学者は、万物が火、風、水、地の元素からなるという四大元素説にならって、人間の体液は、血液、粘液、黄胆汁、黒胆汁からなるという四体液説を唱えました。4種類の体液が正常な混合状態ならば、健康であるが、異常になると病気が発生すると考えたのです。

この説をさらに発展させたのが、2世紀にローマで活躍したギリシャの医師ガノレスです。ガノレスはさまざまな病気を4種類の液体の過剰で説明し、黒胆汁の過剰は、うつ病とがんを引き起こすとしました。がんは、黒胆汁が体のどこかに閉じ込められ、密度の高いかたまりをつくったものだと考えたのです。

血液、粘液、黄胆汁は実際に存在しますが、黒胆汁は体のどこにも存在しません。四体液説は、いまからみればおかしな説ですが、ヨーロッパでは長く受け入れられていました。ルネッサンス以降に人体解剖が行われるようになって下火になったようです。

■がん遺伝子の発見

その後のがんの研究にはいくつかのエポックメイキングな成果があります。そのひとつとして、1775年に、イギリスの外科医ポットは、煙突清掃員に陰のうがんが多いことを報告しています。煙突清掃員は一日中ススにまみれて仕事をしますから、ススに含まれる何かががんを引き起こすのではないかという考えが、こうした観察から生まれたとしても不思議ではありません。実際、1858年には、ドイツのウィルヒョウという病理学者が、環境中の刺激によってがんが発生するという「刺激説」を唱えました。この説は不十分なものでしたが、後年、環境中の化学物質ががんを引き起こすとする「化学発がん説」につながりました。ウィルヒョウは「すべての細胞は細胞から生じる」という言葉で知られ、がん細胞が正常細胞から生じることを明らかにした人でもあります。

それから時代は下り、1911年に、ラウスという米国の病理学者が、ニワトリに肉腫を引き起こすウイルス（現在ではラウス肉腫ウイルスと呼ばれています）を発見しました。その背景には、19世紀の終わりに、感染症の原因が微生物であることが明らかになったことがあります。がんも感染症のひとつではないかと考えられたのです。

そして、20世紀前半には、化学発がん説、ウイルス発がん説、遺伝説など、さまざまな説の研究が行われました。しかし、どれも決定的ではありませんでした。

現在では、「がんは遺伝子の病気である」と考えられています。１９５０年代になって、遺伝子の本体はＤＮＡであるという概念が確立すると、がんと遺伝子の関係にも目が向けられるようになり、研究が進んだのです。なかでも大きなパラダイムシフトとなったのは、１９７６年に「がん遺伝子」が発見されたことです。

実は、ラウスが発見したウイルスはあるウイルスの亜株で、もとの親ウイルスは肉腫を引き起こさないものでした。この差に注目した米国の生物学者バーマスとビショップは、両方のウイルスがもつ遺伝子を比べ、親ウイルスと亜株で異なる遺伝子をみつけ出したのです。これが現在「Ｓｒｃ（サーク）」と呼ばれているがん遺伝子です。

ラウス肉腫ウイルスはＲＮＡウイルスで、感染したニワトリの細胞（宿主細胞）のＤＮＡに、逆転写酵素を用いてＳｒｃ遺伝子を組み込みます。それによって、宿主細胞はさかんに増殖するようになり、ウイルスは増えることができます。しかし、増殖した細胞は宿主にとって肉腫となるのです。

さらに、バーマスとビショップは、ニワトリの正常細胞にも、ウイルスのＳｒｃ遺伝子と非常によく似た遺伝子、つまり、ニワトリのＳｒｃ遺伝子があることを発見しました。この遺伝子はウイルスの遺伝子と違ってがんを引き起こすわけではありませんが、ここから「がんの発生には、正常な細胞に存在する正常な遺伝子がかかわっている」という考えが生まれました。正常な遺伝子が変異すると、ウイルスのがん遺伝子と同じようにがんを引き起こすと考えられるようになったのです。変異を起こす前の正常な遺伝子を「がん原遺伝子」、変異した後の遺伝子を「がん遺伝子」と呼ぶこともありますが、本書では、どちらの状態にあるときでも「がん遺伝子」と呼ぶことにします。

がんを引き起こすウイルスはたくさんあります。そうしたウイルスがもつがん遺伝子とよく似た遺伝子が、ヒトを含むさまざまな生物で次々に発見され、この説は広く支持されるようになりました。

ちなみに、ラウスは１９６６年に、バーマスとビショップは１９８９年にノーベル生理学・医学賞を受賞しています。ラウスがウイルスを発見してから受賞までに50年以上もの時間がかかったのは、ノーベル財団が１９２６年に「寄生虫発がん説」を「証明」したデンマークのフィビゲルにノーベル賞を授与した経験から、授賞に慎重になったためではないかと推測されています。

フィビゲルの証明は、１９５２年に別の研究者によって否定されたのですが、当時の発がん研究が目指していた方向のなかでは、妥当にみえたのかもしれません。

現在では、ウイルスだけでなく、細菌やある種の寄生虫ががんを引き起こすことが知られていますが、その機構が非常に複雑であることもわかってきています（第2章で詳しく述べます）。

■リン酸化で情報を伝達するがん細胞

Ｓｒｃ遺伝子からは、ＳＲＣというタンパク質がつくられます。このタンパク質は酵素として働き、別のタンパク質をリン酸化します。ここでいうリン酸化とは、タンパク質のなかのアミノ酸にリン酸基を結合させることです。リン酸基が結合できるアミノ酸は、化学構造からセリン、トレオニン、チロシンの3種類に限定されています。Ｓｒｃ遺伝子の発見当時、３種類のうち、チロシンのリン酸化がほとんどみられないことから、細胞内でチロシンリン酸化がほんとうに起こっているのかが問題となっていました。

しかし、調べてみると、ＳＲＣはチロシンキナーゼ（キナーゼはリン酸化酵素の英語名）でした。チロシンのリン酸化が細胞内でほんとうに起こっていて、それががんを引き起こす――この発見は、研究者にとって大きな驚きでした。そして、がん研究は新たな時代に突入したのです。

この発見の意味を、現在の知識に基づいて説明しましょう。私たちの体のなかでは、２万種類ほどの遺伝子の情報に基づいて約5万〜10万種類ほどのタンパク質がつくられています。そして、それらのタンパク質が、DNAの情報を読み出したり、糖を分解してエネルギーをつくったり、不要になったタンパク質を分解したりとさまざまな働きをしています。しかし、細胞の増殖に関係するタンパク質は、数百種類しかありません。約5万〜10万のタンパク質のうちで、いわば「精鋭部隊」が増殖を担当しているのです。

もし、糖を分解する酵素が細胞の増殖も担当していたら、私たちが甘い菓子を食べるたびに細胞の増殖が起こってしまいます。それでは、この章の冒頭で述べたような増殖のコントロールはできません。ですから、細胞は増殖を、ほかの仕事は請け負わない専門の部隊に任せているのです。

部隊のうちA、B、C、Dが、ある細胞のなかにいるとしましょう（図1-10、①）。Aは、細胞の外から「増殖しなさい」という刺激が来たときにそれを受け取る係です。刺激が来ると、AはBに「刺激が来たよ」と伝えます。そして、BはCに、CはDに刺激が来たことを伝えます。最後に、Dが核内で分裂に必要な遺伝子のスイッチを入れ、細胞は分裂をスタートします。

このとき、精鋭部隊のメンバーは、次のメンバーのチロシンをリン酸化することを、リレーのバトンのように使って増殖シグナルを伝えます。正常な細胞では、この精鋭部隊のチロシンリン酸化反応の活性を幾重にも抑えるメカニズムが働いていて、Aが増殖刺激を受け取ったときにだ

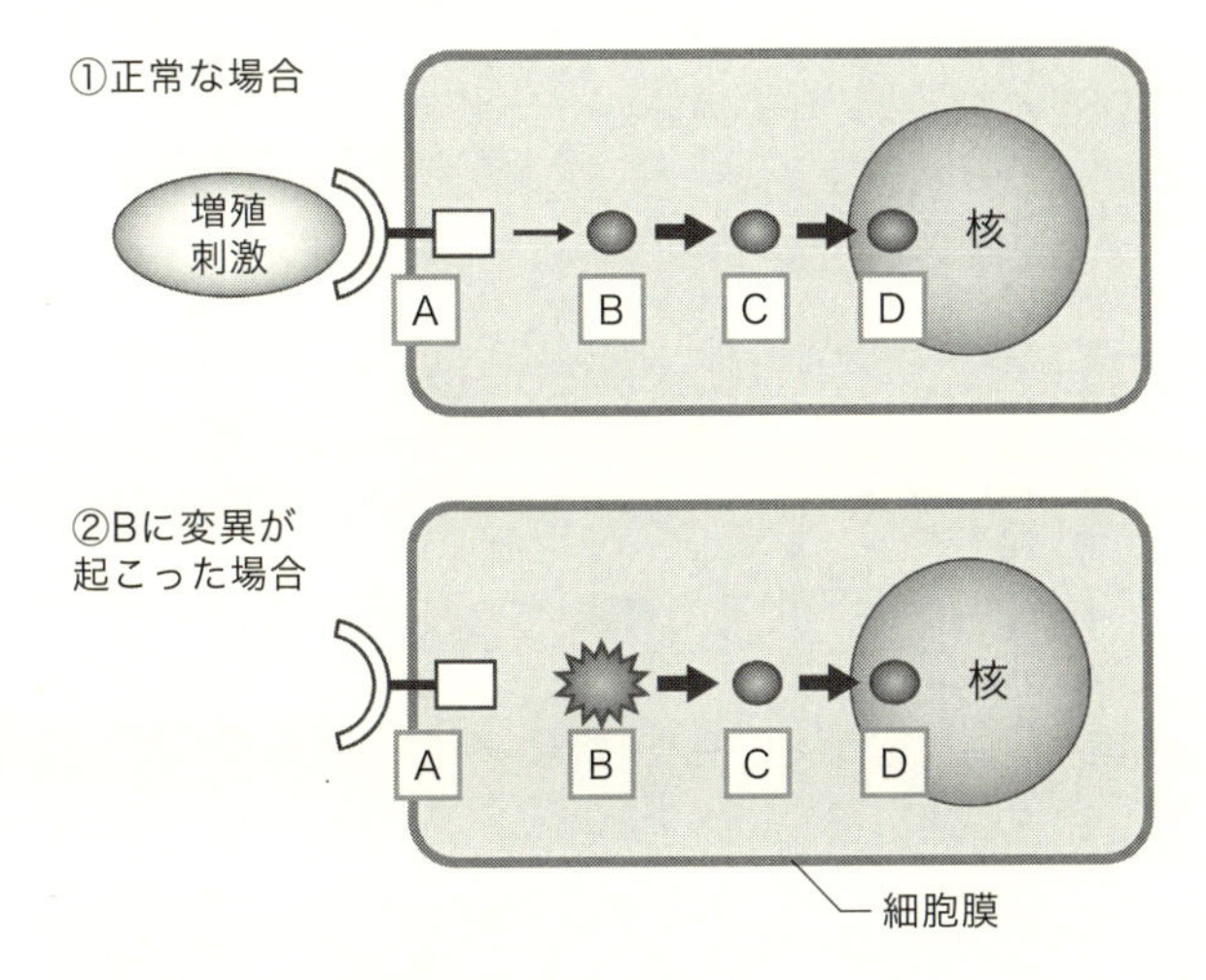

①細胞の外から、増殖刺激がやってきてAに結合すると、AはBをリン酸化する。リン酸化されたBはCをリン酸化する。Cは核内にあるDをリン酸化し、細胞の分裂が始まる
②Bが変異を起こしており、Aから刺激が伝えられないのにCに伝え、細胞の増殖を引き起こす

図1-10　タンパク質のチロシンリン酸化による情報の伝達とがん

け、増殖のスイッチがオンになり、刺激がなくなれば、すぐにオフになるようになっています。つまり、ヒトを含む真核生物は、チロシンリン酸化という、ほかではほとんど起こらない反応を増殖シグナルの伝達専用に割り当てており、それによって増殖の厳密なコントロールを可能にしているのです。

■精鋭部隊のなかのうそつき

こんなに厳重なしくみがあるのに、がんが発生するのはなぜでしょうか。それは、精鋭部隊のなかに、うそをつく者が出て

くるからです。A、B、C、Dの順番は厳格に決まっていて、Aが情報を発信すれば、必ずB→C→Dとシグナルが伝わります。ですから、たとえば図1-10の②のように、刺激のシグナルが来ないのにBが「来たよ」といい続ければ、それがC、Dと伝わって細胞は増殖してしまいます。

〝うそつき〟を生み出すのは突然変異です。私たちの細胞のなかでは染色体が対をつくっており、同じ遺伝子が2個ずつありますが、Bをつくる遺伝子の一方に変異が起きて、うそをつくようになると、細胞が異常に増殖します。これが、がん遺伝子によるがん発生の基本的なメカニズムです。

現在では、がん遺伝子は数百もみつかっています。その多くは細胞の異常な増殖を引き起こすものですが、細胞のアポトーシス（プログラムされた死）を抑えるものなども含まれています。アポトーシスには、DNAが傷ついた細胞を体から取り除くという働きがありますから（第4章参照）、アポトーシスが抑えられると、DNAが傷ついた細胞が増えて、がんが発生するのです。

■小児の眼のがんから発見されたがん抑制遺伝子

前の項で、たとえばBがうそをつけば増殖のスイッチが必ずオンになると述べました。しかし、細胞には、むやみな増殖が起きないようにするさまざまな制御機構が働いています。そそして、それらを担当する遺伝子を「がん抑制遺伝子」と呼びます。

がんになった組織ではたいてい、何らかのがん遺伝子がオンになっていて、同時に、それを抑えるようながん抑制遺伝子がオフになっています。細胞が増えるメカニズムをエンジンだと考えると、がん遺伝子はアクセルで、がん抑制遺伝子はブレーキにあたります。がんになったところでは、アクセルが踏みっぱなしで、ブレーキが壊れているので、細胞の増殖はコントロールされず、基本的には無限に増殖するのです。

がん遺伝子に続いて、がん抑制遺伝子が発見されたことで、がんを遺伝子という観点で捉える際の基本的なパラダイムができあがりました。ただし、がん抑制遺伝子の発見は、がん遺伝子とは違って一筋縄ではいきませんでした。

1970年代に、いまでいうがん抑制遺伝子の存在を理論的に予測したのは、米国のクヌッドソンという遺伝学者でした。網膜芽細胞腫というがんの発症パターンは2通りあることが知られていました。ひとつは孤発性（バラバラに発症する、散発性ともいいます）で1歳以上に起こり、片眼だけにがんができるものです。もうひとつは家族性（近親者に発生する）で1歳以下に起こり、両眼にがんができるうえに、骨肉腫などもできることがあります。なぜ2通りのパターンがあるのか――その理由を考えたクヌッドソンは、「2ヒットセオリー」という理論を提唱します。

私たちの細胞のなかでは染色体が対をつくっており、同じ遺伝子が2個ずつあります。クヌッドソンは、「網膜芽細胞腫の原因となる遺伝子の対の一方が変異しても、もう一方が正常ならがんにはならない。しかし、もう一方も変異すると発症する」と考えました。これが、2ヒットセオリーです。この説に基づけば、2通りの発症パターンをうまく説明することができます（図1－11）。

片眼だけにがんができる子どもは、もともとは遺伝子が2個とも正常で、2個とも変異した場合にだけこのがんになります。2個とも変異を起こす確率は低いので、1歳以上になってから、片眼だけががんになる場合が多いのです。一方、生まれつき遺伝子の一方に変異がある子どもは、体中の細胞にその変異をもっていますから、残りの1個が変異するだけでがんになります。だから、1歳以下で発症し、しかも両眼にがんができたり、骨にも肉腫ができることが多いというわけです。

1986年に、クヌッドソンが示唆した遺伝子が染色体のどこにあるかが突き止められ、この説の正しさが確かめられました。やがて、Rb1と名づけられたこの遺伝子は、細胞周期を途中で止める働きをもつことがわかりました。この働きによって、DNAが損傷を受けた細胞がそれ以上増殖しないように抑えているのです。このため、この遺伝子が2個とも変異して働かなくなると、傷ついたDNAをもつ細胞がどんどん増殖してしまいます。こうして、がん抑制遺伝子という概念ができあがり、それが2つとも変異して働かなくなることでがんが引き起こされるとい

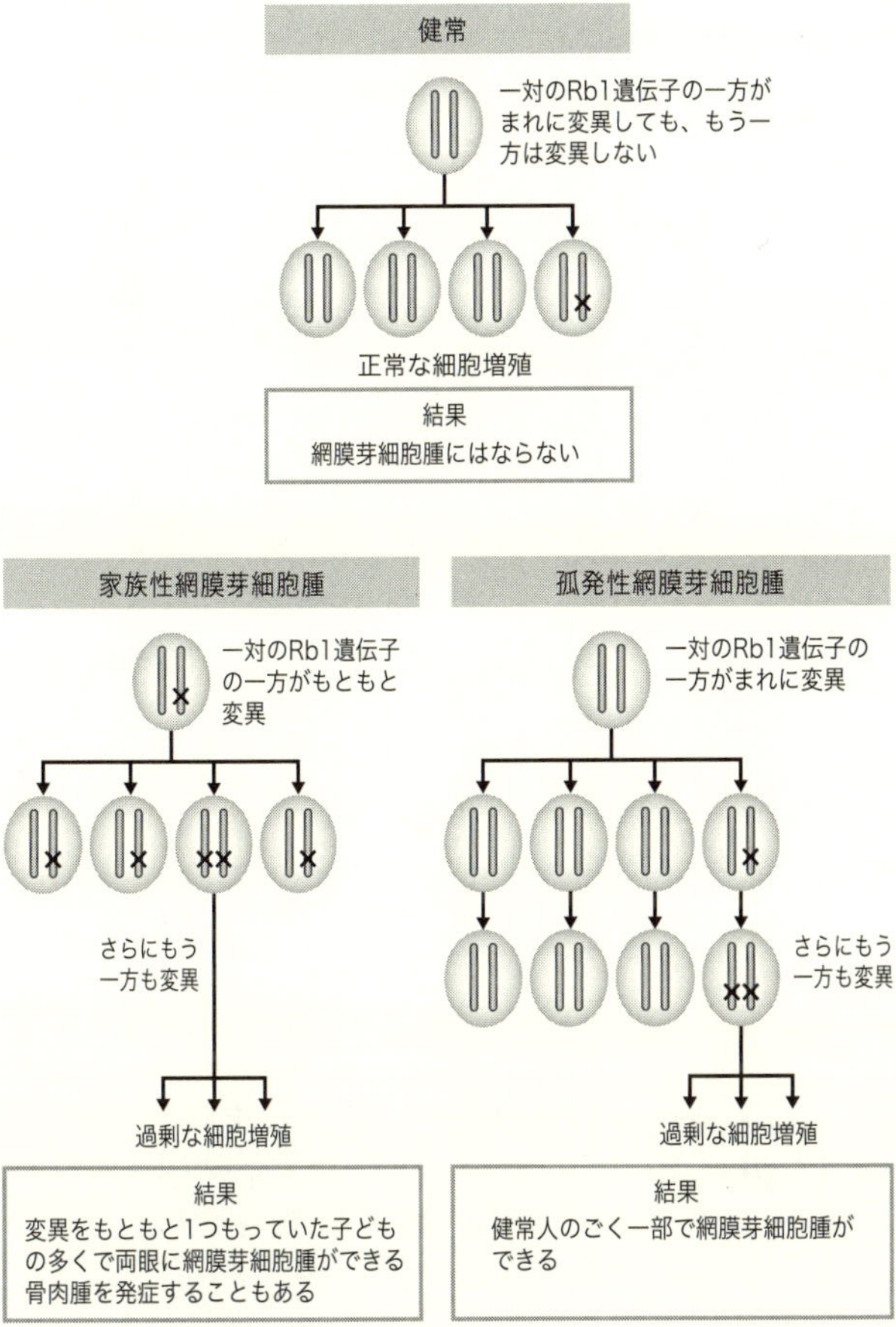

健常

一対のRb1遺伝子の一方がまれに変異しても、もう一方は変異しない

正常な細胞増殖

結果
網膜芽細胞腫にはならない

家族性網膜芽細胞腫

一対のRb1遺伝子の一方がもともと変異

さらにもう一方も変異

過剰な細胞増殖

結果
変異をもともと1つもっていた子どもの多くで両眼に網膜芽細胞腫ができる
骨肉腫を発症することもある

孤発性網膜芽細胞腫

一対のRb1遺伝子の一方がまれに変異

さらにもう一方も変異

過剰な細胞増殖

結果
健常人のごく一部で網膜芽細胞腫ができる

クヌッドソンが提唱した2ヒットセオリーにより、網膜芽細胞腫の発症パターンが説明され、実際に遺伝子が発見された。これによって、がん抑制遺伝子という概念が生まれた

図1-11　網膜芽細胞腫の発生メカニズム

うしくみがはっきりしました。

■発見当時はがん遺伝子だと思われたp53

現在では、数百種類のがん抑制遺伝子が知られています。いずれも、変異したDNAをもつ細胞が増殖するのを抑えますが、そのやり方によって大きく3つに分けられます（図1-12）。

1つ目は、傷ついたDNAをもつ細胞が増殖しないように、増殖を抑え込むもので、Rb1遺伝子はそのひとつです。

2つ目は、DNAの傷ついた箇所を修復するものです。この働きをするMLH1という遺伝子が生殖細胞系列で1個働かないと（リンチ症候群）、大腸をはじめいろいろな臓器からがんが発生します。

3つ目は、細胞にアポトーシス（細胞死）を起こさせるものです。その代表例がp53という有名な遺伝子です。

p53遺伝子の特徴は、乳がん、大腸がん、肺がんなどがん種を問わずに、しかも、がん患者さんの半数以上という高い頻度でp53遺伝子の変異がみられることです。この事実は、p53遺伝子の変異は、どんな細胞ががん化するときでも必ず通らなければいけないものだということを示唆しています。その意味で、p53遺伝子はゲートキーパー（門番）遺伝子と呼ばれることもありま

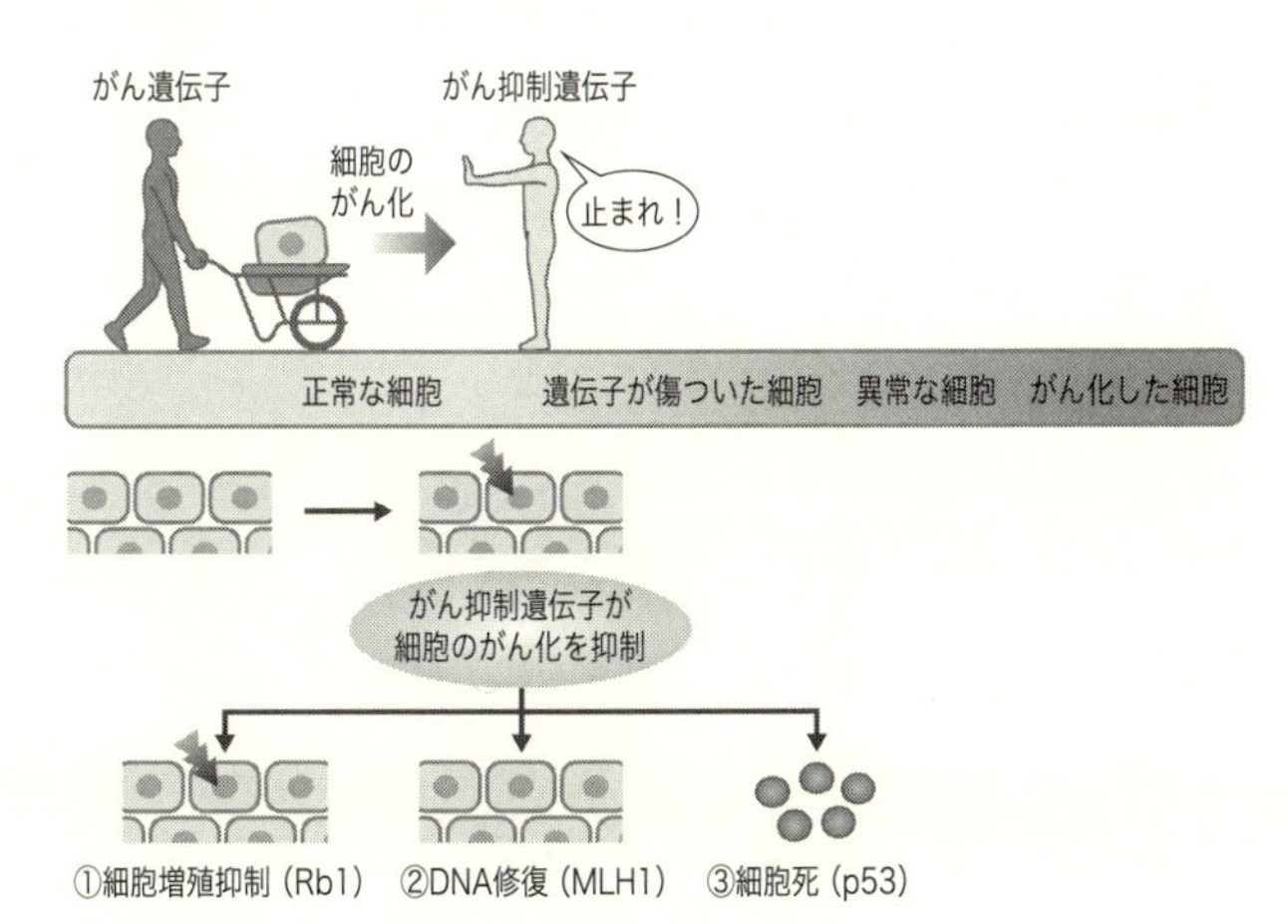

DNAに傷がつき、増殖しようとする細胞に対して、①増殖を抑える、②DNAの傷を治す、③細胞が死ぬように仕向けるという働きをする

図1-12　がん抑制遺伝子の働き

す。

ｐ53遺伝子は、１９７９年に４つの研究グループが同時に発見しました。サルに感染してがんを発生させるＳＶ40というウイルスがあり、ウイルスがつくるＬａｒｇｅＴ（ＬＴ）タンパク質というものががんを引き起こす主役だと考えられていました。そのタンパク質を抽出した際に、くっついていたのがｐ53タンパク質だったのです。この発見の経緯から、当時はがん遺伝子だと考えられていました。ちなみに、ｐ53とは、このタンパク質の分子質量が53キロダルトンだという意味です。記号のようなものですが、その重要性からこの名前が定着してしまいました。

ｐ53タンパク質は正常細胞ではほとんど

みられないのに、がん細胞では多くみられます。これは変異したｐ53の異常タンパク質には細胞に蓄積する性質があるためです。そのことも、ｐ53遺伝子ががん遺伝子であると研究者が考えた理由でした。

しかし、１９８７年に、ある研究者がラットのＤＮＡのいろいろな場所を無作為に変異させて、できたがんを調べたところ、がん細胞ではｐ53遺伝子が不活化されていることがわかりました。その２年後、ｐ53遺伝子が、17番染色体の短腕（染色体のくびれた部分をはさんで短い側）にあることがわかりました。この場所は、肺がんの細胞で欠失していることが多いため、がん抑制遺伝子があるはずだと予想されていた場所でした。さらに、がん細胞では、欠失の起こった染色体と対をなすもう一方の染色体でも、同じ場所に変異が起こっていました。つまり、がん細胞のなかのｐ53遺伝子は、２個とも働かなくなっていたのです。

こうした研究結果から、ｐ53遺伝子はがん抑制遺伝子であると考えられるようになりました。そして１９９０年、決定的な証拠が、リ・フラウメニ症候群という遺伝性がんの家系から得られました。この家系の人は、小児期から30代という若さで、乳がん、骨肉腫、脳腫瘍、白血病などさまざまながんを発生します。この人たちを調べたところ、生殖細胞系列にｐ53遺伝子の変異がみつかったのです。

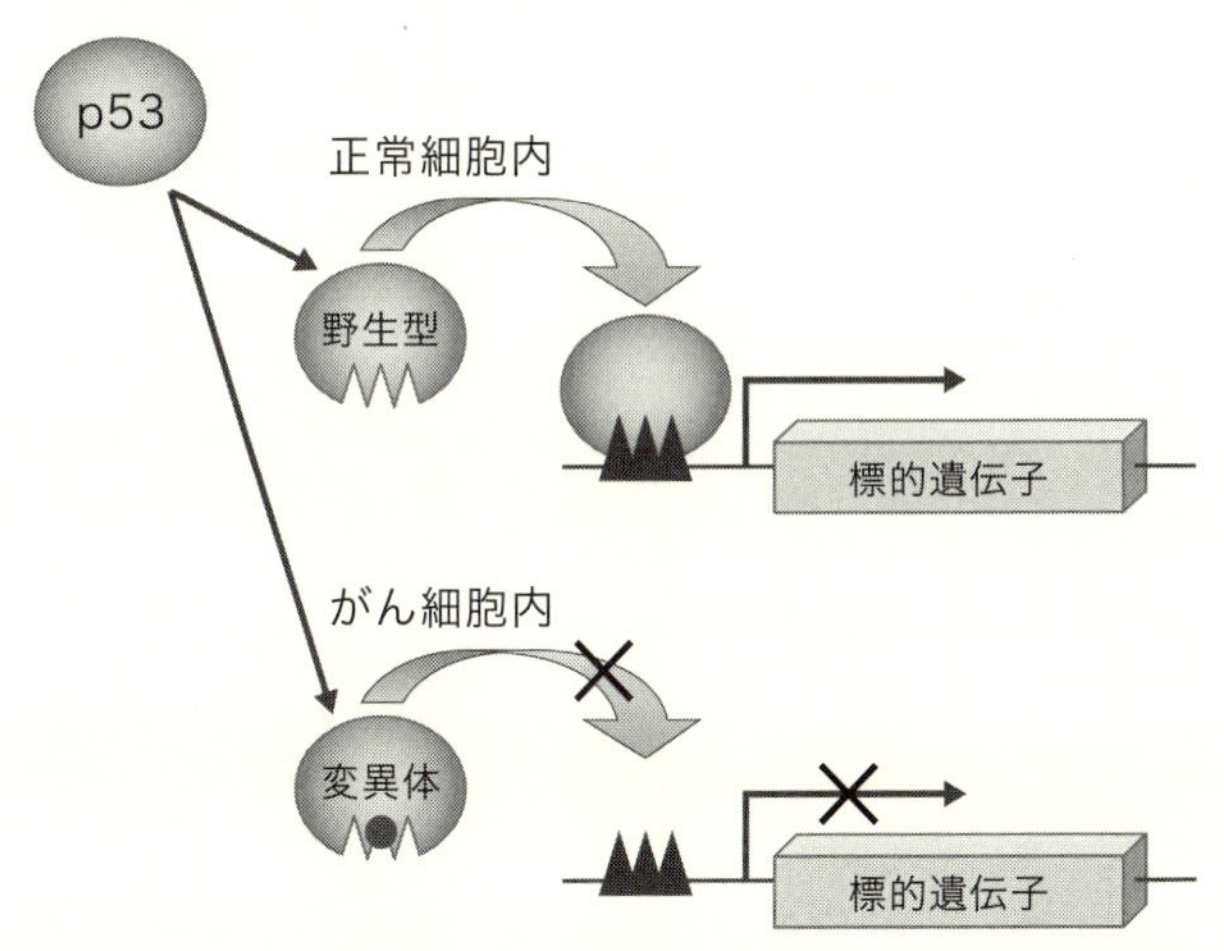

正常な細胞では、標的遺伝子のDNA配列に結合して、DNAの転写を調節する。がん細胞では、p53タンパク質の形が変化し、DNAに結合できなくなっている

図1-13　p53タンパク質は転写因子である

■多彩な顔をもつp53タンパク質

現在では、ｐ53タンパク質は転写因子であることがわかっています（図１－13）。細胞のなかでは、遺伝子のＤＮＡの情報がＲＮＡに転写され、そのＲＮＡの情報をもとにタンパク質がつくられます。そのとき、転写因子は、遺伝子の手前のＤＮＡ配列に結合し、遺伝子の転写を進めたり抑えたりします。ｐ53タンパク質が制御する相手の遺伝子は、３００～４００もあります。これは、ｐ53タンパク質の命令で働く部下が数百人いるようなものです。ですから、ｐ53はひとつの遺伝子でありタンパク質ですが、部下を通して細胞内でたくさんの機能を果たして

います。

そのなかには、がん抑制遺伝子の機能としてあげたＤＮＡの修復と細胞周期の停止のほか、血管新生の抑制、アポトーシスの誘導などがあります。血管新生とは、増殖を続けるがん細胞が、酸素や栄養素を得るために血管を新しくつくることです。ｐ53はこれを抑えることで細胞の増殖を抑えます。そして、アポトーシスとは、たとえばオタマジャクシがカエルになるときに尻尾がなくなるように、不要になった細胞が予定されたプログラムに従って死んで脱落するしくみです。ｐ53は、変異を起こした細胞にアポトーシスを起こさせて排除します。

こうした機能は、細胞のＤＮＡに傷がつくようなストレスを受けたときにだけ発揮される必要があります。そのため、細胞がＤＮＡにストレスを受けたときにだけｐ53タンパク質が細胞内にたまるようにする巧妙なしくみが働いています。

ストレスがないとき、ｐ53にはＭＤＭ２というタンパク質が結合しています。この状態のｐ53は分解されやすく、細胞内にはほとんどたまりません。ところが、細胞がストレスを受けると、ｐ53をリン酸化する酵素が働き、ｐ53はリン酸化されます。リン酸化されたｐ53は形が変わり、ＭＤＭ２と結合することができなくなります。ＭＤＭ２と結合していなければｐ53は分解されませんから、細胞内にｐ53が増えていきます（図１－14）。

このように、ｐ53は細胞の危機にだけ登場します。ですから、ｐ53をつくれなくしたマウスは

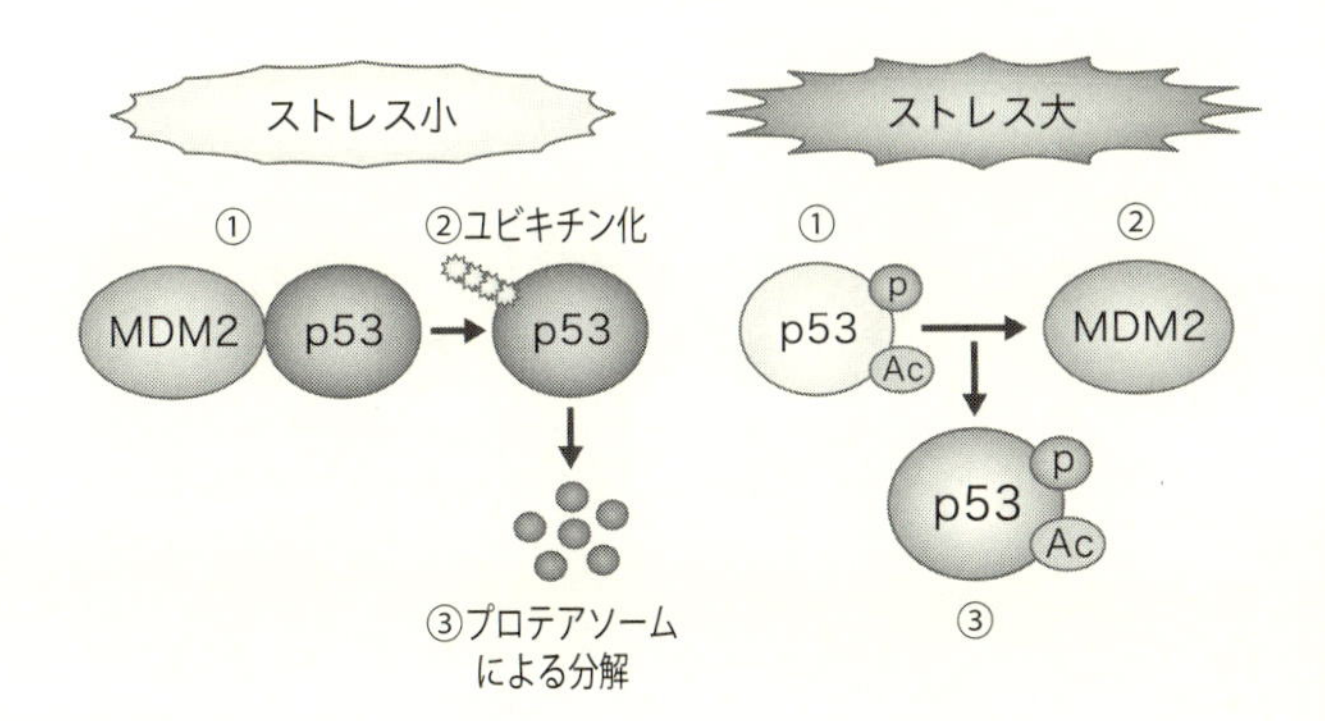

DNAに対するストレスが
少ない状態

①p53タンパク質とMDM2タンパク質が結合する

②ユビキチンが数珠つなぎになって結合（ユビキチン化）する

③ユビキチン化されたp 53タンパク質は、プロテアソーム（タンパク質を分解する巨大複合体）によって分解されるため、細胞内のp53タンパク質は増えない

DNAに対するストレスが
多い状態

①ストレス増大に伴い、キナーゼやアセチル化酵素が活性化して、p53タンパク質のリン酸化（p）とアセチル化（Ac）が進む

②リン酸化、アセチル化されたp53タンパク質はMDM2タンパク質から解離する

③p 53タンパク質は安定化し、細胞内のp53タンパク質が増える

図1-14　p53はストレスを受けた細胞でだけ活性化される

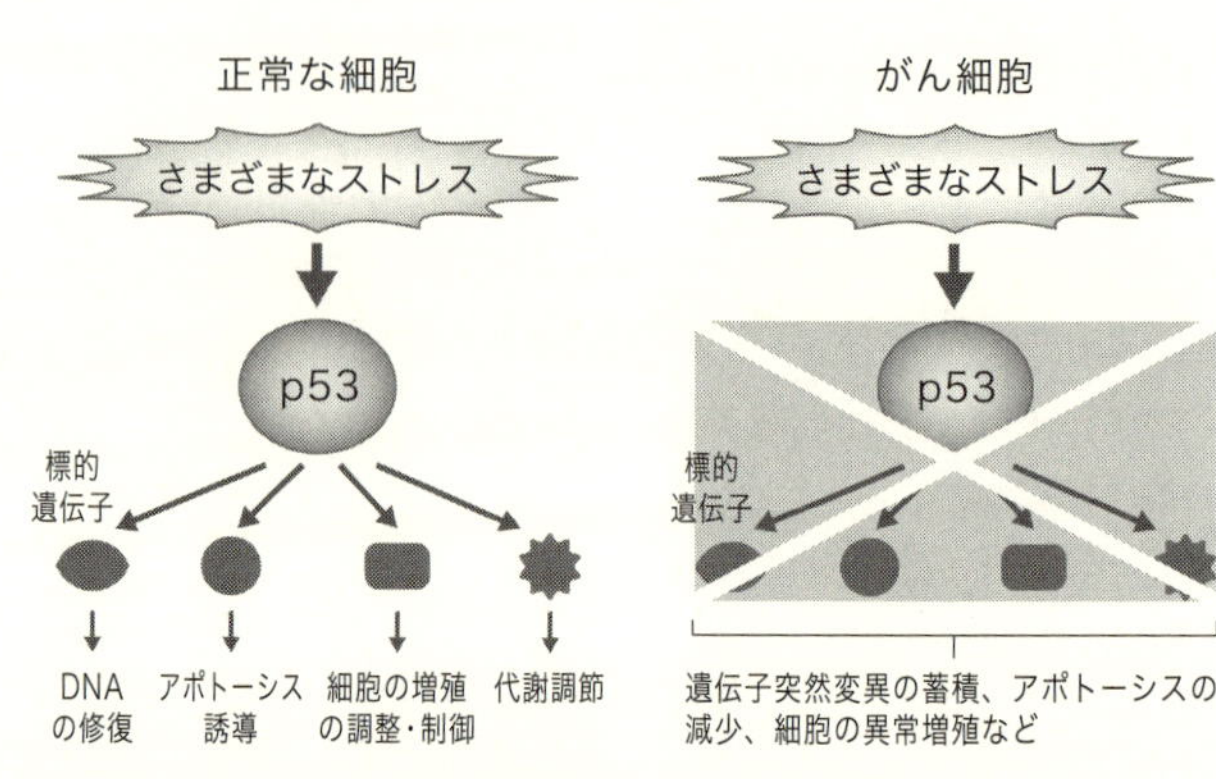

慶應義塾大学ホームページの図を改変
p53遺伝子には、DNAの修復、アポトーシス誘導など、がん抑制にかかわるさまざまな機能がある。そのため、p53遺伝子が有効に機能しないと、がん化のリスクが高まる

図1-15　p53遺伝子のがん抑制効果

ちゃんと生まれてきます。しかし、しばらくたつと必ずがんになります。

p53遺伝子に変異が起こると、たいていの場合、p53タンパク質は「部下」の遺伝子のDNA配列に結合することができなくなります。すると、部下が担当していた機能もみんな失われてしまいます。その結果、がんが発生します。p53が変異を起こさなくてもストレスを受けたときにp53をためる機構のどこかに異常がある場合にも、がんが発生することがあります。これらをみんな合わせると、ほとんどすべてのがんにp53がかかわっていることになるのです（図1-15）。

p53タンパク質は、部下に合わせて、自らの「顔」（DNAに結合するところの形）を変えています。そのため、300〜400人の部下がいっせいに命令に従うのではなく、必要なときに必要な部下が働いてくれます。ここでは、部下の働きとしてがん細胞の増殖を抑えるものだけを紹介しましたが、これら以外にもミトコンドリアの機能にかかわるもの、代謝系にかかわるものなど、たくさんの機能が知られています。

■がんは遺伝するのか？

「がんは遺伝子の病気」であるといいましたが、はたしてがんは遺伝するのでしょうか。前述したようにがん抑制遺伝子の突然変異を親から受け継いだ子は、生まれながらにしてすべての体細胞で、一対あるがん抑制遺伝子の片方が変異を持つことになります。２つある細胞増殖のブレーキのうち、１つが最初から壊れているようなもので、がんが発症する確率は高まります。

このように、病的な遺伝子の変異が親から子へ伝わることにより遺伝的にがんに罹患し、発症しやすくなるがんのことを特に遺伝性がん（腫瘍）と呼びます。

もっとも、がん全体のなかでこうした遺伝性がんが占める比率はかならずしも高くありません。多くのがんで大多数を占めるのは、こうした突然変異遺伝子を持たない人が発症する「散発性がん」です。

難しいのは、こうした「散発性がん」においても体質のような遺伝的要因が一部かかわっている可能性があることです。がんの発症には様々な遺伝子がかかわっていますが、そのすべてが解明されているわけではありません。肥満や高血圧、糖尿病などは、がんそのものの発症に直接かかわるわけではないものの、がんの発症確率を高める環境要因となると考えられています。このため、肥満や高血圧、糖尿病などを引き起こす遺伝的要因も、がんの発症にかかわっている可能性があります。

■浸潤と転移にかかわる遺伝子

さて、ここまで取り上げてきたのは、すべて「細胞の異常な増殖」にかかわる遺伝子の話です。がんの2つ目の特徴である浸潤と転移にはさまざまな遺伝子がかかわっているため、増殖のように限られたメンバーの関与できれいに説明することは難しいのです。

たとえば、癌腫で浸潤が起こるときには、がん細胞が基底膜を突き破り、間質のなかへと侵入していきます。このときのがん細胞は、細胞外マトリックスを分解する働きをもつメタロプロテアーゼという酵素を異常にたくさんつくっています。この酵素が働くとがん細胞は動けるようになり、基底膜を突破して間質を進んでいけるのです。

また、一般に細胞は細胞骨格というタンパク質の網目で形が保たれており、網目の伸び縮みで運動することもできます。この運動を制御するタンパク質に変異が起きると、浸潤が起こりやすくなることも知られています。

これだけでなく、図1－7に示した浸潤と転移のステップのひとつひとつにさまざまなタンパク質がかかわっており、そのもとになる遺伝子の変異が大きな役割を果たしています。

■なぜがんで死ぬのか

感染症や心筋梗塞なら、なぜヒトが亡くなるのかがわかりやすいですが、がんでなぜヒトが亡くなるのかは、ちょっとわかりにくいかもしれません。がんのできる臓器や転移先の臓器などによりケースごとに状況は異なりますが、大きくは次の3つをあげることができます。

1つ目は、がん細胞がどんどん増殖して腫瘍が大きくなると、その場所をふさぎ、場合によっては出血を引き起こすからです。たとえば、消化管や気管をふさいでしまい、切除もできないとなると、致命的になります。

2つ目は、腫瘍によって臓器の本来の機能がブロックされてしまうからです。たとえば、肝臓で腫瘍がとても大きくなると、肝臓の正常細胞が働かなくなり、肝機能が極端に落ちてしまいます。そのために黄疸（おうだん）が出たり、肝性脳症になったりして、最後は死にいたります。白血病の場合も、正常な血球細胞の代わりに白血病細胞ができるので、正常な血小板が減って出血が起こりやすくなったり、正常な白血球が減って感染症にかかりやすくなったりし、それが原因で亡くなることが多いのです。胃がんのように、それだけでは致命的ではないがんでも、転移した先の臓器が機能を果たせなくなり、亡くなることがあります。

そして3つ目は、がんによって悪液質に陥り、体力が消耗してしまうからです。悪液質は、がん細胞の刺激により体中で炎症がずっと起こっているような状態です。炎症を起こすと内臓や筋肉はふだんより多くエネルギーを消費したり、タンパク質を分解したりします。食べ物から栄養をとることもうまくできなくなるので、ついには自分の体内の脂肪や筋肉を分解してエネルギーや栄養をとるようになります。こうして、体重は減り、体力は消耗して、免疫機能も弱くなり、薬にもあまり反応しなくなります。そして、命が奪われるのです。

■がんのメカニズムの解明で治療が進歩した

がんの治療成績は、がんの種類によるばらつきはあるものの、全体としては年々向上しています。国立がん研究センターなどが全国のがん専門診療施設を対象に行った調査（2016年1月公表）では、すべてのがんを合わせた5年生存率は約69％で、10年前に比べて5〜6パーセント上昇しています。

これには、がんの治療法の進歩が大きく貢献しています。がんの治療は、腫瘍を切り取る外科手術、腫瘍に放射線をあてて細胞の増殖を止めたり細胞死を引き起こしたりする放射線治療、そして、細胞の増殖を防ぐ薬を使った薬物療法の3つを組み合わせて行われます。外科手術や放射線治療の手法も近年、大きく進歩していますが、薬の進歩には目を見張るものがあります。

そのひとつは分子標的薬です。がん遺伝子、がん抑制遺伝子の発見により、細胞の異常な増殖を引き起こすタンパク質の働きを抑えれば、がんを治療できる可能性が明らかになりました。そこで、そうしたタンパク質を標的としてピンポイントに結合し、その働きを阻害する薬が次々に開発されるようになりました。これを、特定の分子（おもにタンパク質）を標的とする薬という意味で「分子標的薬」と呼びます。これまでの薬は増殖が速い細胞を対象としていたので、正常な細胞でも増殖が速ければ攻撃してしまいますが、分子標的薬はがんを発生させる分子だけを狙う薬ですから、強い効き目を発揮します。しかし、標的タンパク質は次々にできてくるので、分子標的薬は使い続ける必要があります。また、標的タンパク質の形が変わって、効かなくなることもあります。

分子標的薬には、標的に結合する低分子化合物と、標的に対する抗体の2通りがあります。前者の例として、「ゲフィチニブ」という肺がんの薬を説明しましょう（図1－16）。非小細胞肺がんでは、ＥＧＦＲ（上皮成長因子受容体）の変異がよくみられます。変異したＥＧＦＲは増殖シグナルを出し続けますが、その際、ＡＴＰ（アデノシン三リン酸）が決まった場所（ポケット）に結合することが必要です。ゲフィチニブはこのポケットにＡＴＰより先に結合するため、ＡＴＰが結合できなくなり、ＥＧＦＲはシグナルを出すことができなくなって、がん細胞の増殖が抑えられ

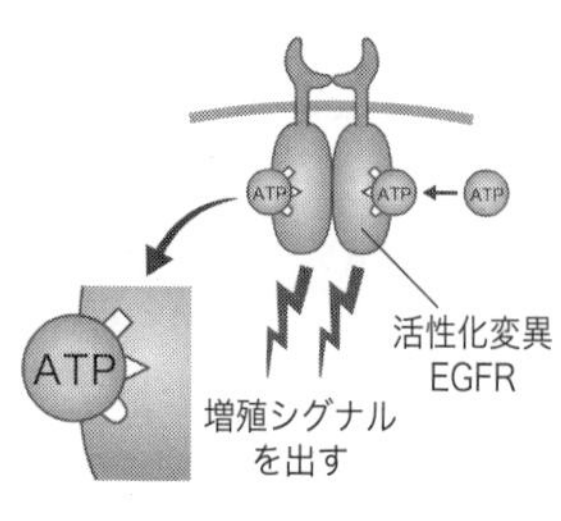

活性化変異EGFRがATPを利用し
がん細胞を増殖させる

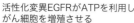

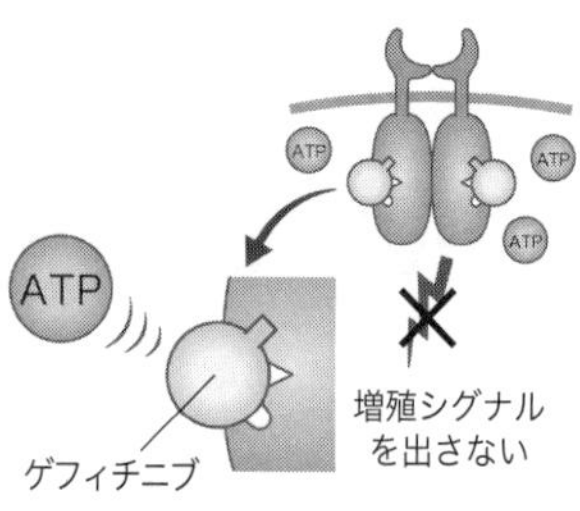

薬剤がATPの結合を阻害し
がん細胞を増殖させない

日本医療研究開発機構ホームページの図を改変

図1-16　低分子化合物を利用した分子標的薬（ゲフィチニブ）

ます。こうした化合物を、「阻害剤」と呼ぶこともあります。

一方、標的に結合する抗体は「抗体医薬」と呼ばれます。これについては第3章で詳しく述べますが、こちらも「トラスツズマブ」という乳がんの薬を例に説明しましょう。乳がんでも、ＥＧＦＲとよく似たＨＥＲ２（ハーツー）という受容体が変異を起こしています。トラスツズマブは変異したＨＥＲ２を見分けて結合し、ＨＥＲ２からの増殖シグナルを抑えます。それだけでなく、トラスツズマブがＨＥＲ２と結合することにより、免疫系のＮＫ細胞や単球を呼び寄せて、腫瘍細胞を殺す働きもします（図１-17、256ページに詳細を記載）。

抗体医薬はとても大きなタンパク質であり、化学合成でつくるわけにはいきません。また、特定の抗原とだけ結合するためにその構造（アミノ酸配列）が精密に

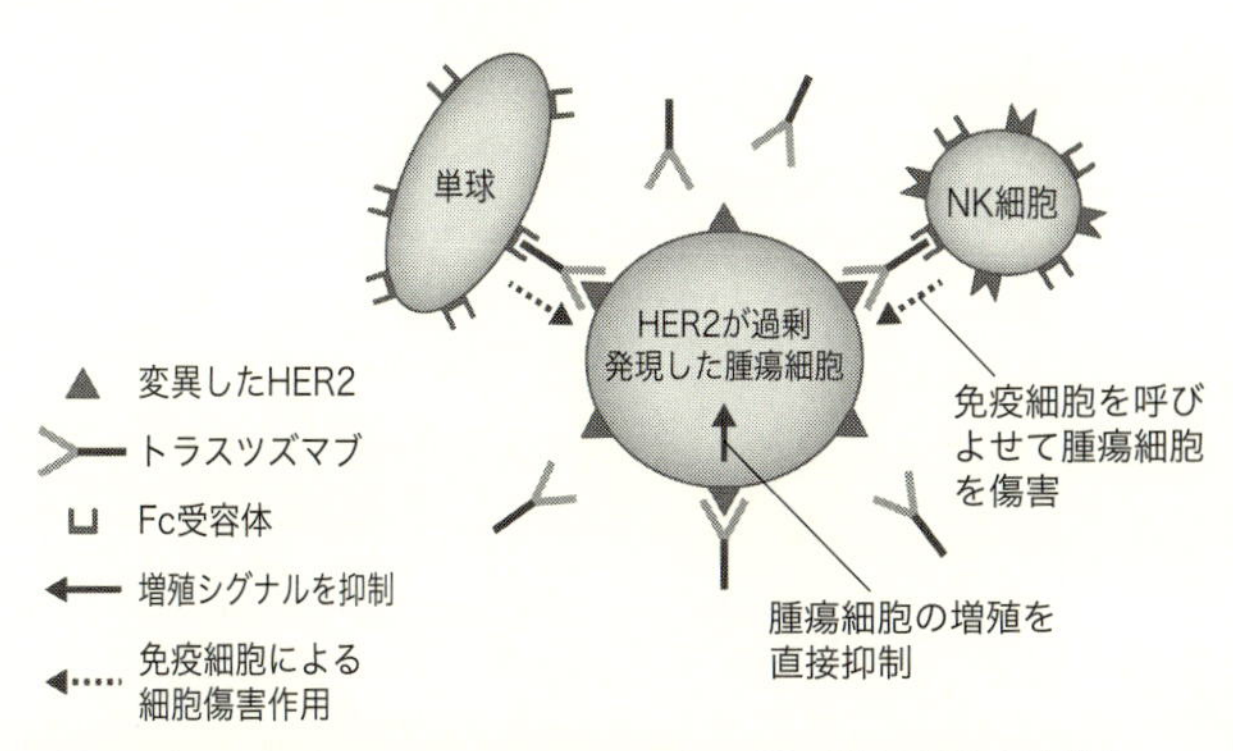

G.D.Lewis, et al.：Cancer Immunol. Immunother., 37：255, 1993の図を改変

図1-17　抗体を利用した分子標的薬（トラスツズマブ）

決まっていなくてはなりません。このような抗体はモノクローナル抗体と呼ばれ、動物や細胞を操作してつくるので、一般に高価です。

また、ごく最近、脚光を浴びるようになった薬として、「免疫チェックポイント阻害薬」があります。がん細胞はもともと宿主の体のなかの細胞ですが、遺伝子が変異するとそれをもとにできるタンパク質が異物とみなされることがあります。そうなると、体に備わった免疫系ががん細胞を攻撃して排除しようとしますが、がん細胞はその攻撃から逃れるためのしくみをもっているのです。そのしくみを壊し、免疫ががん細胞をやっつけるようにするのが、この薬です。

免疫が働きすぎると、自分の体を攻撃してしまうので、体にはそれを防ぐためのチェックポイントが備わっています（これも第３章で詳しく述べます）。がんはこのチェックポイント機能を利用することにより、免疫の働きを抑えています。そこで、チェックポイント機能を無効化する薬を使えば、がん細胞を排除することができると考えられます。免疫チェックポイント阻害薬はこのコンセプトで開発された薬で、やはり抗体医薬の一種です。この薬は、分子標的薬と違って、効く人は限られますが、長く効くという特徴があります。ただし、チェックポイント機能を無効化すると、免疫反応が過剰になるので、甲状腺機能不全などの副作用が起こることがあります。

このように、がんのメカニズムが詳しくわかってきたことで、効果的な薬が次々に開発されています。次の章では、細胞が異常増殖し、悪性化していく過程を、もっと詳しくみていきましょう。

第2章

どうして生じるのか？

■遺伝子変異で何が起こるのか

前の章で、がんは、がん遺伝子やがん抑制遺伝子に変異が起こることで発生することを述べました。これをもう少し詳しくみていきましょう。

私たちの細胞の核にはDNAが収納されています。DNAは、アデニン（A）、チミン（T）、グアニン（G）、シトシン（C）の4種類の塩基が並んだ高分子です。DNAの塩基配列が転写されてmRNA（メッセンジャーRNA）がつくられ、さらにmRNAの塩基配列が翻訳されてタンパク質がつくられます。これをセントラルドグマといいます。

遺伝子のDNAは、塩基3個ごとに1個のアミノ酸を指定しています。3個の塩基の並び方（これをコドンといい、64通りあります）が、20種類のアミノ酸のうちのどれかと対応しているのです。翻訳の際には、この指定に従って選ばれたアミノ酸が順番につながっていき、タンパク質がつくられます。

遺伝子の変異とは、遺伝子の塩基配列のどこかが本来とは違うものになったり、欠けたり、余分な塩基が挿入されたりすることです（図2-1）。染色体欠失といって、染色体のうち、遺伝子が含まれる部分が大きく失われてしまう場合もあります。変異のなかでも、よくみられるのは、1個の塩基が別の塩基に置き換わってしまう「点変異（一塩基置換）」です。点変異が起こる

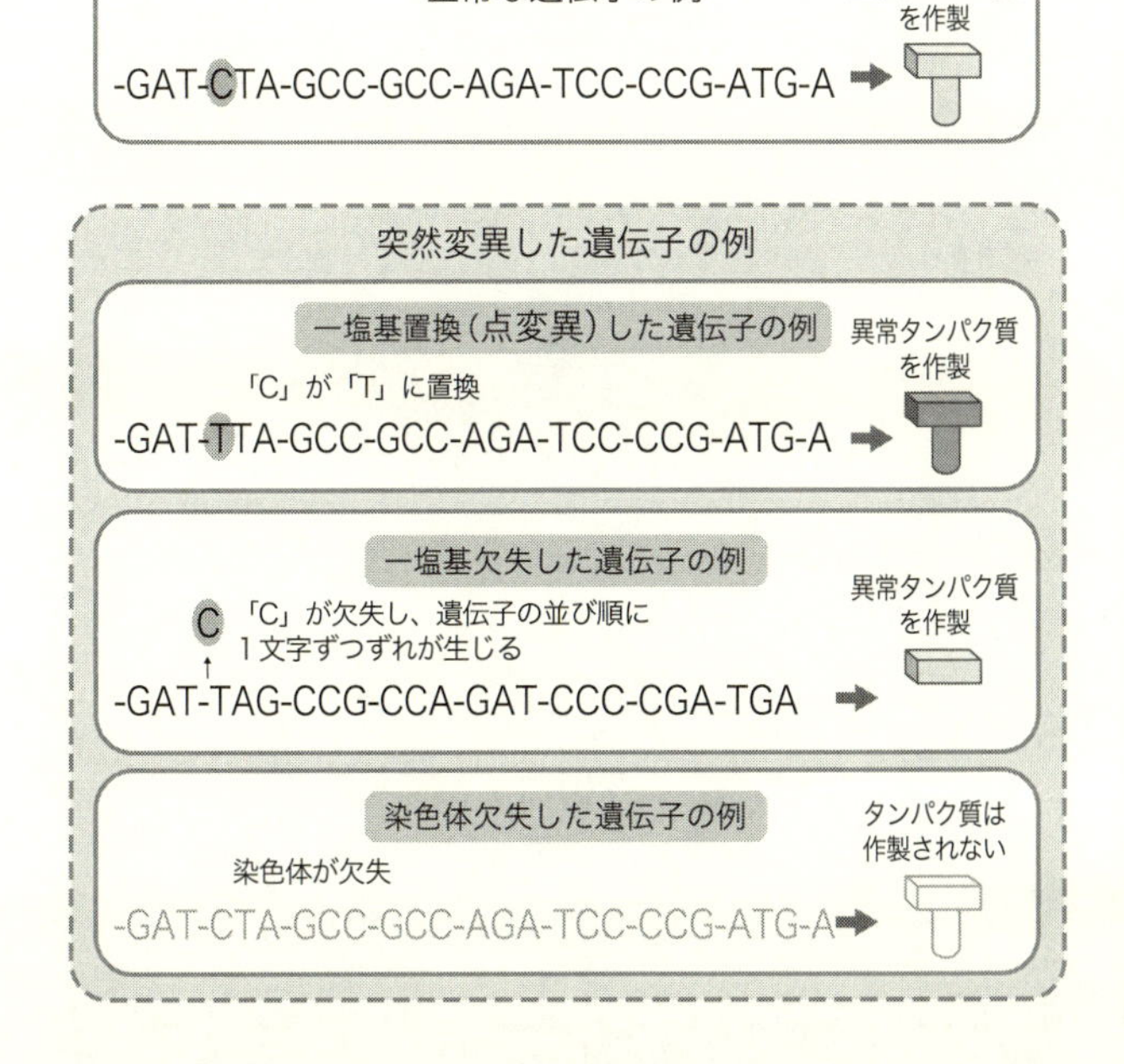

ここでは3種類を挙げているが、他の形もある。いずれにせよ、突然変異した遺伝子からは、正常な遺伝子からできるものとは異なるタンパク質ができる。染色体が欠失した場合は、タンパク質がつくられなくなる

図2-1　遺伝子突然変異の例

KRAS遺伝子 野生型 （正常）	コドン12 5′----GTT GGA GCT GGT GGC GTA GGC----3′ └→ グリシン	
変異型	5′----GTT GGA GCT GAT GGC GTA GGC----3′ └→ アスパラギン酸	アミノ酸の変化が起こる
	―または― 5′----GTT GGA GCT GTT GGC GTA GGC----3′ └→ バリン	

KRASタンパク質の機能が変化し
細胞増殖のシグナルを送り続ける

図2-2　がん遺伝子（KRAS遺伝子）の変異ががんを引き起こすしくみ

と、コドンが変わり、コドンで指定されるアミノ酸の種類も変わってしまいます（コドンが変わってもアミノ酸の種類が変わらないこともあります）。その結果、アミノ酸がつながってできるタンパク質の形や機能も変わってしまいます。がん遺伝子に点変異が起こると、タンパク質の機能が変化し、増殖のシグナルを送り続けるようになる場合があります。第1章で説明した、精鋭部隊のなかの〝うそつき〟は、こういうしくみでできてきます。

　KRAS（ケーラス）というがん遺伝子を例にとって説明しましょう（図2-2）。KRAS遺伝子は、大腸がん、すい臓がん、肺がん、胆管がんなどで変異している割合の高いがん遺伝子です。この遺伝子をもとにつくられるタンパク質は、細胞のなかで増殖シグナルを伝える働きをしていて、ちょうど第1章の図1-10のBにあたります。

この遺伝子は何通りかの点変異を起こしますが、がんでよくみられるのは、12番目のコドンの真ん中のGがAかTに変わる点変異です。正常なコドンはグリシンを指定しますが、GがAに変わるとアスパラギン酸を、Tに変わるとバリンを指定します。点変異を起こした遺伝子をもとにつくられたタンパク質は、増殖シグナルを送り続け、やがて、がんが発生するのです。

ここでは、遺伝子の点変異を取り上げましたが、ほかの変異ががん遺伝子やがん抑制遺伝子に起こった場合も、タンパク質の機能が変わったり、タンパク質自体がつくられなくなったりして、がんが発生することが知られています。

■ひとつの遺伝子変異ではがんにはならない

しかし、通常は、ひとつの遺伝子変異が起こるだけでは、がんにはならないと考えられています。実際に、そう考えるに足るような事実がいくつも知られています。

たとえば、マウスのすい臓に変異した異常なKRAS遺伝子を発現させて、ヒトなら40歳ぐらいに相当する1歳まで待っても、すい臓がんはできません。もうひとつの遺伝子異常として、p53遺伝子が働かなくなるような変異もいっしょに加えると、3ヵ月ぐらいでがんができてきます。すい臓ではがん遺伝子のKRASだけが変異したとしても、増殖がさかんにならないように、がん抑制遺伝子のｐ53が抑えているのでしょう。ところが、ｐ53も変異して、その抑えがきかなくなると、がんが発生すると考えられます。

現在では、「遺伝子変異が次第に積み重ねられた結果、がんが発生する」という「多段階発がん説」が、広く受け入れられています。この説は、がんの発生率または罹患率が年齢とともに上がることとも符合しています。もし、ひとつの遺伝子変異でがんが起こり、遺伝子変異の起こる確率が年齢で変化しないなら、どの年齢でも、がんの発生率または罹患率は同じはずだからです。

では、遺伝子はどのような順序で変異していくのでしょうか。それがよくわかっているのは、大腸がんです（図2-3）。大腸がんでよく変異のみられる遺伝子は数個あります。それらのうちのどれが変異しているかを、腺腫や早期がんなどさまざまな状態の組織で調べた結果、典型的な場合は、図2-3のような順序で変異していくと考えられました。この図は、ひとつの遺伝子の変異で増殖能を獲得した細胞が、増殖を繰り返すうちにほかの変異も起こして増殖能がもっと強化され、さらには、浸潤・転移に必要な変異も起こすことを示しています。ひとつ変異が加わるたびにステップがひとつ進み、最初は良性だった腫瘍が次第に悪性化していくのです。

ほかのがんでは、ここまではっきりと示すことはできませんが、やはり数個の遺伝子に順番に変異が起こることで、がんが発生すると考えられています。

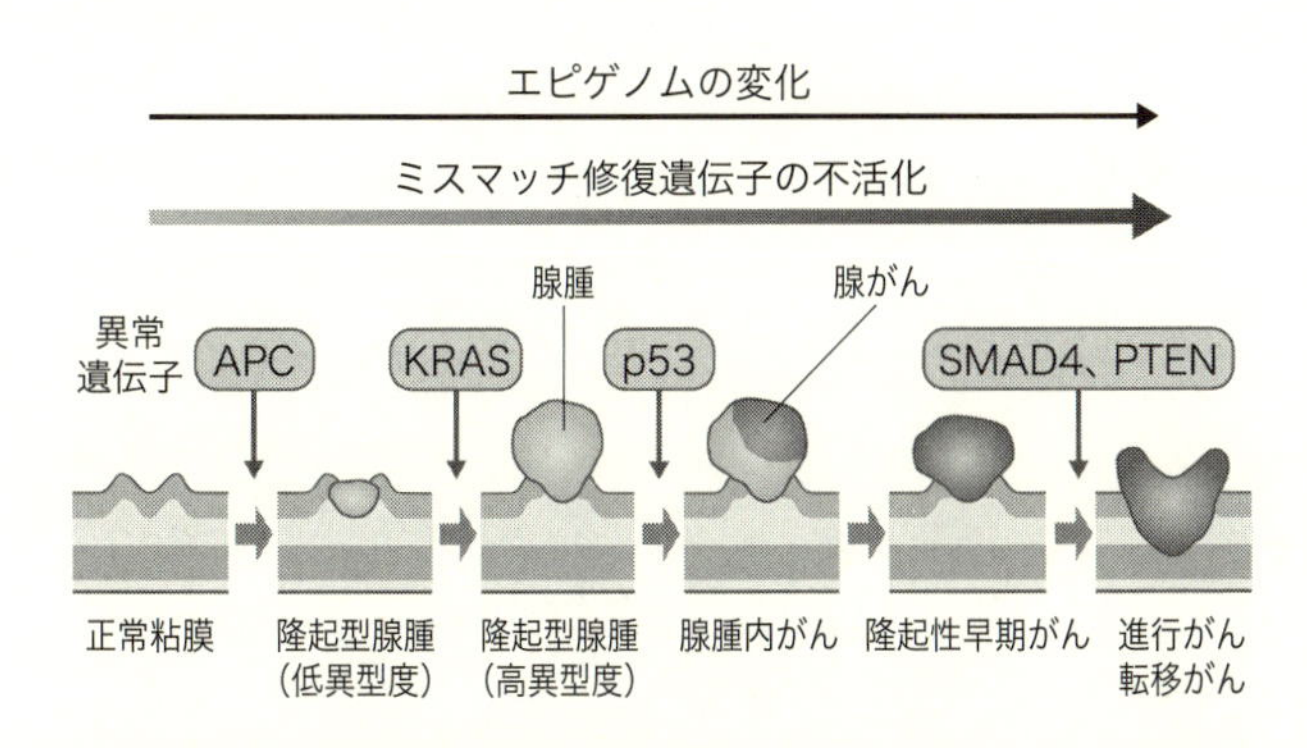

大腸がんでは、代表的な遺伝子の変異と、発がんの各ステップとの対応が明らかになっている。まず、２本の５番染色体のAPC遺伝子を含む部分が欠失する。APCはがん抑制遺伝子のひとつで、これにより細胞の分化や増殖がさかんになって腺腫が生じる。次に、がん遺伝子であるKRAS遺伝子の点変異が起こり、さらに、p53遺伝子も染色体の欠失により２個とも失われ、腺腫は大きくなり悪性度を増していく。そして、ついには早期がんとなる。さらに、別の遺伝子（SMAD4、PTEN）にも変異が起こって、浸潤と転移が起こる。「エピゲノムの変化」については後述

図2-3　大腸がんの多段階発がん

しかし、がんのなかには、ひとつの遺伝子変異で起こるものもあります。このような遺伝子変異は、がんを引き起こす力が強いので、一般に若いうちにがんが発生します。たとえば、第１章のがん抑制遺伝子の発見のところで述べた網膜芽細胞腫はそのひとつで、子どもの頃に発症します。このがんの細胞のＤＮＡを調べたところ、Ｒｂ１遺伝子の変異のほかには、細胞の増殖を促すような変異はみつかりませんでした。

国立がん研究センター研究所所長の間野博行が、自治医科大学教授だった２００７年に発見した肺がんのがん遺伝子（ＥＭＬ４－ＡＬＫ融合遺伝

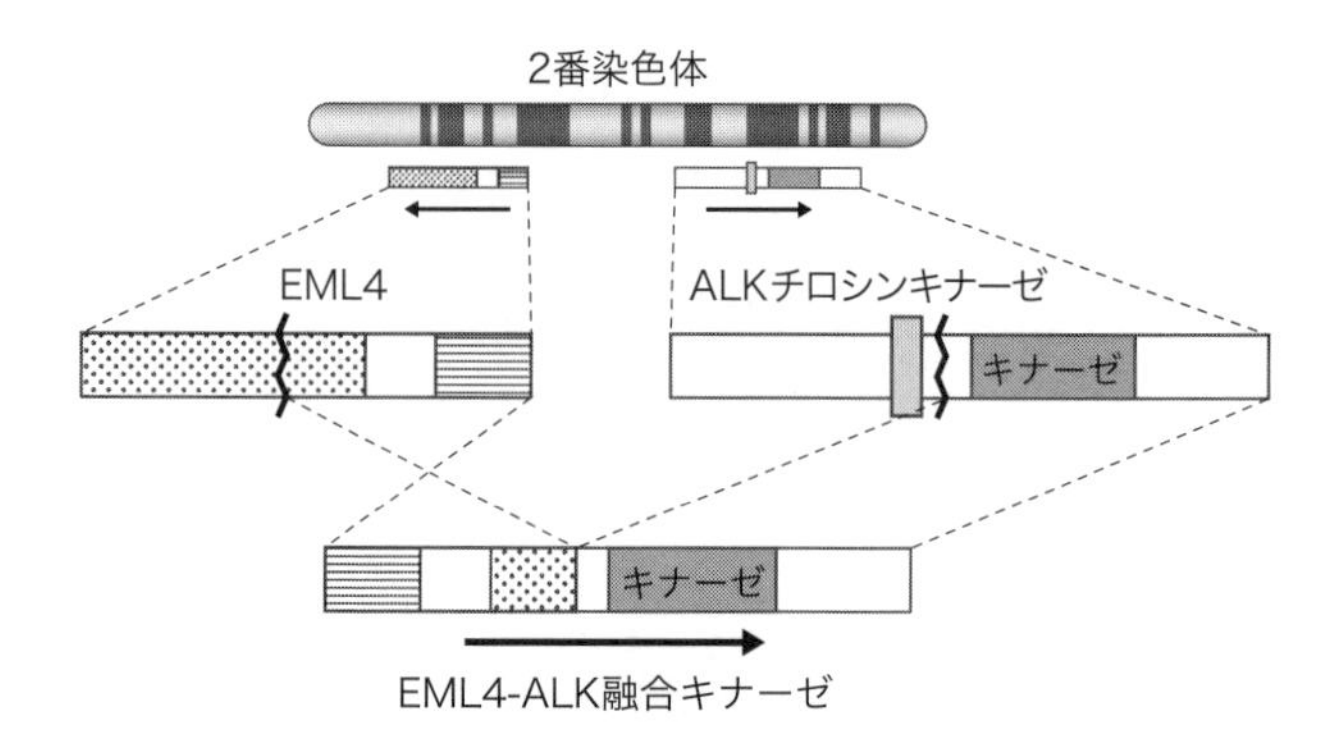

正常細胞では、EML4遺伝子とALK遺伝子は2番染色体上のごく近い位置に互いに反対向きに存在する。それぞれの遺伝子の途中で染色体が切れ、切り出された領域が逆向きになってつなぎ直されること（図2-5の逆位）で、2つの遺伝子がつながり、向きも同じになる。その結果、EML4の約半分とALKのキナーゼ領域とが融合したEML4-ALK融合キナーゼが肺がんの中で産生される

図2-4　EML4-ALK融合遺伝子

子）もがんを引き起こす力が強く、この遺伝子だけでがんが発生します。

この遺伝子はチロシンキナーゼをつくる遺伝子に異常が起こったものですが、増殖シグナルを出し続けるようになるしくみが、これまで述べてきたものとは異なります。２番染色体にあるＡＬＫ（アルク）というチロシンキナーゼの遺伝子が、「染色体逆位」という現象によって、同じ染色体にあるＥＭＬ４遺伝子とくっついてしまうのです（図２－４）。こうしてできた遺伝子はＥＭＬ４－ＡＬＫ融合遺伝子と呼ばれ、非小細胞肺がんの４～５％（50歳以下の肺がんの35％）でみられます。この遺伝子からできるチロシンキナーゼは、ＡＬＫにＥＭＬ４遺伝子に由来する

部分が加わっており、もとのＡＬＫとは違って増殖シグナルを出し続けます。

間野らのグループは、ＥＭＬ４－ＡＬＫ融合遺伝子ががんを引き起こす力を確かめるため、ＥＭＬ４－ＡＬＫ融合遺伝子を肺でだけつくる遺伝子改変マウスをつくりました。すると、このマウスの肺には生後すぐに数百個もの肺腺がんが発生しました。

融合遺伝子によるがんの発生の別の例として、慢性骨髄性白血病（ＣＭＬ）でも、ＢＣＲ－ＡＢＬという融合遺伝子が生じています。この遺伝子は、９番と22番の染色体がそれぞれ途中で切れ、入れ替わってつながる「相互転座」という現象（図２－５参照）で生じます。染色体が相互転座を起こしたときに、それぞれの切り口にあったＢＣＲ遺伝子とＡＢＬ遺伝子がつながってしまうのです。

この遺伝子も強力で、ひとつで白血病を引き起こします。この融合遺伝子からできるチロシンキナーゼも増殖シグナルを出し続け、白血病細胞がどんどん増えます。

■もっと大きな変化：染色体異常

融合遺伝子ができるときには、染色体が切れたりつながったりしますが、がんの発生においては特別なことではなく、染色体はかなり大胆に姿を変えることが知られています（図２－５）。

この原因のひとつとして、細胞分裂の際に、１本の染色体が分かれて２本の染色分体ができ、

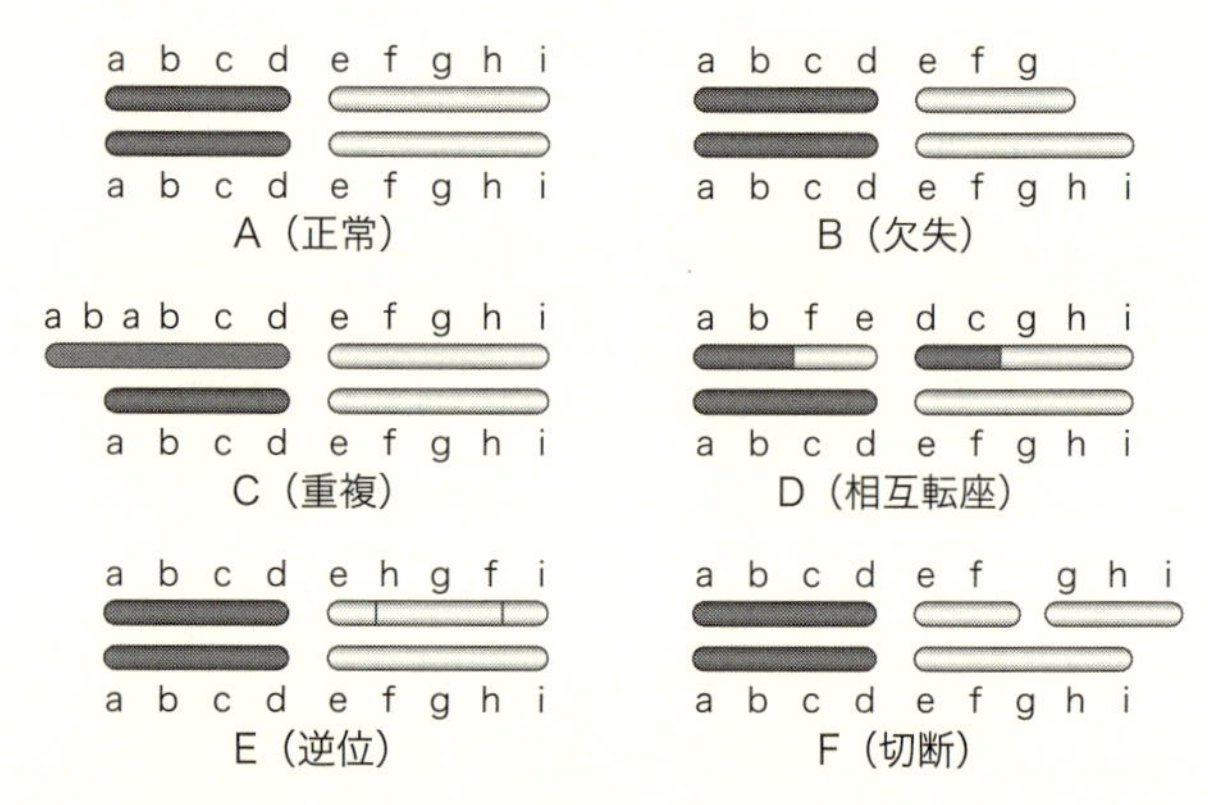

国立遺伝学研究所のホームページの図に基づいて作成

染色体異常には、数が増減する「異数性」のほか、ここにあげたような構造的、形態的異常がある。Bは染色体の一部が消失した欠失、Cは一部が繰り返された重複、Dは2本の染色体がそれぞれ切断してつなぎ変わった転座で、Eは染色体が2ヵ所で切断され、その中間部分が逆向きになって再結合した逆位（inversion）、Fは染色体の一部が切れた切断である

図2-5　いろいろな染色体異常の模式図

それが2個の娘細胞に分配される過程の異常が関係すると考えられています。がん細胞では染色体の分配がうまくいかないことがあるのです。それにより、本来は2本ずつある染色体の数が増減したり、染色体が途中で切れたりし、切れたところを直そうとする機構が間違った断片どうしをくっつけてしまうことも起こるのです。

がん細胞では、このような染色体異常が驚くほどたくさん起こっており、染色体の数と構造が、正常細胞とは大きく異なっています。融合遺伝子は染色体の「構造」が変わることで生まれますが、染色体の「数」

が変化することも、がんの発生や悪性化に関係すると考えられています。がん遺伝子を含む染色体の本数が増えるとがん遺伝子の数が増え、がん抑制遺伝子を含む染色体の数が減るとがん抑制遺伝子の数が減るからです。

実は、「染色体異常ががんを引き起こす」という説は、いまから１００年以上も前の１９１４年にドイツのボヴェリによって提唱されています。しかし、染色体異常とがんの関係は、それほど単純ではないらしく、がん遺伝子やがん抑制遺伝子の変化が染色体異常を引き起こす場合があることを示唆する実験結果も報告されています。「がんは遺伝子の病気である」といいましたが、遺伝子の変異よりも大規模な変化である染色体異常も、がんと深くかかわっており、詳細な解明が待たれているのです。

■「遺伝子の使われ方」も関係

がん遺伝子が異常に増殖を促進するなど、活発に働くようになることを「がん遺伝子の活性化」といいます。一方、がん抑制遺伝子が働かなくなることを「がん抑制遺伝子の不活化」といいます。ここまでは、「がん遺伝子の活性化」と「がん抑制遺伝子の不活化」が起こるしくみとして、遺伝子の変異をおもにみてきました。

しかし、細胞は、遺伝子の塩基配列が同じでも、遺伝子の使われ方を変えることで、遺伝子を活性化したり、不活化したりしています。それがエピゲノムです。エピゲノムとは、ある遺伝子からタンパク質をつくるかどうかを決める機構の全体を指す言葉です。

私たちの体をつくっている数十兆個の細胞は、みな同じ遺伝子を2万個ほどもっていますが、それらのうちどれを使うかはエピゲノムによって制御されています。その結果、同じ遺伝子セットをもつ細胞から、組織や臓器の機能に合った、さまざまな形と性質の細胞ができてくるのです。

エピゲノムの機構はバラエティに富んでいますが、そのひとつは、DNAのメチル化です。DNAの4種類の塩基のうちのシトシン（C）の決まった炭素にメチル基が結合します（図2-6）。

実は、遺伝子の塩基配列の手前には、プロモーターと呼ばれる配列があります。ここにDNAの配列をmRNAに転写する酵素や、その酵素を助けるタンパク質が結合することで、転写が始まります。このプロモーターのDNAにメチル化がたくさん起こると、転写酵素が結合できなくなり、転写が起こらなくなります。つまり、プロモーター領域のDNA高メチル化は遺伝子をオフにする働きをします。逆に、低メチル化の場合は、転写が起こりやすくなります。ということは、もし、がん抑制遺伝子のプロモーターが何かのきっかけで高メチル化されると、この遺伝子は働かなくなり、がんにつながる可能性があるということになります。

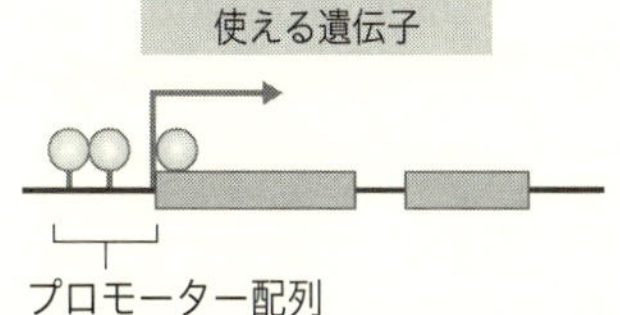

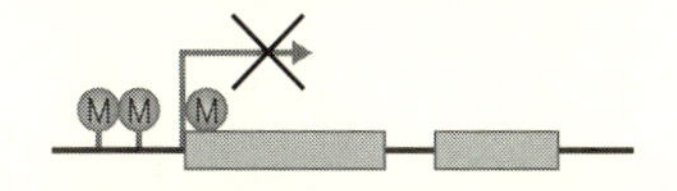

染色体中では、DNAがヒストンというタンパク質に巻き付いた形で存在する。DNAのたくさんの箇所がメチル化されると、しっかりと巻き付いてしまい、転写を行う酵素がなかなか近づけない。メチル化の箇所が少ないと、巻き付きがゆるみ酵素が近づける

図2-6　プロモーター領域のメチル化は遺伝子の発現を制御する

また、エピゲノムのもうひとつの機構として、マイクロＲＮＡと呼ばれる20塩基ほどの小さなＲＮＡ分子があります（第6章参照）。マイクロＲＮＡには多くの種類があり、自分の配列と相補的な配列をもつｍＲＮＡに結合して、翻訳されにくくします（マイクロＲＮＡはｍＲＮＡと完全に相補的でなくても効果を示します）。これによって、ｍＲＮＡの転写元の遺伝子からのタンパク質はつくられなくなってしまいます。そのため、何かのきっかけで、特定のマイクロＲＮＡがたくさんつくられると、それに対応する遺伝子が働かなくなってしまいます。

多段階発がんで、細胞の悪性化が進む際には、エピゲノムの変化によるこのような遺伝子の不活化もかかわっていると考えられています。ですから、図2-3の多段階発がんの図に、「エピゲノムの変化」を加えてあるのです。

■細胞がDNA複製時の間違いを減らすための機構

図2-3にはもうひとつ、「ミスマッチ修復遺伝子の不活化」も加えてありますが、これを説明するにはまず、細胞分裂と遺伝子変異の関係から説明しなければなりません。

後で詳しく述べるように、がんの発生や悪性化には、タバコや放射線などさまざまな環境要因が関係しており、そうした環境要因が遺伝子、染色体、エピゲノムに異常を引き起こすと考えられています（一部は証明もされています）。

しかし、こうした環境要因が何もなくても、遺伝子の変異は起こります。細胞分裂でDNAが複製されるときには、もとのDNAの各塩基と相補的な塩基（Aに対してはT、Cに対してはG）が次々につながれてもう1本のDNAができあがります。しかし、この相補性は水素結合という弱い結合に基づいているため、DNAのらせんのちょっとしたゆがみで間違った相手が選ばれてしまうことがあります（たとえばCに対してA）。

それなら、遺伝子の点変異がしょっちゅう起こってがんになってしまうのではないかと、読者の皆さんは心配になるかもしれません。しかし、細胞分裂1回ごとに変異する塩基は、環境要因による変異がないとした場合、10億個に1個から数個の割合です。ヒトゲノムは30億塩基対ですから、1回あたり3～15個が変異するだけです。しかも、30億塩基対あるゲノムのうち遺伝子は1％ほどであり、2万個ほどある遺伝子のうちでがん遺伝子やがん抑制遺伝子は数百個にすぎません。ですから、この数百個のなかに変異が起こる確率はとても低くなります。しかも、多くのがんはそうした変異が積み重ならないと起こらないので、通常はがん細胞が生まれる確率はとても低いと考えられています。

相補性の不安定さにもかかわらず、塩基の間違いがこれほど起こりにくいのは、細胞が間違いを正すためのさまざまな機構をもっているからです。まず、ＤＮＡの複製中には、間違った塩基が結合すると、そこで反応を止め、間違った塩基を取り除く校正機構が働きます。しかし、間違った塩基がこの校正機構をかいくぐり、複製されたＤＮＡに残ることがあります。

その場合に働くのが、ミスマッチ修復機構です。ミスマッチとは、ＣとＡのように相補的でない2個の塩基がＤＮＡ二重鎖のなかで向き合っている状態を指します。ミスマッチ修復機構は、数個のタンパク質からなり、ミスマッチを含むＤＮＡ領域をいったん除去して、その部分を新たに複製します。複製中の校正機構と、複製後のミスマッチ修復機構により、ＤＮＡの複製時の間違いはほとんど取り除かれ、10億塩基にひとつくらいしか変異が起こらないのです。

しかし、これを裏返せば、これらの機構に異常が生じてちゃんと働かない場合は、変異の確率が高くなるということになります。実際に、ミスマッチ修復遺伝子のひとつが変異を起こして働かなくなった場合に起こる大腸がんが知られています。図2－3にはそのことを書き加えたのです。

ミスマッチ修復遺伝子は、一対のうち片方でも働いていれば間違った塩基を取り除いてくれますが、残った片方にも変異が起きて両方とも働かなくなると間違った塩基が残ってしまい、細胞分裂の際に起こる変異率は100倍にも跳ね上がります。多段階発がんにおいては、この変異率の上昇が、新たな遺伝子変異を招くと考えられます。

■細胞は全力でDNAの傷を治す

DNAは、複製時以外にも、傷つくことがあります。細胞のふだんの活動のなかにも、私たちを取り巻く環境のなかにも傷をつける要因があります。

DNAは非常に安定な化合物ですが、細胞のなかで起こる正常な化学反応によって塩基が脱落したり、ある塩基が別の塩基に変わったりすることはしょっちゅうあります。塩基にメチル基が付加したり、塩基が酸化されて構造が変わることもあります。また、体の外から入ってくる化学物質のなかには、塩基に結合して構造を変化させるものもあります（詳しくは後述）。

紫外線によってもＤＮＡは傷つきます。ＤＮＡのなかでピリミジン塩基（ＣまたはＴ）が隣り合っているところに紫外線があたると、塩基どうしが結合して二量体となります。このようにして傷ついたＤＮＡがそのまま複製されると、できたＤＮＡには塩基の欠失や点変異が生じ、それがその後の複製でも残っていきます。こうした変異がＤＮＡにたくさん起きると、細胞はがん化したり、生存が危うくなったりします。また、放射線があたった場合には、ＤＮＡの二重鎖が２本とも切れてしまうことがあります（後で詳しく述べます）。この場合は、染色体が途中で切れてさまざまな染色体異常が起こり、やはり細胞にとっては危機となります。

こうした事態に陥らないようにするために、細胞は傷ついたＤＮＡを修復するための機構をたくさんもっています。前の項で述べたミスマッチ修復機構もそのひとつです。ＤＮＡ修復機構の働きにより、ＤＮＡに生じる傷のうち、変異としてＤＮＡにずっと残るものはごくわずかに抑えられています。ミスマッチ修復遺伝子のところで説明したとおり、ＤＮＡ修復遺伝子の変異は、がんの発生につながると考えられます。実際に多くのがんで、ＤＮＡ修復遺伝子の変異がみつかっており、これらの遺伝子も、がん抑制遺伝子に分類されています（第１章の図１－12も参照）。

さて、ここまでの話をまとめたのが図２－７です。ここまでは、ゲノムやエピゲノムの変化ががんを引き起こすという話をずっとしてきました。この項では、そうした変化が、細胞内の正常な化学反応のほか、外界からの化学物質や紫外線、放射線などによって起こるしくみに少し触れ

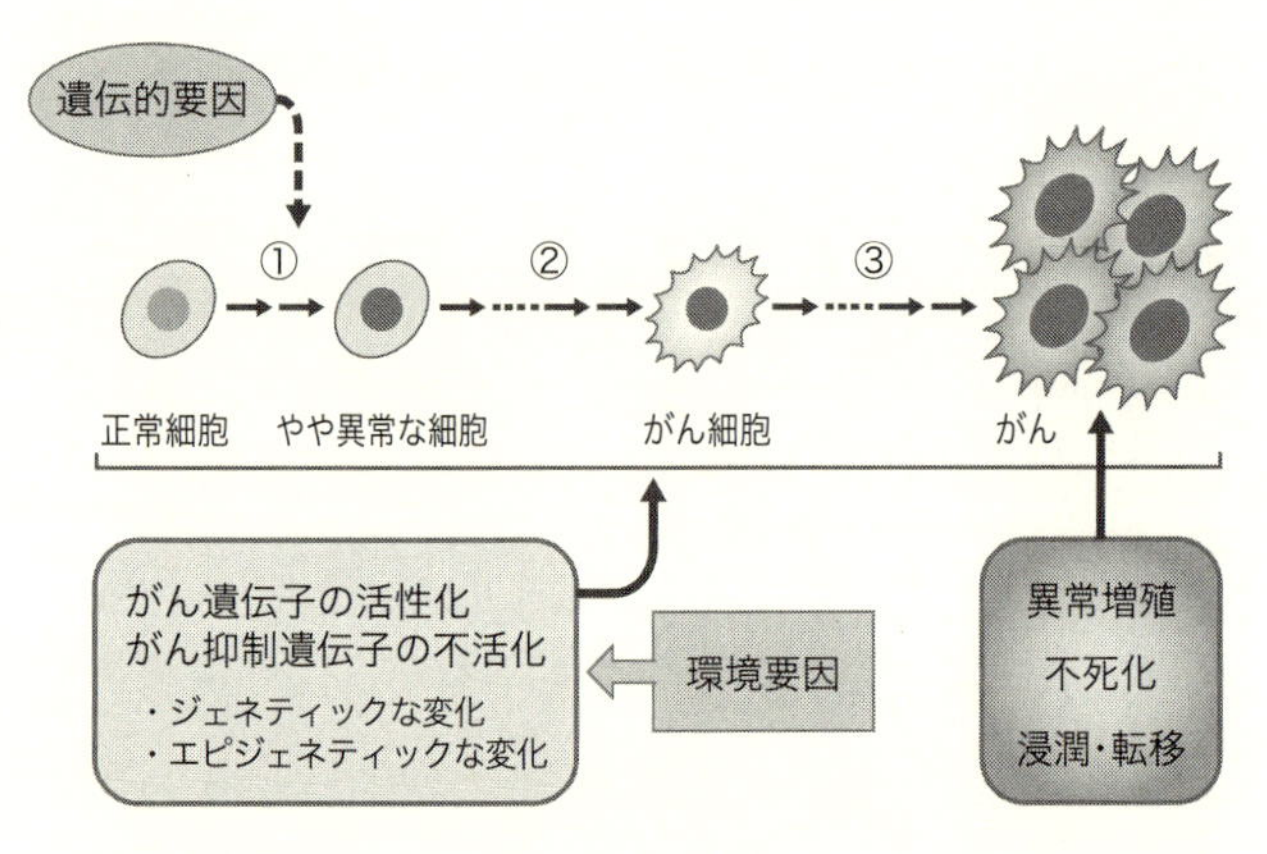

がんは次のようなステップを経て発生する。

①1個の正常な細胞にさまざまな理由で遺伝子の変異（がん遺伝子の活性化またはがん抑制遺伝子の不活化）が起こり、異常な増殖能を獲得して「やや異常な細胞」になる

②それがさかんに増殖する中でさらに遺伝子の変異を蓄積し、がん細胞となる

③さらに遺伝子の変異が加わり、浸潤・転移能を獲得する。図の左上に「遺伝的要因」と書いてあるのは、がん抑制遺伝子の一方に変異がある場合などを指す

図2-7　発がんのメカニズム

ました。生物はみな外界とかかわりをもって生きていますから、がんの発生にこうした環境要因が影響していることは当然といえるでしょう。

環境要因の寄与の大きさを見積もるために、一卵性双生児のがんを調べた研究があります。一卵性双生児は同じ遺伝子セットをもっていますから、もし遺伝的要因だけでがんが発生するなら、一方が胃がんになれば、もう一方も必ず胃がんになるはずです。この理屈により、一卵性双生児の2人が両方とも同じがんを

発症する確率から、遺伝的要因の寄与を計算することができます。

　研究では、大勢の一卵性双生児について、さまざまな臓器のがんの発生を調べ、２人の間の相関を解析しました。その結果、胃、結腸直腸、すい臓、肺などの臓器では、発がんへの遺伝的要因の寄与は30％程度にすぎないことがわかりました。同じゲノムであっても、たまたまがん遺伝子に変異が起こったためにがんが発生することがあるのです。たとえば、子宮頸がん、子宮体がんでは、遺伝的要因による影響はあまり強くないという結果でした。つまりヒトの発がんには、環境要因が大きくかかわっていることが明らかにされたのです。

　環境要因のうち、何が効いているのかについては、大勢の人を対象として、生活習慣、住環境、職業などとがんの関係を調べた疫学調査の結果を統計的に解析することによってわかります。たとえば日本人のデータをもとに国立がん研究センターの研究グループが２０１１年に行った解析では、喫煙と感染が最大の要因となっていることが明らかになりました（図２‐８）。

　ここからは、おもな環境要因を取り上げ、それがどのようなしくみで発がんにかかわるのかをみていきましょう。

■化学物質による発がん

第１章の研究の歴史のところで述べたように、煙突清掃員に陰のうがんが多発するといった事

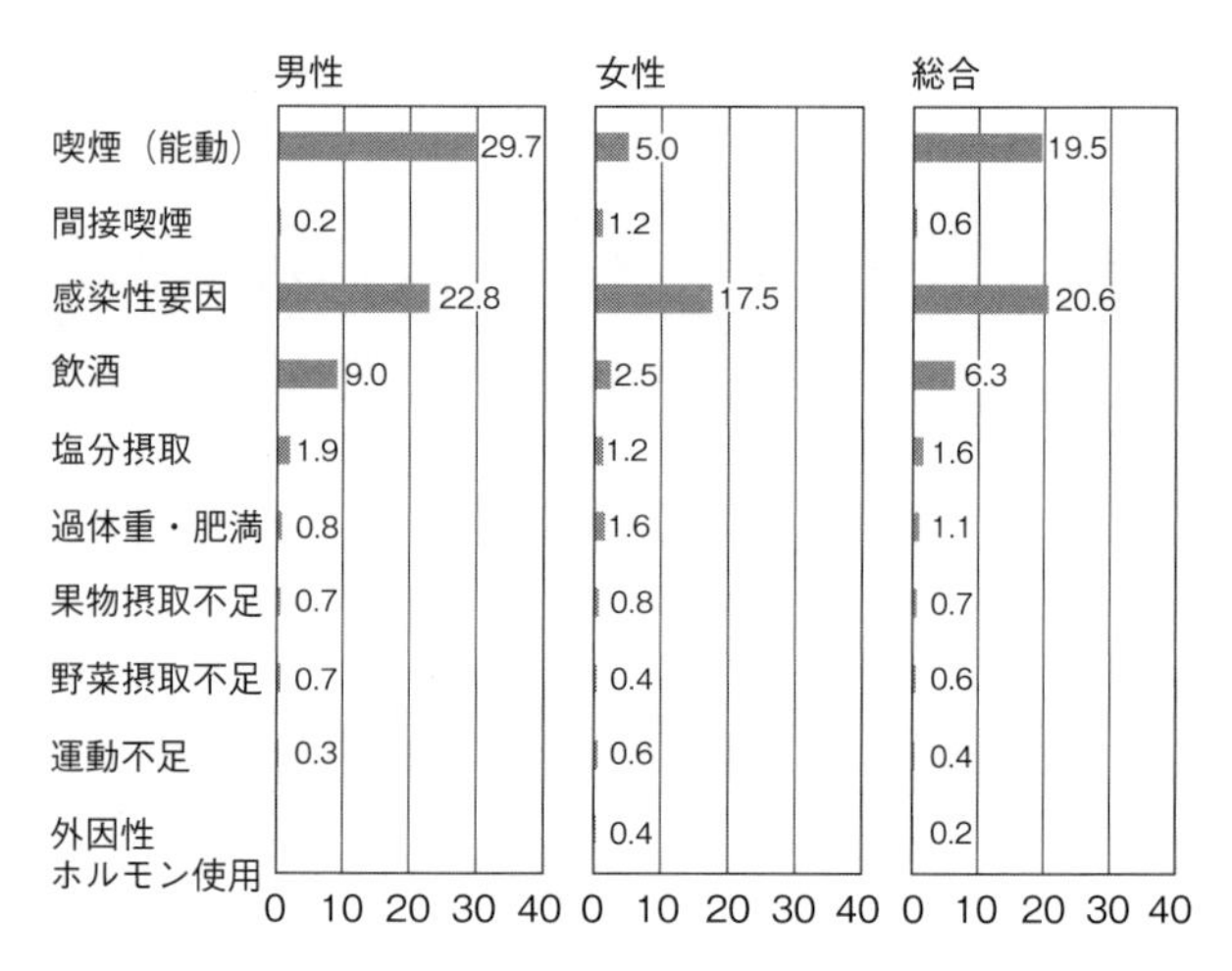

2005年に日本で発生したがんのPAF（population attributable fraction, 人口寄与割合）を国立がん研究センターの研究グループが推計した。PAFとは、特定のリスク要因への曝露がもしなかったら、がんの発生が何パーセント減少することになったかを表す数値。たとえば喫煙の場合、もし喫煙をしなかったらがんにならなかったはずの人が男性では約30%、女性では5%いることを示す

図2-8　日本における「がんの要因」

実から、特定の物質ががんを引き起こすという「化学物質発がん説（以下、化学発がん説）」が20世紀前半に提唱され、さかんに研究が行われました。多くの研究者が実験動物にさまざまな物質を与え、がんが発生するかを調べる実験を繰り返しました。

そのなかで、世界ではじめて発がんに成功したのは、「刺激説」を唱えたウィルヒョウのもとに留学した経験もある東京大学の山極勝三郎でした。山極は煙突内のススに似たコールタールに着目し、

協力者の市川厚一とともに３００日以上の長期にわたってウサギの耳にコールタールを塗りこむ実験を続け、１９１５年、がんを人工的につくり出すことについに成功したのです。

コールタールにはさまざまな化学物質が含まれていますが、そのなかで、ジベンツ［*a,h*］アントラセンという物質が発がん性をもつことが、後年、イギリスの研究グループによって明らかにされました。彼らはコールタールに含まれる成分をひとつずつマウスの背中に塗り、がんができるかを、丹念に調べていったのです。こうして、「化学発がん説」の大きな証拠が得られました。

実は、「寄生虫発がん説」のフィビゲルがノーベル賞を受賞した１９２６年には、山極も受賞者の候補となっていました。後に、フィビゲルの業績は誤りだったとわかった一方で、山極の業績はその後の化学発がんの研究に大きな道を開いたのですから、歴史は皮肉なものです。

その後も、化学発がんの研究は精力的に行われ、現在では、数多くの化学物質が実験動物にがんを引き起こすことが確かめられています。しかし、特定の職業や生活習慣でがんが起こりやすくなることが疫学調査で明らかになっても、そのなかでどんな物質が実際にヒトの発がんに効いているのかを明らかにすることは簡単ではありません。

なぜならば、動物を用いた発がん実験では単独の化学物質のみを実験動物に与えて発がん性の有無を調べるので、化学物質とがんとの関係が明白です。一方、ヒトは日常生活を介してさまざまな物質に複合的にさらされています。つまり、複合曝露環境下で生活をしているヒトでは、疫学調査などで候補となった発がん要因（化学物質）が本当にヒトのがん発生に関係しているのかを証明するのはとても難しいことになります。実験動物のように直接的に証明することはできないので、いろいろな状況証拠を集めて間接的に証明するといった手法を取ることになります。候補となる化学物質の曝露量やそれに伴って生じるＤＮＡの傷を定量し、特定の集団のがん発生との関係を明らかにすることもそのうちのひとつです。

■化学発がんと突然変異の関係

ある物質とがんの発生の因果関係を示すためには、その物質でＤＮＡに突然変異が起こることを確かめることは重要です。

化学発がん研究に長い歴史があることからすると、意外に思うかもしれませんが、実は、化学物質の発がん性と変異原性（突然変異を引き起こす性質）の関係が明らかになったのは、１９７０年代になってからのことです。

山極の実験が成功した１９１５年当時は、まだ、ＤＮＡが遺伝情報を担っていることは明らかになっていませんでした。20世紀の初頭にはすでに、ボヴェリと米国のサットンが、遺伝に染色体がかかわっているという「染色体説」をそれぞれ唱えていました。だからこそ、ボヴェリは染色体異常による発がんを提唱したのですが、その染色体に生物の形や性質を決める「遺伝子」が乗っていること（１９２６年、モーガンの遺伝子説）、遺伝子の本体がＤＮＡであることが明らかになるには長い時間がかかりました。

その一方で、１９２８年に、ドイツのバウアーという外科医が『腫瘍発生の突然変異説』という本を発表し、化学物質と突然変異の関係を示唆しましたが、遺伝子の本体がＤＮＡであることさえ知られていない時代ですから、この説が広く受け入れられるにはいたりませんでした。

動物に化学物質を塗ったり、与えたりすることでがんができても、それだけでは、ＤＮＡが突然変異を起こしているかどうかはわかりません。それがわかるようになったのは、細菌や細胞を用いた実験が行われるようになってからです。なかでも、１９７０年代に米国の細菌学者エームスが開発した「エームス・テスト」は、細菌が突然変異を起こしやすいように、かつ、その突然変異が検出しやすいように工夫されており、簡便で感度が高いことから広く使われました。

当時、化学発がんへの社会的な関心の高まりもあって、多くの研究者がさまざまな化学物質の変異原性をエームス・テストによって調べました。最初は、変異原性を示す物質と、動物実験で発がん性を示す物質との一致はほとんどありませんでした。しかし、研究が進むにつれて、その大きな原因は、化学物質の代謝にあることがわかってきました。

化学物質は、動物の体内で代謝され、その代謝物ががんを引き起こすことが多いのです。そこで、代謝も含めて変異原性を調べられるようにエームス・テストが改良され、変異原性をもつ物質と発がん性を示す物質は、多くが重なることが明らかになりました。こうして、1970年代の半ばに、「化学物質がDNAに突然変異を起こし、それによってがんが発生する」というメカニズムが広く受け入れられるようになったのです。この研究の進展には、国立がん研究センターの杉村隆も大きな貢献をしました。

現在では、化学物質がDNAを修飾（化学物質がDNA中の塩基に付加すること）し、これが突然変異を引き起こすもとであることも明らかとなり、このメカニズムは間違いないことがわかっています。

■カビ毒の成分ががんを引き起こす

ここまで述べてきたように、化学物質のヒト発がん性を証明することは難しいため、環境中の化学物質で、確かにヒトにがんを引き起こしているといえるものはわずかしかありません。そのひとつは、穀類やナッツ類につくカビ（*Aspergillus*属）がつくる毒素、アフラトキシンB1です。

この物質が注目されるようになったきっかけは、1960年にイギリスで10万羽以上の七面鳥が死ぬという事件があったことです。その原因が、餌のピーナッツミールに含まれているアフラトキシンでした。その後、アフリカや中国の一部で多い肝細胞がんは、アフラトキシンの摂取が原因ではないかと考えられるようになり、さまざまな疫学調査と実験が行われました。現在では、以下のデータを総合して、確かにヒトにがんを引き起こしていると認められています。

①アフラトキシンは動物実験でがんをつくる

アフラトキシンを食べさせたマウスは高い頻度で肝細胞がんを起こし、その病理的な特徴は、ヒトのものによく似ていました。アフラトキシンにはいくつかの種類がありますが、いちばん発がん性が強いのはＢ１であることもわかりました。

②アフラトキシンの摂取が多い地域やヒトでは肝細胞がんの発生が多い

アフラトキシンは、カビが生えているものを気づかずに食べてしまうことで摂取するわけですから、なぜ摂取量がわかるのかと疑問に思う方もいるでしょう。実は、アフラトキシンを摂取すると、血液中で増える物質があり、この物質をバイオマーカーとして、量を測ることで、アフラトキシンの摂取量を推定することができます。このバイオマーカーをいろいろな地域で測って比べたところ、最初に注目された地域以外でも、アフラトキシンの摂取が多い地域（ヒト）では、肝細胞がんの発生が多いことがわかりました。

③アフラトキシンを多く摂取する地域の肝細胞がんでは、p53遺伝子の特定の場所に変異がみられる

遺伝子の変異はさまざまな発がん物質で起こる可能性がありますが、この場所の変異はほかの発がん物質ではほとんど起こらないものでした。また、この変異はアフラトキシンの摂取が少ない地域ではあまりみられませんでした。

④アフラトキシンはp53遺伝子の特定の場所（③と同じ場所）に変異を起こす

このことは、生体外の実験で確かめられ、アフラトキシンが体内で代謝され、DNAを修飾する（DNA中のグアニン〈G〉のN7位に付加する）こともわかりました。DNAが複製される際、付加を受けたGはあたかもTであるかのように認識され、点変異が起こると考えられました。

この例が示すように、疫学的なデータで何かとがんに関係があることがわかっても、そのなかのどんな物質がどのように働いてがんが起こるかを突き止めることは、容易ではありません。アフラトキシンは、よいバイオマーカーがあり、変異を起こす場所がユニークだったなどの「幸運」が重なって証明にいたったのです。

そういうわけで、はっきり発がん性が証明されている物質は、ほかにはアリストロキア酸と中皮腫を引き起こすアスベストぐらいしかありません。アリストロキア酸はある種の植物に含まれておりバルカン地域に多発した腎障害の原因物質で、最近では尿路上皮がんを引き起こすことがわかっています。

こうした状況を打破するため、化学発がん研究者は、ゲノム研究者と手を組み、ゲノムの解析データを利用した化学発がんの解明に取り組み始めています（詳しくは後で述べます）。

■放射線は２通りのしくみでＤＮＡを傷つける

低線量の放射線被曝がさまざまながんと関係することも、疫学的に広く認められています。動物実験でも発がんが確かめられています。しかし、どのぐらいの線量でがんが発生するのか、被曝した年齢によって放射線の影響はどう変わるかといった、皆さんの疑問にちゃんと答えられるようなデータは、研究者の努力にもかかわらず、まだ得られていません。

前に述べたように、放射線はＤＮＡの二重鎖を両方とも切断することが知られています。これは放射線の直接的な作用ですが、間接的な作用もあります（図２‐９）。細胞内の水分子を放射線が分解することで活性酸素が生じ、これが塩基を酸化して構造を変えてしまうのです。しかし、このような作用がＤＮＡのどこに働くかという具体的な場所を突き止めることは、化学発がんの場合よりもさらに困難です。このため、化学発がんと同様、ゲノム解析を採り入れた研究が

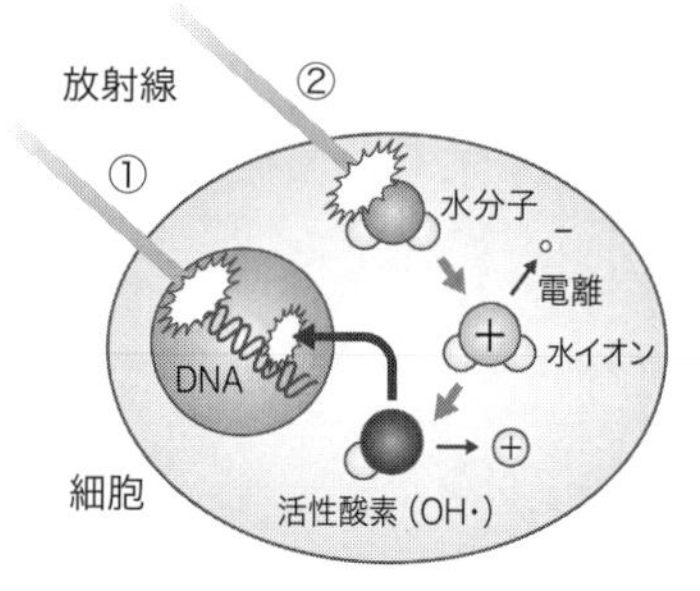

図2-9　放射線によるDNA傷害

始まっています。

■細菌、ウイルス、寄生虫もがんを引き起こす

図2－8をみると、感染性要因が喫煙やさまざまな生活習慣と並んで、日本人のがんの要因となっていることがわかります。感染でがんを引き起こすものとしては、ラウス肉腫のところで説明したウイルスがありますが、ほかに、細菌や寄生虫の感染もがんの原因となります（図2－10）。

ヒトの場合、ウイルスが原因であることがはっきりしているのは、子宮頸がんのパピローマウイルス、肝細胞がんのB型肝炎ウイルス、咽頭部のがんや胃がんの一部にみられるEBウイルス、成人T細胞白血病のHTLV－1です。これらのウイルスがヒトのがんのDNAに入り込んでいることは、ゲノムの解析からわかっています。

がんの発生原因	発生するがん
ピロリ菌	胃がん
肝炎ウイルス	肝細胞がん
パピローマウイルス	子宮頸がん
ヒト白血病ウイルス（HTLV-1）	成人Ｔ細胞白血病（ATL）
EB ウイルス	咽頭がんなど
ビルハルツ住血吸虫	膀胱がん
日本住血吸虫	肝細胞がん
タイ住血吸虫	胆管がん

図2-10　ウイルスや寄生虫感染もがんの発生原因である

ウイルスが原因であるとわかれば、ワクチンなどで感染を防げばがんが予防できるので、それだけでも大きな意味があります。しかし、入り込んだことで何が起こってがんになるのかは、ウイルスによって異なり、まだよくわかっていない部分もあります。

Ｂ型肝炎ウイルスは、ゲノムのいろいろな場所に入り込み、その場所がたまたまがん遺伝子の近くだったときに、がん遺伝子を活性化すると考えられています。一般的に、宿主のゲノムに入り込んだウイルスには周囲の遺伝子の働きを活発にする作用があるからです。一方、パピローマウイルスには、ウイルスのタンパク質が宿主細胞の別のタンパク質を抑制するという機能があり、それによってがん抑制遺伝子が不活化されるのではないかと考えられています。

いずれにしても、ウイルス感染ががん遺伝子の活性化またはがん抑制遺伝子の不活化を引き起こし、それががん化への最初のステップになるというのが、発がんのメカニズムです。

ピロリ菌は胃がんの原因として有名ですが、ウイルスのようにゲノムに入り込むことはないので、どういう形でがん化に寄与しているかという全体像はまだ明らかになっていません。ピロリ菌に感染すると、慢性胃炎が起こるので、その炎症がエピゲノムなどに影響するのだろうと考えられています。炎症が続くと、細胞分裂が続くので、突然変異が起こる確率が高くなるという側面もあります。

住血吸虫は、おもに熱帯、亜熱帯地域の淡水にすむ貝が媒介し、宿主の静脈内に寄生します。卵が組織に入り込み、周囲の組織がそれに反応することでがんが起こるようですが、はっきりしたことはわかっていません。フィビゲルのノーベル賞に象徴されるように、寄生虫の感染でがんが起こることを証明するのは難しいようです。なお、日本では、媒介する貝の撲滅計画が進んだため、近年、住血吸虫の感染例はほとんど報告されていません。

■再び遺伝的要因について

では、遺伝的要因とはどんなものでしょうか。同じ人種でもがんにかかりやすい人とかかりにくい人がいて、その傾向が遺伝する場合だと考えればよいかもしれません。

よく知られているのは、食道がんとアセトアルデヒド脱水素酵素（ＡＬＤＨ）の関係です。私たちの体内では、酒に含まれるエタノールを２段階で分解します。まず、アルコール脱水素酵素（ＡＤＨ）でエタノールをアセトアルデヒドに分解し、それをさらにＡＬＤＨで酢酸に分解するのです。

ところが、同じ日本人のなかでも、このＡＬＤＨの働きが生まれつき強い人と弱い人がいます。弱い人は、アセトアルデヒドをあまり分解できないので、アセトアルデヒドが体のなかにたまってしまいます。アセトアルデヒドは発がん物質のひとつなので、ＡＬＤＨの働きが弱い人は食道がんにかかりやすい傾向があります。ＡＬＤＨが弱い人は、お酒を飲むとすぐ赤くなりますから、そういう人は食道がんに気をつけたほうがいいのです。ちなみに、白人と黒人にはＡＬＤＨの働きが弱い人はいないそうです。

第1章で、一対のがん抑制遺伝子のうち一方に変異をもつ人は、変異をもっていない人よりもがんになりやすいことを述べました。そして、その変異は遺伝することも述べました。ですから、がん抑制遺伝子の変異も大きな遺伝的要因だといえます。

実は、図２-７にも「遺伝的要因」を入れてあります。遺伝的要因がある場合は、ない場合に比べて図２-７の①の変化が起こりやすくなり、がんを発症するまでの期間が短くなります。

■1日でヒトゲノムを全解読できる次世代シーケンサー

この章の話には、「ゲノム解析」という言葉がときどき出てきました。また、この言葉を出してはいないものの、ゲノム解析によってわかったことも一部紹介してきました。ゲノム解析とは、ゲノムがもつ遺伝情報、つまり塩基の配列を読み取り、それをさまざまな視点で解析する研究方法のことです。2005年頃に米国で次世代シーケンサーが登場したことで可能になり、急速に進歩しています。シーケンサーとは、DNAの塩基配列を読み取る自動化装置のことです。

2003年に、ヒトゲノムの30億塩基対の配列が国際プロジェクト（ヒトゲノムプロジェクト）により解読されました。DNAの塩基配列を調べるには複雑な手順が必要なため、従来は人間が実験していましたが、このプロジェクトに向けて、実験を自動で行うシーケンサーが開発されたのです。DNAはランダムに断片化し、大腸菌を用いて増幅してからシーケンサーにかけます。塩基配列の読み取りには、DNA複製反応を利用し、異なる色の蛍光色素を結合したA、T、G、Cがどういう順に取り込まれるかを蛍光の色で読み取ります。こうして読み取られたDNA断片の塩基配列を比べて、どこが重なるかを調べ、断片をパズルのようにつなぎ合わせてゲノム全体の塩基配列を決定したのです。このプロジェクトには、日本を含め世界各国の多くの研究者が参加し、長い年月を要しました。

ヒトゲノムプロジェクトに使用されたシーケンサーは、当時としては高性能のものでしたが、一度に解読できるＤＮＡ断片の数は最大でも１００以下でした。これに対し、次世代シーケンサーは、１００塩基対程度の短い断片の配列を数千万〜数十億個も一度に決定することができます。いろいろな機種がありますが、どれも断片化したＤＮＡをまずビーズやガラス基板上に固定します。その状態のままＰＣＲ（ポリメラーゼという酵素を用いた増幅反応）によって増幅し、続けて塩基配列を読み取ります。読み取りには、従来のシーケンサーと同様にＤＮＡ複製反応を利用するものが主流ですが、ほかの反応を利用するものもあります。機種ごとにＡ、Ｔ、Ｇ、Ｃの判別方法に工夫が凝らされており、高速での読み取りが可能となっています。ひとつひとつの断片は短いのですが、ヒトゲノムプロジェクトで得られた塩基配列と比較しながら読み取った配列を並べることで、ゲノム全体の配列を決定することができます。

次世代シーケンサーを使えば、１日でヒトゲノム全体（全ゲノム）の塩基配列を決定することも可能です。また、ゲノムのうちの遺伝子（エクソンと呼ばれる）の部分だけを濃縮してから配列を決定することもできます。これをエクソーム解析といいます。

■がん細胞には驚くほどたくさんの変異が蓄積されている

全ゲノムやエクソームの配列が解読できるようになって、がん研究は新たな時代に入りました。

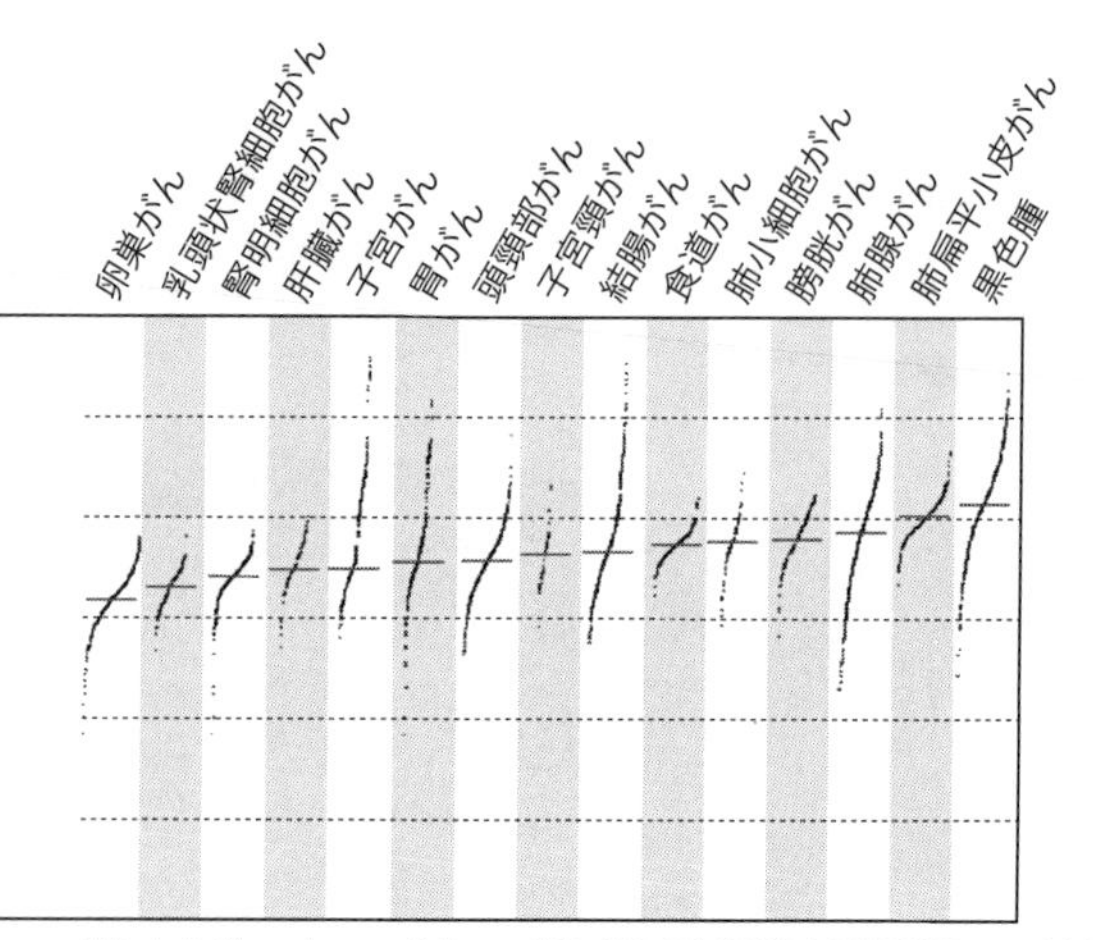

出典：L. B. Alexandrov, et al., Nature 500, 415-421 (2013) doi:10.1038/nature12477

がんは遺伝子の変異で起こる病気ですから、これまでの研究は特定の遺伝子の特定の変異に集中しがちでした。この章でも、そうした変異をおもに取り上げてきました。しかし、突然変異はＤＮＡのどこにでも起こる可能性があり、遺伝子だけを選んで起こるわけではありません。そうした変異は、患者さんの正常な細胞とがん細胞の全ゲノムを比べれば、明らかになります。そして、これらの変異を解析することで、遺伝子の変異だけに注目していたときとは、異なるがんの特徴がみえてくる可能性があります。このような解析は、以前はやりたくてもできなかったことですが、２０１０年頃から可能

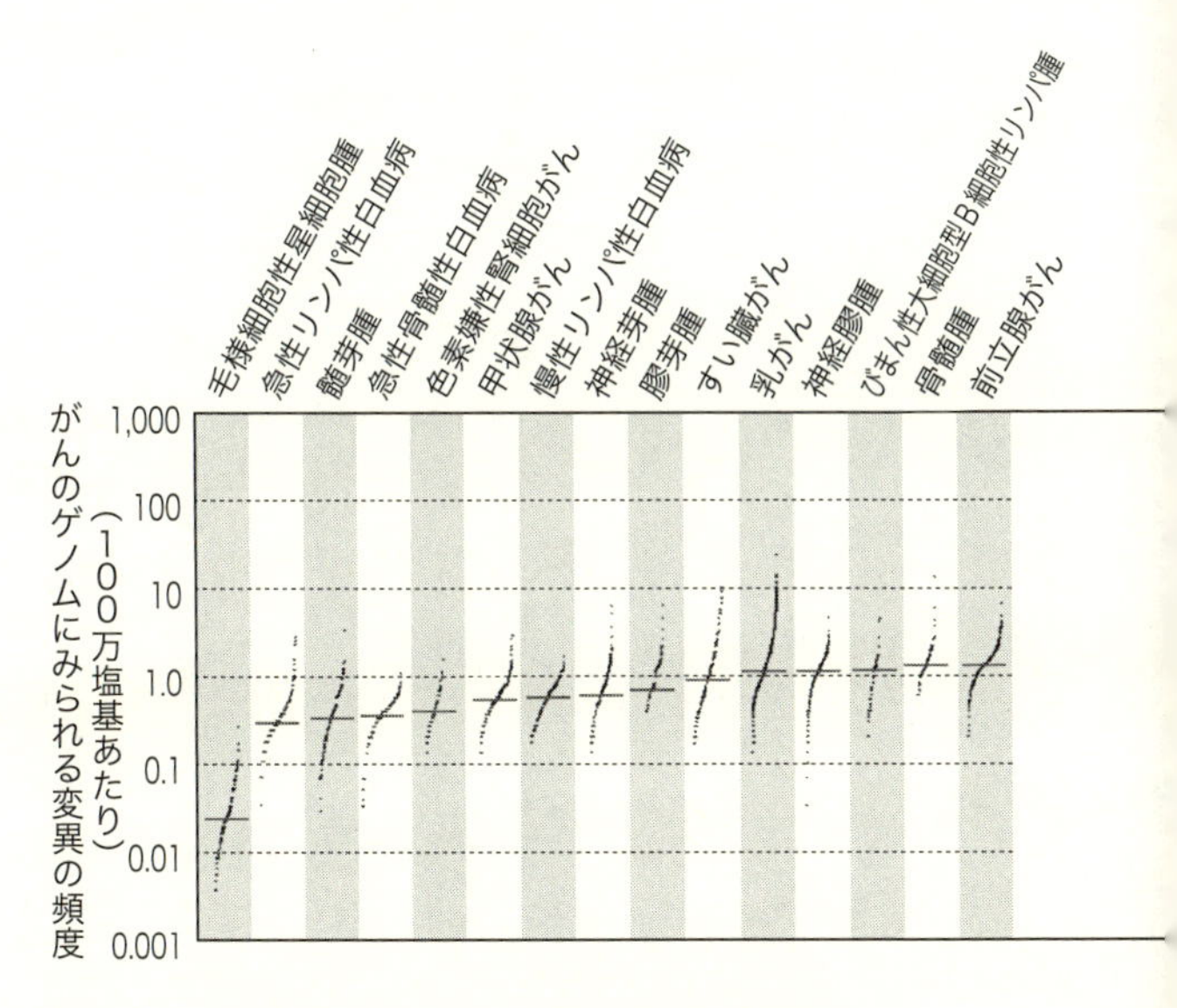

図2-11　さまざまながんにおける体細胞変異数の違い

になりました。これまでに報告されている成果のいくつかをご紹介しましょう。

そもそも、これまでの研究では、がん細胞でいったいいくつぐらいの変異が起こっているのかすらわかっていませんでした。全ゲノム解析をさまざまながんのたくさんの症例について行うことで、それがはじめて明らかになりました。

図２－11は解析したがんを変異が多い順に右から並べてあります。たとえば、肺がんや悪性黒色腫は右のほうに出てきますが、これは肺がんの原因となるタバコや悪性黒色腫の原因となる紫外線がＤＮＡに傷を与えやすいこと

と符合しています。一方、肉腫や白血病など、子どもに多いがんは変異が少なく、左のほうに出てきます。

子宮がんや結腸がんでは、変異数の分布が上に長く伸びていますが、これは、こうしたがんでは変異が非常に多く蓄積される例があることを示しています。多いものでは1000塩基にひとつぐらいの変異が起きています。こんなに多くの変異があることは、これまでの研究ではわかりませんでした。

■多型とは何か?

ゲノムの塩基配列には、個人差があることをご存知の方も多いでしょう。この違いを「多型」といいます。もう少し厳密に定義すると、多型とは、同じ種のなかの1%以上の個体にみられる個体ごとのゲノムの違いのことです。

たとえば、ある位置の塩基が個人によって異なる一塩基多型は、30億塩基対の0・1%にあたる300万ヵ所でみられることが知られています。一塩基多型の有名な例は、ABO式の血液型です。ABO式血液型の違いは、赤血球の表面にある糖鎖の違いなのですが、この糖鎖をつくる酵素の遺伝子に一塩基多型があり、どのタイプの一塩基多型かによって、遺伝子からできる酵素の機能が異なり、それが糖鎖の違いになっているのです。

このような多型と、がんによるゲノムの変異はどのように区別するのでしょうか？　正常な細胞とがん細胞のゲノムを比較すればよいことはすぐわかると思いますが、実際の手続きはちょっと複雑です。

Ａさんのがんでどんな変異が起こっているかを調べるには、まず、Ａさんの正常な細胞のゲノム塩基配列を読み取ります。その際の標準となるのは、ヒトゲノムプロジェクトで得られた全ゲノムの塩基配列です。これは、いろいろな人種、性別のゲノムを寄せ集めて読み取ったもので、特定の個人のものではありません。この標準ゲノムとＡさんのゲノムを比べて、異なる箇所を明らかにします。ただし、これらの違いはＡさんの正常な「多型」であり、がんに関係するものではありません。

次に、Ａさんのがん細胞のゲノムを読み取り、こちらも、標準のゲノムと比較します。すると、やはりたくさんの違いが出てきます。すべての違いから、正常細胞の「多型」を引き算すると、がん細胞だけに起こっている変異がわかるというわけです。

■がんの原因が違うとゲノムの変異のパターンも異なる

ゲノム全体を見渡すと、これまではみえなかったがんの特徴がみえてきます。そのひとつは、変異シグネチャーというものです。

T→G／A→C	T→C／A→G	T→A／A→T
C→A／G→T	C→G／G→C	C→T／G→A

塩基置換のパターンは一見すると、6種類ではなく12種類のようだが、塩基の相補性から、たとえばT→Gの置換とA→Cの置換は識別不能である。そのため、パターンは上記の6種類となる

図2-12　点変異の6つのパターン

これは、2008年に発足した国際がんゲノムコンソーシアム（ICGC）が、30種類のがん、合わせて7000症例以上のがんゲノム（エクソーム＋〈一部は〉全ゲノム）を解析したデータから明らかになりました（ちなみに、ICGCには、日本から国立がん研究センター研究所がんゲノミクス研究分野〔分野長　柴田龍弘〕が東京大学、理化学研究所とともに参加し、肝細胞がんなどのゲノム解析を担当しています）。

DNAの点変異は図2-12に示すように6通りあります。各症例の全部の変異のなかで、6通りの点変異がそれぞれどのぐらいの頻度で現れるかという分布は症例ごとに異なりますが、7000以上の全症例について、この分布やその周囲の塩基配列を調べ、集めてスーパーコンピュータで解析したところ、30種類のシグネチャー（特徴的なパターン）が抽出されたのです。

これらのうち18種類は、喫煙、紫外線、アフラトキシンなどすでに知られているがんの原因と関係づけられることも明らかになりました。これにより、たとえば、ある人の肺がんのゲノムを調

べ、点変異パターンの分布が喫煙由来シグネチャーと似ていたとすれば、喫煙が原因だろうと推測できるようになりました。

　点変異のパターンの統計ががんの原因と関係しているなどという発見は、全ゲノム（またはエクソーム）解析を多数の症例について行わなければ、けっして得られなかったでしょう。シグネチャーのうち12種類はまだ原因が不明ですが、このシグネチャーを手がかりとしてがんの原因を探すことで、これまで知られていなかった原因がみつかる可能性も秘めています。

■ゲノムの変異シグネチャーから化学発がんに迫る

　すでに述べたように、環境中のある化学物質ががんの原因であることを証明するのはとても難しいことです。しかし、この困難を乗り越えるのにも、変異シグネチャーが役に立ちます。

　たとえば、ある職業がんの原因物質として、ＡとＢの２つの候補があるとしましょう。どちらも、動物実験で発がん性を示し、エームス・テストで変異原性を示していますが、ＤＮＡにどのように結合するのかはわかっていないとします。

　このような場合、次世代シーケンサーを用いて、患者さんから切除された組織と、エームス・テストでＡまたはＢを与えた後の細菌の変異シグネチャーを調べます。エームス・テストでは、細菌は与えられた物質によって突然変異を起こしますが、その変異シグネチャーは、物質によって異なります。このため、もしがん組織とAを与えた細菌でシグネチャーが似ていれば、Aが原因物質だと考えられ、Bを与えた細菌と似ていれば、Bが原因物質だろうということになります。

ゲノムやエクソームの解析では、どの塩基の変異がどのようにがんにかかわっているかいう機能はわかりません。しかし、変異シグネチャーという、新たな指標を用いることで、がんの原因を特定する道が開かれたのです。

■がんに共通する遺伝子変異はあるか

がんはひとつの遺伝子の変異で発生することは少なく、いくつかの遺伝子の変異が積み重なって発生することを繰り返し述べてきました。しかし、その「いくつか」とは、何個なのでしょうか？ そして、そのいくつかは、どんながんにも共通なのでしょうか？ それとも、臓器や個人によって違うのでしょうか？

がんのゲノム解析が進んで、がん細胞では30～100個の遺伝子変異が起こっていることがわかってきました。しかし、それらの変異ががんに関係するかどうかは、遺伝子によって違いますから、30～100個のすべてが「いくつか」にあたるわけではありません。

さまざまな遺伝子のなかでも、がん遺伝子やがん抑制遺伝子の変異はがんの発生・進展に直接かかわっています。このような遺伝子を「ドライバー遺伝子」と呼びます。一方、がんの発生過程では、ゲノム変異が起こりやすい状態になっているため、がんの発生には無関係な遺伝子にもランダムに変異が起こります。このような遺伝子を「パッセンジャー遺伝子」と呼びます。ドライバー（運転手）はがんに向かって走り、パッセンジャー（乗客）はそんな気はないのに車に乗っているというイメージです。

このようなドライバー遺伝子とパッセンジャー遺伝子の概念は、以前からあったのですが、たくさんの症例についてゲノム解析を行い、各遺伝子の変異の頻度を統計的に解析することで、両者を区別できるようになりました。ただし、統計的にドライバー遺伝子だといえても、その遺伝子の機能がわかっていない場合もあります。また、統計の性質から、解析する症例の数が増えるとドライバー遺伝子と判定されるものが増える傾向があります。

国立がん研究センターの肝細胞がんの症例の解析では、統計的に15個の遺伝子がドライバー遺伝子であるとみなされました。しかし、この結果から、「いくつか」が15個だというのは早計です。15個の遺伝子が、すべての症例で変異を起こしているわけではないからです。

図２‐13は、肝細胞がんの１２０症例について、この15個の遺伝子の変異がどのぐらいの頻度でみられるかを調べた結果です。これをみると、いちばん多いｐ53遺伝子の変異でも50％に届きません。１２０のうち半分以下の症例でしか、この遺伝子に傷はついていないのです。２番目に

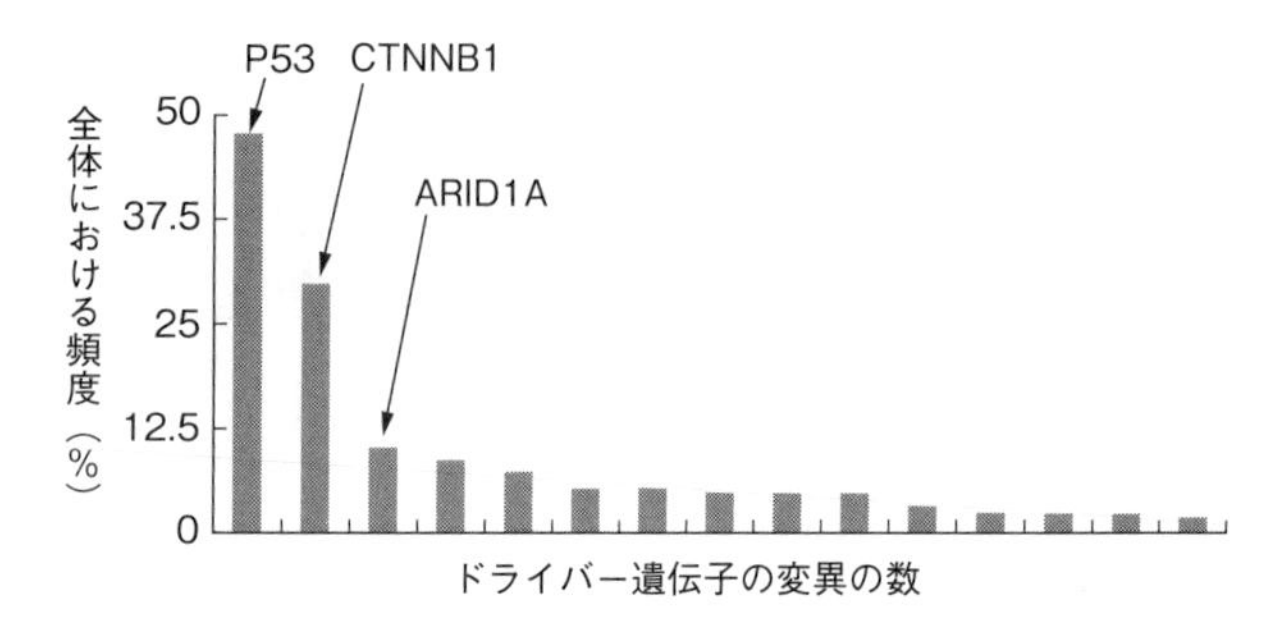

肝細胞がん120症例について15のドライバー遺伝子の変異を調べた結果。いちばん頻度の高いP53遺伝子でも変異がみられるのは全体の半分以下である。3番目以降は全体の10％以下にしか変異がみられない

図2-13　肝細胞がんにおけるゲノム異常の探索

多い遺伝子の変異は3割ぐらいで、その次は10％しかありません。

この分布は肝細胞がんに限ったことではなく、どのがんでも同様の結果が得られます。50％といった比較的高頻度の変異の後に、10％以下の低頻度の変異が続くことから、このような分布をlong-tail mutation list（低頻度の変異がたくさん認められる現象）と呼んでいます。

図2－13のデータから、ひとつの症例で変異を起こしているドライバー遺伝子は、平均すればせいぜい数個だろうと見当がつきます（15個全部が10％の確率で変異するとすれば、ひとつの症例あたり平均1・5個なので）。そして、ひとくちに肝細胞がんといっても、同じ遺伝子変異の組み合わせをもつ症例はまずないということがわかります。全体の10％以下の症例にしかみられない変異がほとんどですから、仮に

遺伝子が５個かかわっているとすると、その５個がすべて同じである確率はとても低くなるからです。つまり、同じ種類のがんであっても、ひとりひとりのゲノムの変異のしかたは違うということです。

どの症例でも、変異している５つの遺伝子が同じであれば、治療法もシンプルになりますが、ひとりひとり違うわけですから、治療にも個別性が要求されることになります。がんの性質のすべてがゲノムで決まるわけではありませんが、がんの悪性度、転移のしやすさ、がん組織の「顔つき」などの違いも、ゲノムの変異がひとりひとり違うことがひとつの原因だろうと考えられます。

■ゲノムの観点からみたがんの生成過程

ゲノムの変異という観点でがんの生成過程を表すと、図２－14のようになります。いちばん左は受精卵で、まだＤＮＡは無傷ですが、その後の発生、成長過程で次第に傷が増えていきます。そして、☆で示したドライバー変異（ドライバー遺伝子の変異）が起こると、そこからがん化がスタートします。最初は異常に増殖するだけですが、ドライバー変異が増えるにつれて悪性化し、浸潤がんとなり、最後は治療に対して抵抗性を示すようになります。

細胞の並びの下に書かれたバーは、ゲノムの変化を引き起こす要因を示しています。いちばん

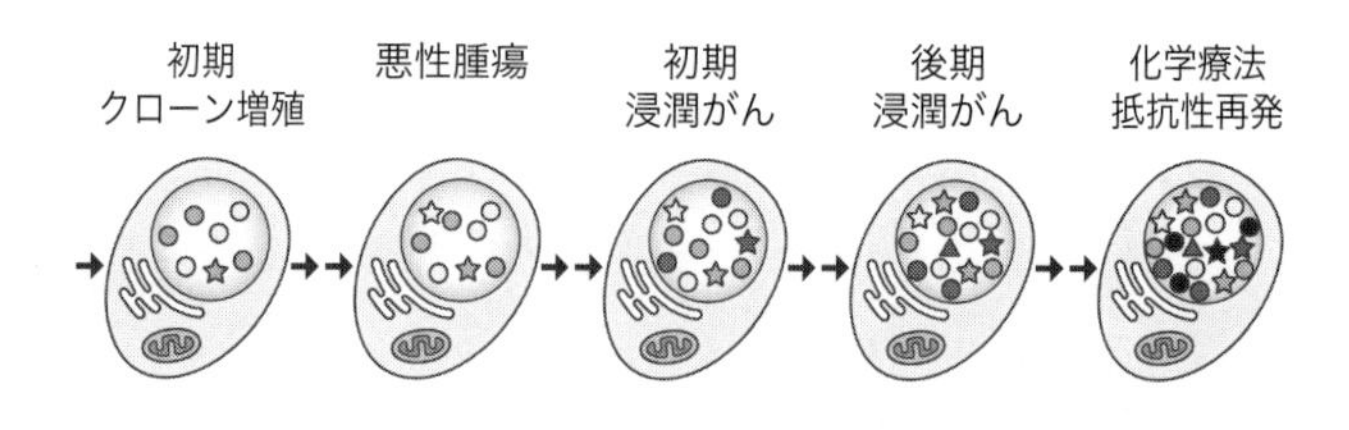

突然変異誘発
遺伝子

化学療法

出典：M.R.Stratton, et al., Nature 458, 719-724（2009）doi:10.1038/nature07943

上が遺伝的要因、２番目は環境や生活習慣、３番目はDNA修復系遺伝子の変異です。突然変異を引き起こすDNA修復系遺伝子の変異は、遺伝的にもっている人もいますが、一部のがんでは、ある特定の時期から起こることが知られています。そして、４番目は化学療法です。ある種の抗がん剤はDNAに傷をたくさん与え、細胞がそれに耐えきれずに死んでしまうことで効果を上げるので、それも、変異の蓄積に寄与するのです。

■がん細胞は進化する

図２‐14をみて、「ひとつの細胞に変異がたまっていくのはわかる。しかし、がん細胞は急激に増殖している。そのすべてに同じように変異がたまっていくのだろうか？」という疑問をもった読者もいることでしょう。多段階発がんを説明する図２‐３をみたときに、同じ疑問を抱いた読者もいるかもしれません。

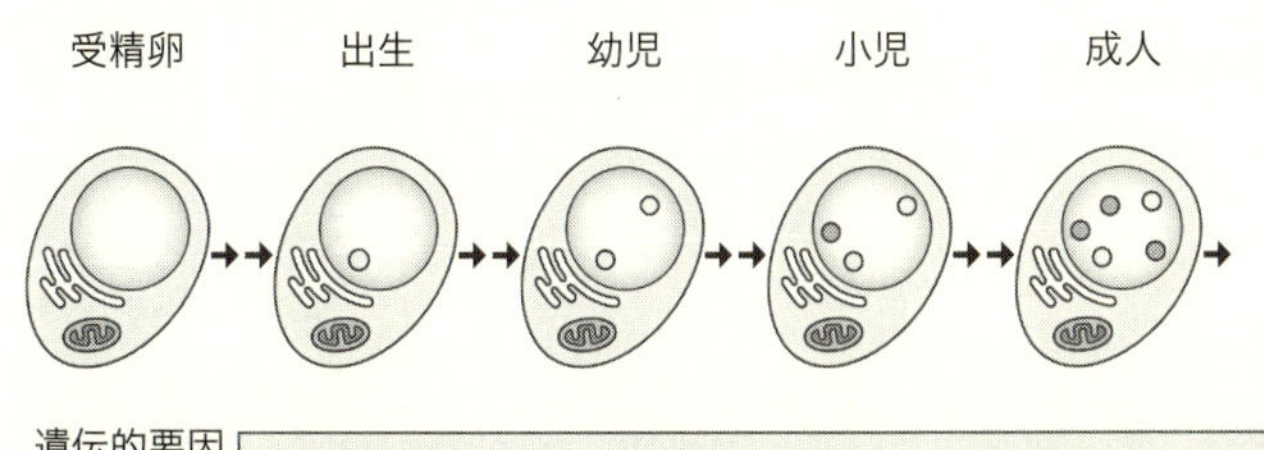

図2-14　がんゲノムの生成過程

これまで、がん組織のなかでは細胞によるゲノム変異の違いは少なく、ほとんど均一だと考えられてきました。その理由として、がん細胞の集団に対する自然選択という考え方があります。

腫瘍のなかは酸素も栄養も足りないし、免疫系の攻撃も受ける（第3章参照）ため、私たちの体のなかでがんが生き延びるのは、結構たいへんです。そのような環境下にもかかわらず、生存が可能なのは、がん細胞が多様性をもつからだと考えられています。

正常な細胞ががん遺伝子、がん抑制遺伝子の変異によって急激に増殖した後、増えた細胞に次の遺伝子変異が加わりますが、その位置はバラバラです。したがって、増えた細胞の性質は多様性に富むことになります。生体内の過酷な環境下では、多様ながん細胞のなかで生存に有利な性質をもったものが生き残り、増殖しますが、その一方で不利な性質をもつものは死んでしまいます。

ある環境に適応した細胞が優勢となるため、細胞集団のゲノム変異は、ほぼ均一になるというわけです。環境に適応したものが残っていくというダーウィンの進化論にも合致するような過程が、がん細胞の集団に起こっているのです。この過程が繰り返されるので、多段階発がんでは、各ステップの変異ががん細胞全体に蓄積していくことになります。

ランダムな変異で多様ながん細胞が生まれることは、がんのやっかいな性質とも深く関係しています。たとえば、がんが分子標的薬に対して耐性を獲得することがあります。その理由は、分子標的薬がうまく結合できないようにポケットの形が変わるためですが、これも、ランダムな変異で生じた多様な細胞のなかに、ポケットの形が変わる変異を起こしたものがいると考えれば説明がつきます。ポケットの形が変化した細胞が1個でもあれば、それが生き残って増殖し、がん組織は息を吹き返すのです。

さらに、転移も、がん細胞の多様性という観点から解釈することができます。原発巣から転移していったがん細胞集団のなかで、転移先の環境に適した変異をもったものが選ばれて生き残り、さらに有利な変異を起こして転移巣をつくるのでしょう。実際に、原発巣と転移巣のゲノムを比べると、変異のしかたが大きく違うことが報告されています。

次世代シーケンサーにより、がん組織のいろいろな場所のがん細胞のゲノムを解析したところ、ひとつのがん組織のなかにゲノム変異の異なるいくつかの細胞集団が存在することがわかっ

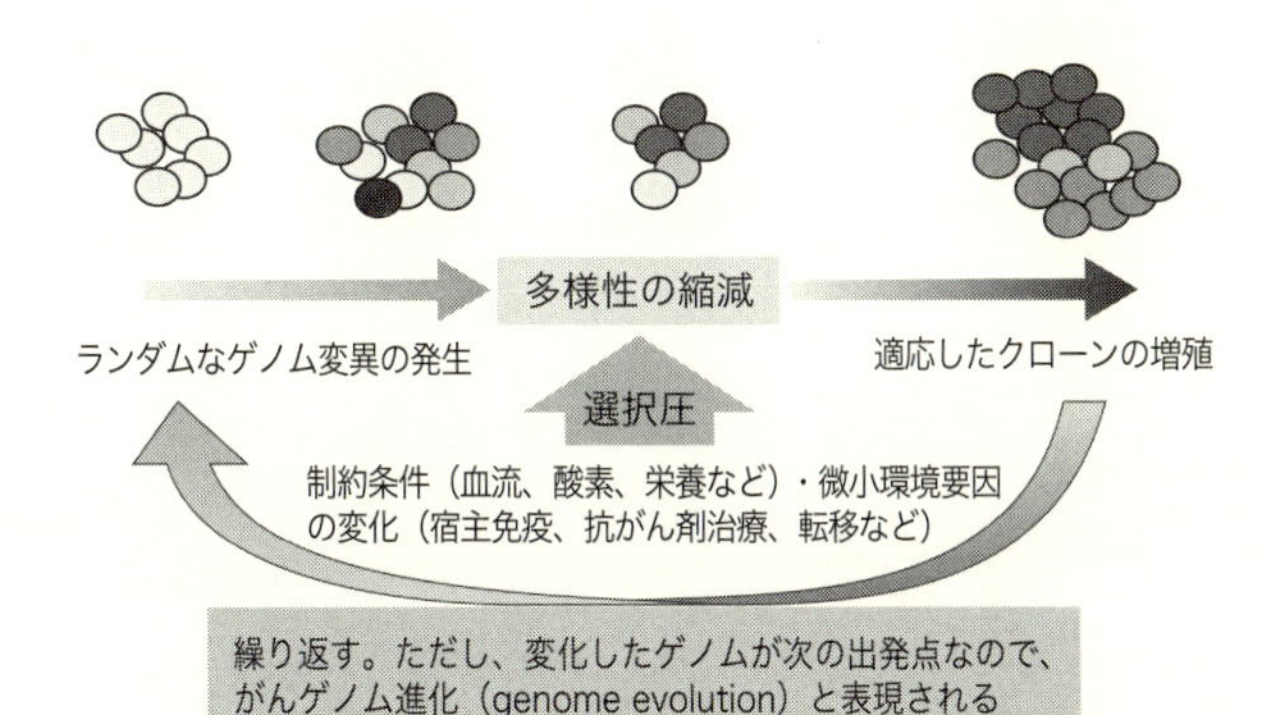

図2-15　がん細胞集団の多様性と進化

てきました。それらはいずれも、過酷な環境下で生存に有利な変異をもっていると考えられます。

おそらく、がん組織は、ランダムな変異による多様ながん細胞からなる時期と、その状態に選択圧がかかっていくつかの細胞集団に分かれる時期とを繰り返しながら、環境に適応し生き延びているのでしょう（図２－15）。これを「がんゲノム進化」と呼んでいます。

■ゲノム解析でがん研究は新たな時代へ

発がん機構の解明には、多くの先人たちが膨大な研究を行って貢献してきました。その結果わかってきたことを、この章では、いくつかの切り口で紹介しました。切り口がいくつもあるということは、発がん機構がまだ完全に解明されていないことの表れでもあります。しかし、ゲノム解析という新しい「武器」を手にした私たちは、コンピュータやＡＩ（人工知能）も駆使して、遺伝子の病気であるがんの発症機構に、これからもっと深く切り込んでいかなければなりません。

そうした研究のひとつとして、コンピュータのなかで正常な細胞にドライバー変異を与えて、ある臓器のがんを再現しようという試みがあります。まだ成否はわかりませんが、もし再現できれば、発がん機構について、私たちが予想もしていなかったような要因がわかるかもしれません。また、コンピュータのなかのがんに薬を与えたときに、がんがどういう振る舞いをするかということもわかり、薬の開発に貢献するかもしれません。

ゲノム解析は、発がん研究だけでなく、がんの治療にも恩恵をもたらすことが期待されます。ゲノム解析には多額の費用がかかるので、まだ、個人のゲノムを全部読み取ることは医療現場では行われていませんが、コストが下がってくれれば、がんの患者さんのゲノムを網羅的に調べて、変異遺伝子の組み合わせを調べたり、その組み合わせにあった治療法を選んだりすることが可能になるでしょう。

また、ゲノム解析のデータが蓄積されることによって、たとえば、あるがんで高頻度にみられる遺伝子変異が、頻度は低いものの別のがんの原因となっているといった事実が知られるようになりました。こうした知見から、最近では、がんにかかわる遺伝子のレパートリーは数百ほどで、そのなかから、臓器や細胞に適したものがいくつか活性化または不活化されて、がんになると考えられ始めています。

がんの見方がこのように変わると、がんの分類も変わってくることでしょう。現在、がんは臓器と細胞の種類によって分類されていますが、遺伝子の種類によってがんが分類される時代がもうすぐやってくるかもしれません。

第3章 がんがしぶとく生き残る術

■がんの芽はいつでも誰にでもある

いまや日本人の２人に１人が一生のうちにがんにかかる時代である、としばしばいわれます。２０１３年のがん登録データに基づく推計では、２０１７年現在ゼロ歳の男児が生涯でがんと診断される確率は62％、同じく女児の場合には46％となっています。男性がやや高く、女性がいくらか低い傾向はありますが、ならしてみれば、なるほど、ほぼ２人に１人が一生のうちいつか、がんの診断を受けることになると推定されます。がんは誰もがかかりうるきわめてありふれた病気です。

一方で、この数値を逆にみると、残るおよそ半数の人たちはがんにかからないまま一生を終えることを示しています。それではこの人たちはがんとはまったく無縁のままで過ごすのでしょうか。実はそうではありません。

誰の体のなかにもがんの芽になる細胞が毎日数千個も現れることが知られています。遺伝子に変異が生じた細胞です。しかし、そうしたがんの芽はいつの間にか摘み取られて、多くの人はがんにかからずに過ごしています。

遺伝子に変異が生じているがんの芽をみつけてそれを摘み取るのは、私たちの体がもつ「免疫監視機構」と呼ばれるしくみです。

がん細胞に対しても免疫のしくみが有効に働いているかどうかは、かつて研究者の間で長い間議論の的になってきました。免疫とは体内に侵入してきた細菌やウイルスのような外来者を認識して、それを攻撃し、排除するしくみです。非自己を認識して攻撃する免疫のしくみが、はたして自分の体内から発生する内なる敵であるがんに対しても働くのでしょうか。

■がん細胞にも免疫のしくみが働く

オーストラリアの理論免疫学者フランク・バーネットたちが、「免疫のしくみはがん細胞を監視し、破壊している」とする仮説を唱えたのは１９５３年のことです。しかし、この説を裏付ける確かな証拠はすぐにはみつかりませんでした。

もしがん細胞も免疫の標的であるならば、なぜすべてのがんの芽が破壊されずに、がんになる人がいるのでしょうか。そんな疑問を抱いた人も少なくありませんでした。

実はこの疑問こそが本章の重要なテーマです。免疫のしくみを巧妙にかいくぐり、狡猾（こうかつ）にしぶとく生き延びるがん細胞の手のこんだ戦術を、おいおい明らかにしていきたいと思います。

がんに対しても免疫のしくみが働いていることは、いくつかの根拠に基づいて、次第に確かなことと考えられるようになりました。

その根拠のひとつは、遺伝子に変異が生じる確率から計算されたがん発生の予想値は、実際にがんが生じる頻度より圧倒的に大きいことです。遺伝子に変異があれば本来とは異なるタンパク質がつくられます。その結果、がんの芽は免疫機構の標的になって相当数が摘み取られることがこの数値のギャップのひとつの原因である、と考えれば理解しやすいところです。

もうひとつの根拠は、マウスを使った動物実験の結果です。

強い発がん作用をもつ化学物質をマウスの背に塗布して、がんの一種である肉腫をつくります。この肉腫を切除して、同じ系統の別のマウスに移植すると生着します。ところが、もとのマウスに移植すると拒絶されてしまうのです。さらに実験をもう一歩進めて、拒絶したこのマウスの脾臓(ひぞう)からキラーT細胞を取り出して、それを別のマウスに移植したうえで肉腫を移植すると、このマウスは肉腫を拒絶するようになります。このことは、肉腫ができたマウスの体内にがんを拒絶する免疫のしくみが働いていること、キラーT細胞がその役割を担っている可能性が高いことを示しています。このT細胞についてはのちに紹介します。

1990年代になると、人間でもがん細胞に対して免疫のしくみが実際に働いていることを示す傍証が多く得られるようになりました。医療の進歩によって、いろいろの事情で本来の免疫機能が抑制された状態で長く生存する人が増えてきたことがその理由です。

それは、臓器移植を受けて拒絶反応を抑えるために免疫抑制剤を服用している人や、HIV(エイズウイルス)に感染したために免疫機能が十分に働かない状態にある人たちです。本来もっているはずの免疫機能が抑えられていると、ある種のがんにかかりやすくなることが知られています。

こうした人々では、ヒトヘルペスウイルス感染が原因のカポジ肉腫というがんの一種が皮膚や口のなかなどに広がることがあります。免疫抑制剤の投与を中止したり、エイズウイルスの増殖を抑える治療によって免疫機能が改善すると、このがんは退縮することが多いのです。

また、臓器移植を受け、免疫抑制剤の投与を受けて長く生存している人たちにがんが多いことはかねてから指摘されてきました。最近のカナダの調査では、臓器移植を受けた人はがんで死亡するリスクが一般の人に比べて２・８倍高くなると報告されています。

■がん細胞を監視して破壊する細胞たち

それでは、体をパトロールし、異物がみつかるとそれを攻撃して取り除く免疫監視機構とはどんなものでしょうか。

免疫には、ほとんどの生物に生まれたときから備わっている「自然免疫」と、自然免疫の防御壁を突破して入ってきた異物に対して特異的に発動する「獲得免疫」の２種類があります。

獲得免疫ではひとたび何らかの抗原に出会ってそれを攻撃し排除すると、次にまた同じ抗原がやってきたときに速やかに反応して、強い攻撃をしかけます。これが免疫記憶です。感染症に対

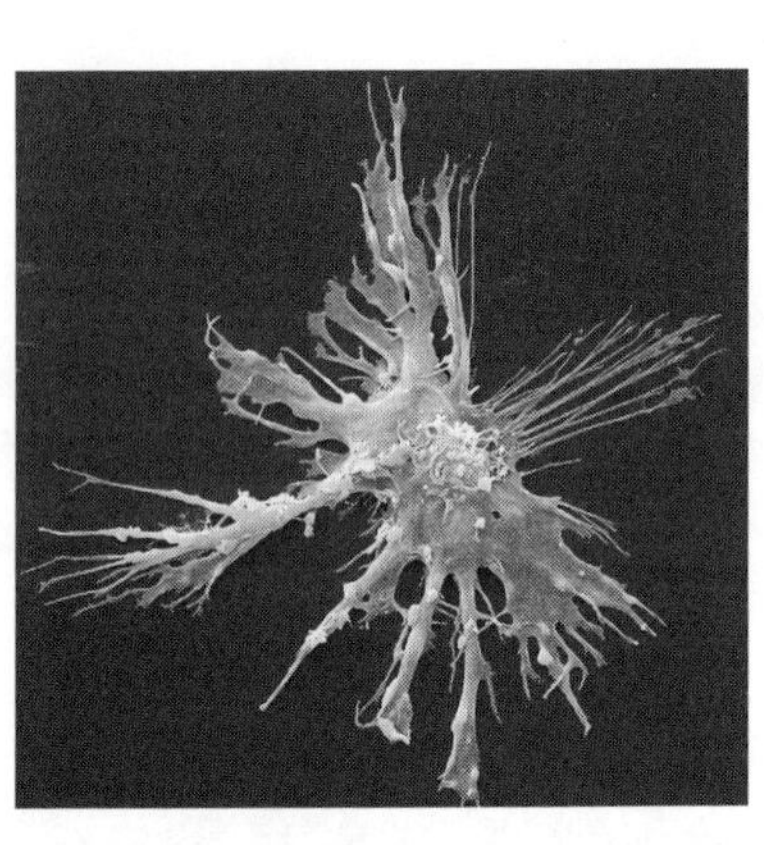

図3-1　樹状細胞

する予防接種は、この免疫記憶を誘導して、特定の外敵がやってきたときにそれを排除する戦略です。

　自然免疫を担っているのは、マクロファージ、好中球、ナチュラルキラー（NK）細胞などの一連の細胞群です。これらの細胞によって構成される防御壁をがん細胞が越えてきた場合に、第2段階として獲得免疫が働き始めます。獲得免疫の働き全体の司令塔の役割をしているのは樹状細胞と呼ぶ特別な細胞です。樹状細胞は図3－1のように周囲に突起を伸ばした姿をしています。

　自分の体のなかで生じるとはいっても、遺伝子に変異が起きているがん細胞は体にとっては基本的に異物であり、攻撃すべき対象として認識されます。その目印となるのが、「がん抗原」と呼ばれる特別な抗原です。がん抗原は遺伝子に変異が生じたがん細胞が生産するタンパク質です（図3－2）。

　司令塔である樹状細胞は、がん抗原を捕捉すると活性化して、免疫にかかわるほかの細胞たちにその抗原を示し、通報します。この働きを「抗原提示」と呼んでいます。

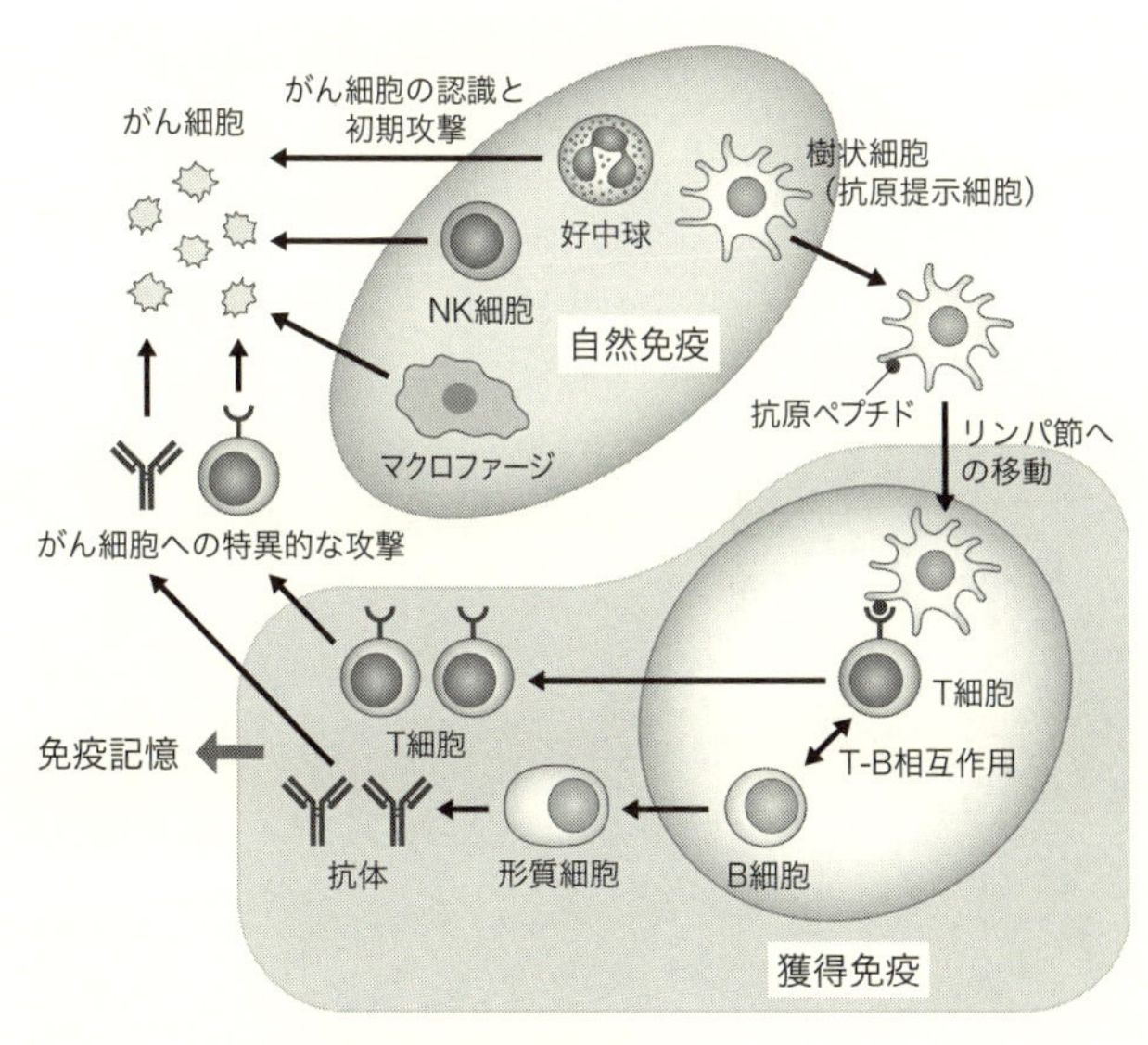

図3-2　がんに対する免疫監視機構

これに呼応して、胸腺での選択を受け分化成熟したリンパ球の一種であるＴ細胞のうちヘルパーＴ細胞ががん抗原を認識します。すると、キラーＴ細胞と呼ぶ殺し屋が活性化され、これががんを攻撃します。また一方でヘルパーＴ細胞は、別のリンパ球であるＢ細胞に指示して抗原に対する抗体をつくらせます。抗体はがん抗原に特異的に結合してこれを除去する働きをもつことがあります。

■免疫の壁を突破するまでの3段階

こうして数多くの攻撃メンバーの共同作業によって、がんの芽は常時摘み取られていますが、精緻に仕組まれた免疫の防御壁さえ突破して生き延びるがん細胞がいるために、がんの芽は成長し、立派ながんに育っていきます。

それでは、がん細胞はどのようにして免疫監視機構を突破していくのでしょうか。その経過をもう少し詳しくみてみます。

一連のプロセスは「がん免疫編集機構」と呼ばれています。この長いプロセスを経て、がん細胞は免疫の壁を突破して成長し、がんとして顕在化していきます。がん免疫編集機構は、「排除相」→「平衡相」→「逃避相」という3つの段階をたどります。

第1段階では、発生したばかりのがん細胞が免疫監視機構に認識され、排除されます。全部排除されてしまえば問題がないのですが、なかに免疫監視機構から逃れて適応する術を身につけたがん細胞が現れます。こうしたがん細胞はあまり大きく成長することはありませんが、排除されずに生き残り、免疫系の細胞とせめぎ合う状態で休眠状態のまま生存します。これが平衡相と呼ばれる第2段階です。

やがて、がん細胞は免疫監視機構による認識と排除から完全に逃れる能力を獲得します。免疫系の攻撃から逃れたがんは増殖し、目にみえるような立派ながんに成長していきます。通常、がんと診断されるのはこの状態になってからです。これが第3段階の逃避相です。3段階の免疫編集を経て、がん細胞は免疫監視機構を逃れて成長するようになります。

もうひとつ不都合なのは、免疫監視機構が加齢とともに突破されやすくなることです。免疫老化と呼ばれる現象です。そのおもな原因は、Ｔ細胞が分化する場である胸腺が老化にともなって萎縮し、Ｔ細胞の数が減って機能低下が起こるためと考えられています。高齢になるとがんになる確率が高くなるひとつの理由はここにあります。

免疫のしくみは、常時がん細胞をなんとか排除しようと多くの種類の免疫系細胞を動員し、技をつくして圧力をかけていますが、それだからこそ、がん細胞を免疫原性の低いたちの悪い細胞に変化させてしまうという逆説的な事態が生じているのです。結果からみるとたいへん皮肉なことですが、免疫はがんをやっつけるしくみでありながら、そのしくみを逃れる知恵をがん細胞につけている側面があることも否定できません。その戦術を次にみていきます。

■がんは全身の免疫機能を抑え込む

ここで、がんと免疫のかかわりのさらに複雑でダイナミックな様相を紹介したいと思います。

がん細胞は免疫系細胞から攻撃される一方ではなく、局所にとどまっている段階のがん組織が、実は逆に全身の免疫系に対して影響を及ぼしていることがわかってきました。免疫系を弱らせて機能を麻痺(まひ)させ、がん細胞を攻撃する力を奪ってしまうのです。これではがんを攻撃し排除する免疫系の巧妙なしくみも台無しです。全身に免疫抑制状態が生じる結果、がんに対して抗がん剤療法や免疫療法を行っても、治療抵抗性が生じて効果が減退します。

がん組織を顕微鏡でのぞいてみると、けっしてがん細胞だけが密に詰まっているわけではないことがわかります。がん組織は、がん細胞のほかに、血管系、免疫系、間質系など、さまざまな細胞集団や組織から成り立っています。血管系はがんに栄養を供給し、間質系は多様な細胞集団でがん細胞を取り囲み、支えています。間質細胞には線維芽細胞、間葉系幹細胞、また血管内皮細胞などが存在します。

がん組織の内部では、こうしたさまざまな細胞が相互作用を営みながら微小なコミュニティーを形成しています。従来、がんと免疫の戦いのなかではがん細胞 vs.免疫細胞という関係に関心が向けられてきました。しかし、第三のプレイヤーとしての間質細胞が意外にも重要な役回りを担っている様子が、近年、解き明かされつつあります。重要なのはどうやら、がん細胞・免疫細胞・間質細胞の三者がつくるネットワークを解明することではないか、と考えられるようになってきました。

■攻撃にブレーキをかける細胞がある

先にみたように、がんに対抗する免疫細胞には、それぞれの役割をもってがん攻撃に参加するヘルパーT細胞、キラーT細胞、NK細胞、樹状細胞などがありました。

しかし、免疫系には攻撃要員だけではなく、攻撃を抑制する役割をもつ細胞群も備わっていて、互いにアクセルとブレーキの役割を果たしています。攻撃要員をアクセルとするなら、ブレーキの働きをもつのが免疫抑制性細胞と呼ばれる細胞群です。そのなかには、制御性T細胞、制御性樹状細胞、骨髄由来免疫抑制細胞などが存在します。

間質細胞は、これらの免疫抑制性細胞に対して影響を及ぼしていることが明らかになってきました。制御性T細胞や骨髄由来免疫抑制細胞は、キラーT細胞や免疫攻撃の司令塔である樹状細胞を抑制するなど、こうした細胞がもたらす作用が段階的に生じて免疫機能が抑制された環境ができあがっていきます。

間質細胞は、このような免疫抑制細胞をがん組織のなかに呼びよせたり、がん組織のなかで増やしたりしていることもわかってきました。国立がん研究センター研究所では、がんのなかの間質細胞である線維芽細胞や間葉系幹細胞が、さまざまな細胞や分子を誘導して免疫抑制環境を形成するにいたる元凶なのではないか、こう考えてさらに研究を進めています。

がん細胞が全身の免疫状態を抑えて免疫抑制状態にしてしまう詳細なしくみ（図３-３）を解明する仕事に多数の研究者が取り組んでいる理由のひとつは、このしくみを知ることができれば、何らかの方法で抑制が生じないようにしてがんを抑え込む治療法や効果的な治療薬につなげることができないか、と考えるからにほかなりません。

そうしたもくろみは少しずつ実り始めています。本章の後段や第８章で、最近注目されている

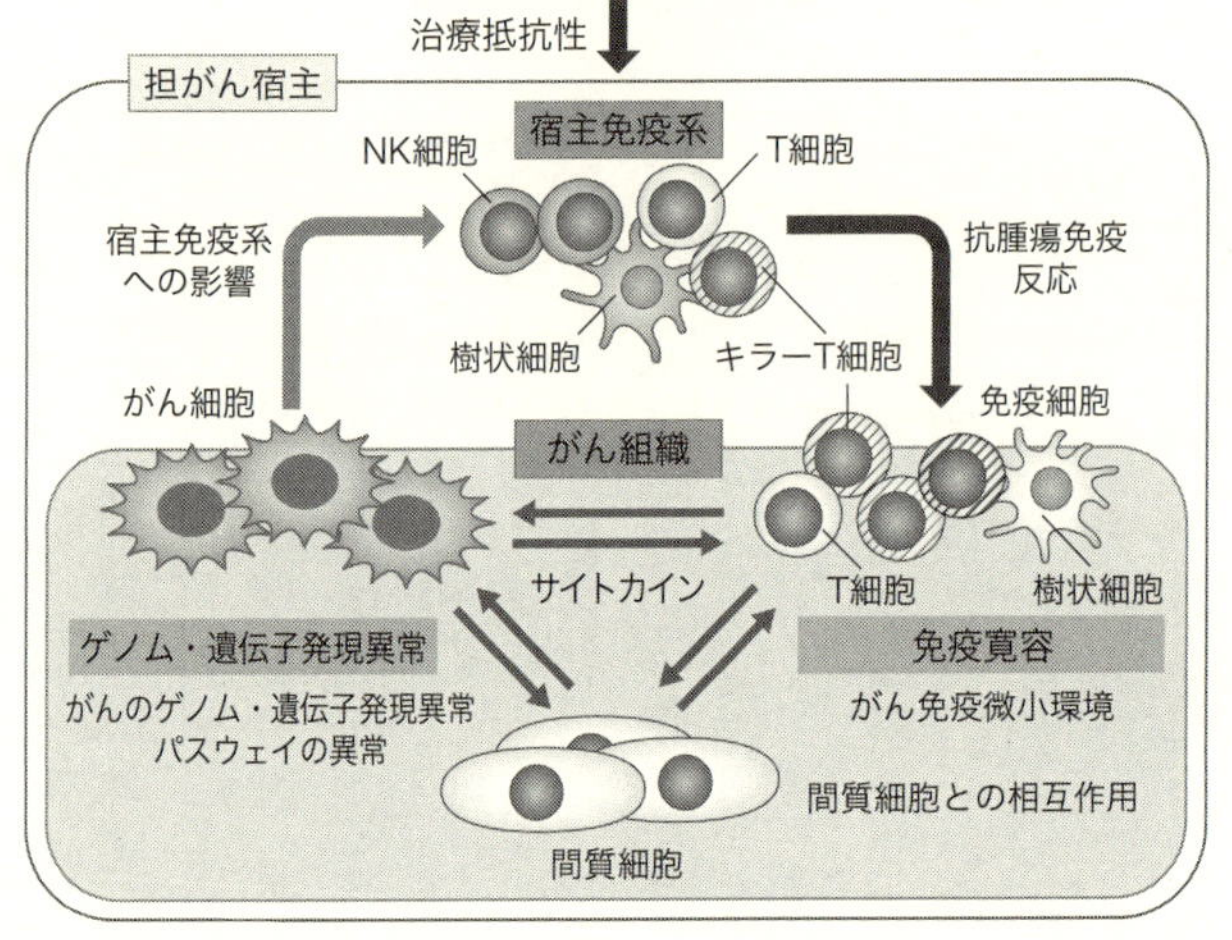

図3-3　がんによって誘導される全身の免疫抑制状態

免疫療法や新たな医薬について触れたいと思います。

その前に、これまでに解明された免疫抑制のしくみをここで整理しておきましょう。

がん細胞が、人間などその宿主の免疫細胞からの攻撃を抑制して逃避するにあたっては、おもな戦略が4つあります。免疫抑制環境はこれらの組み合わせによってできあがっていきます。

第1は、がん細胞の表面に存在する主要組織適合遺伝子複合体（MHC）およびがん抗原の産生を低下させることです（図3－4）。

MHCとは自己と非自己を識別す

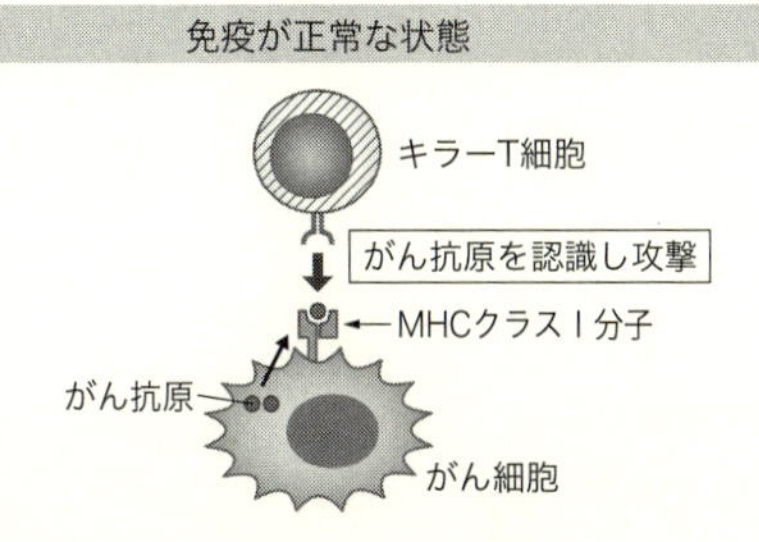

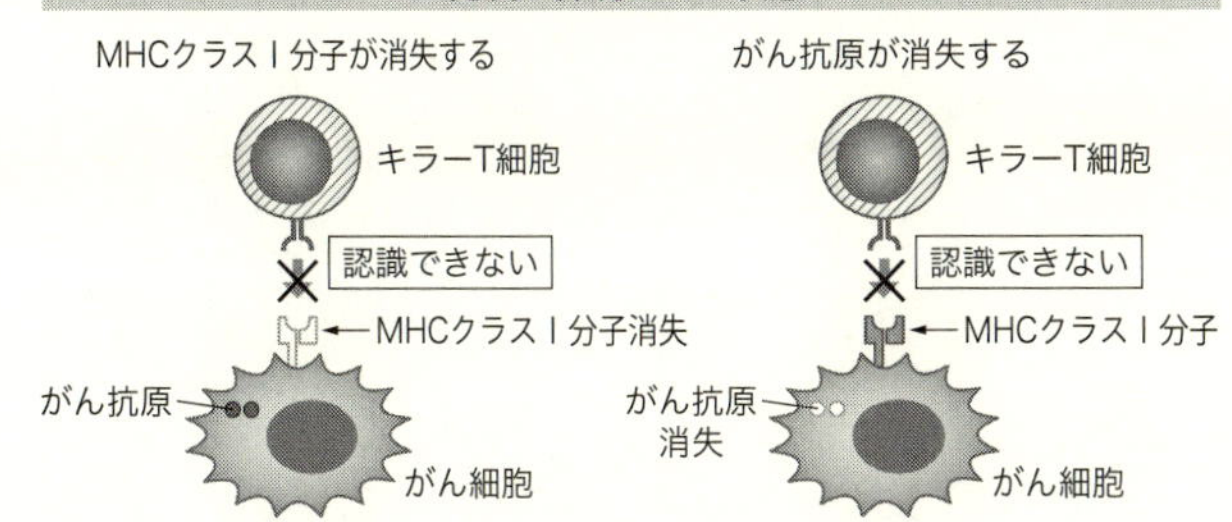

図3-4　がん細胞ではMHC抗原・がん抗原の発現が低下する

る最も基本的な標識であり、細胞表面に存在する糖タンパクであるＭＨＣクラス１分子は、がん細胞がつくる抗原ペプチドと結合して細胞表面に提示する働きをしています。がん細胞を攻撃するはずのキラーＴ細胞は、このＭＨＣ分子とそれに結合したペプチドを合わせて認識しますが、ＭＨＣクラス１分子が消えてしまうとがん抗原を見つけられなくなるため、がんをがんとして認識できなくなり、本来の役割を果たすことができません。また、がん抗原そのものの発現が低下すると、細胞表面のＭＨＣクラス１分子が健在であっても、がんを攻撃する目標が失われるため、攻撃できなくなります。

　2番目は、がん細胞がさまざまな免疫抑制性サイトカインを分泌することです。サイトカインは細胞が分泌する微量の生理活性タンパク質の総称で、たくさんの種類が知られています。免疫抑制作用をもつサイトカインには、免疫系全体を抑制するTGF-β、免疫反応を増強する炎症性サイトカインの産生を抑えるIL-10、血管新生を促すとともに、樹状細胞の抗原提示機能を不全にするVEGFなどがあります。

　さらに、がん細胞は免疫を抑制する働きをもつ酵素をつくることで、がん攻撃に加わるT細胞を弱体化する戦略ももち合わせています。ヘルパーT細胞やキラーT細胞はアミノ酸の欠乏が苦手で、アミノ酸のひとつであるアルギニンを分解する酵素アルギナーゼやトリプトファンを分解する酵素インドールアミンデヒドロゲナーゼなどが豊富にある環境では、活力が低下して細胞死にいたることもあります。また、酵素によって分解した産物がT細胞の活性化を妨げることも知られています。T細胞のこんな弱点を狙った免疫抑制戦略が酵素の産生です。

　3番目は、免疫抑制機能をもった細胞をがん組織の内部や周囲に呼び寄せて防御態勢をかためる戦略です。

　免疫のしくみにおいて、過剰な免疫応答を抑制するブレーキが存在することは前に紹介しました。ブレーキがなければ、免疫系が暴走してやっかいな自己免疫疾患が生じます。そうしたブレーキ役の細胞を代表するのが制御性T細胞です。1980年代から自己免疫や免疫抑制に関心をもって研究を続けていた大阪大学の坂口志文特任教授が1995年にみつけ、2000年の論文ではじめて命名しました（発表当時、京都大学再生医学研究所教授）。

制御性T細胞のほかに、骨髄由来免疫抑制細胞（MDSC：myeloid derived suppressor cells）もブレーキ機能をもつ細胞としてよく知られています。この細胞は骨髄由来の未熟な細胞で正体はまだよくわからないところが多く、さまざまの細胞が集まった不均一な集団と考えられていますが、がんが進行すると血液のなかにMDSCが多く現れることが知られています。

がんの種類によって、集まっている免疫抑制性の細胞の種類に特徴があるのも興味深い現象です。すい臓がん、肺がんなどでは制御性T細胞が集まることが多く、これに対して、大腸がん、肝臓がん、乳がん、胃がんではMDSCが多いのです。細胞の種類に偏りがある理由はまだわかっていません。いずれにしても、がん組織では、制御性T細胞とMDSCが助け合って免疫抑制環境をつくっています。

実際に、こうした免疫抑制性細胞が増えている人では予後がよくないという国立がん研究センターのデータがあります。すい臓がんの外科手術を受けた患者の組織を調べると、制御性T細胞が多い症例では予後が良好でない傾向があり、化学療法を受けた大腸がん患者の血液中にMDSCが多いと予後不良の場合が多いことが明らかになってきました。

■攻撃を無力化する免疫チェックポイント分子

4番目の戦略は、がん細胞が、攻撃してくるT細胞を無力化するシグナルを送ることです。ここでいうシグナルとは、具体的には免疫系の細胞にネガティブフィードバックをかける分子群を指します。これらの分子は「免疫チェックポイント分子」と呼ばれ、最近はがん治療薬に関連して広く注目を集めているので、この名称を耳にしたことがある読者も多いと思います。チェックポイントとは検問所を意味しています。後段の免疫療法の項ではこの分子が重要な役を演じるので、ここであらましを紹介しておきましょう。

免疫チェックポイント分子の代表的なひとつにCTLA‐4という分子があります。いくつかの免疫チェックポイント分子のなかで、最初に発見されたのがこのCTLA‐4でした。この分子はどのようにしてT細胞を無力化するのでしょうか。そのからくりを説明します(図3‐5)。

獲得免疫の司令塔である樹状細胞が、がんの抗原をつかまえると、その一部を主要組織適合遺伝子複合体(MHC)分子に載せてヘルパーT細胞に提示します。ヘルパーT細胞にはT細胞受容体(TCR)があって、提示された抗原をTCRが認識すると、ヘルパーT細胞は活性化し、キラーT細胞に対して攻撃を指令することになります。がん細胞がこうして攻撃されることは前にみたとおりです。しかし、実はこのプロセスにはさらに補助シグナルが必要です。ヘルパーT

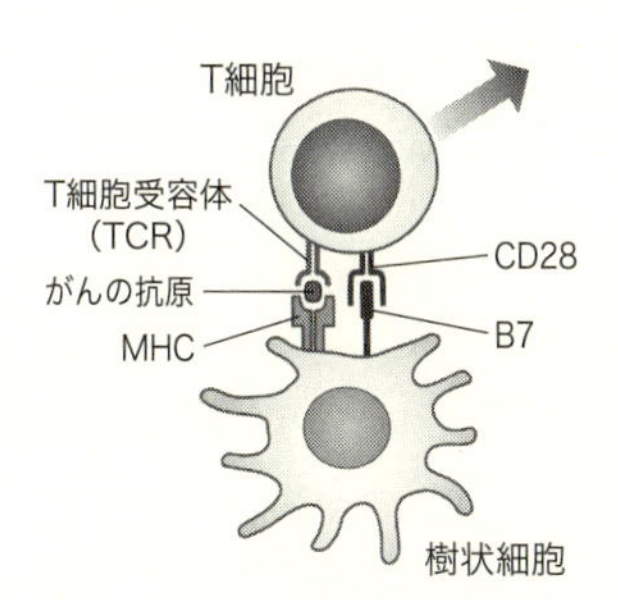

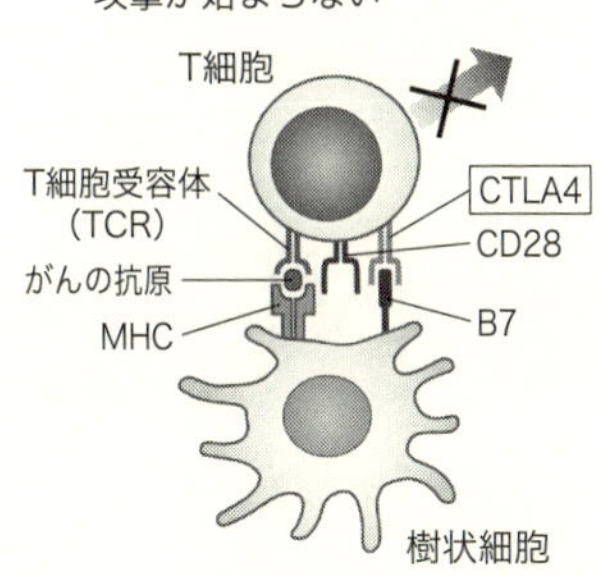

図3-5　免疫チェックポイント分子CTLA-4がT細胞によるがん細胞への攻撃を無力化するしくみ

細胞にはＣＤ28という分子が、樹状細胞表面にはＢ７という分子が存在して、これらが結合すると補助シグナルが発動します。ＴＣＲによる抗原認識と補助シグナルが揃えばがん細胞攻撃開始のサインです。

一方、Ｔ細胞は活性化すると同時に免疫反応のブレーキ役であるＣＴＬＡ－４分子を表面に発現します。免疫系の暴走を防ぐために、ここにもアクセルを踏むとただちにブレーキがかかるしくみが備わっているのです。この分子は、補助シグナルの発動に不可欠な樹状細胞表面のＢ７分子と結合して、補助シグナルを働かなくしてしまいます。そうなると、ヘルパーＴ細胞は攻撃指令を出すことができません。ＣＴＬＡ－４がたくさん発現すると、がん細胞攻撃のスイッチはＯＦＦになってしまいます。

もうひとつの重要な免疫チェックポイント分子にＰＤ－１があります。話題の免疫療法剤「オプジーボ」

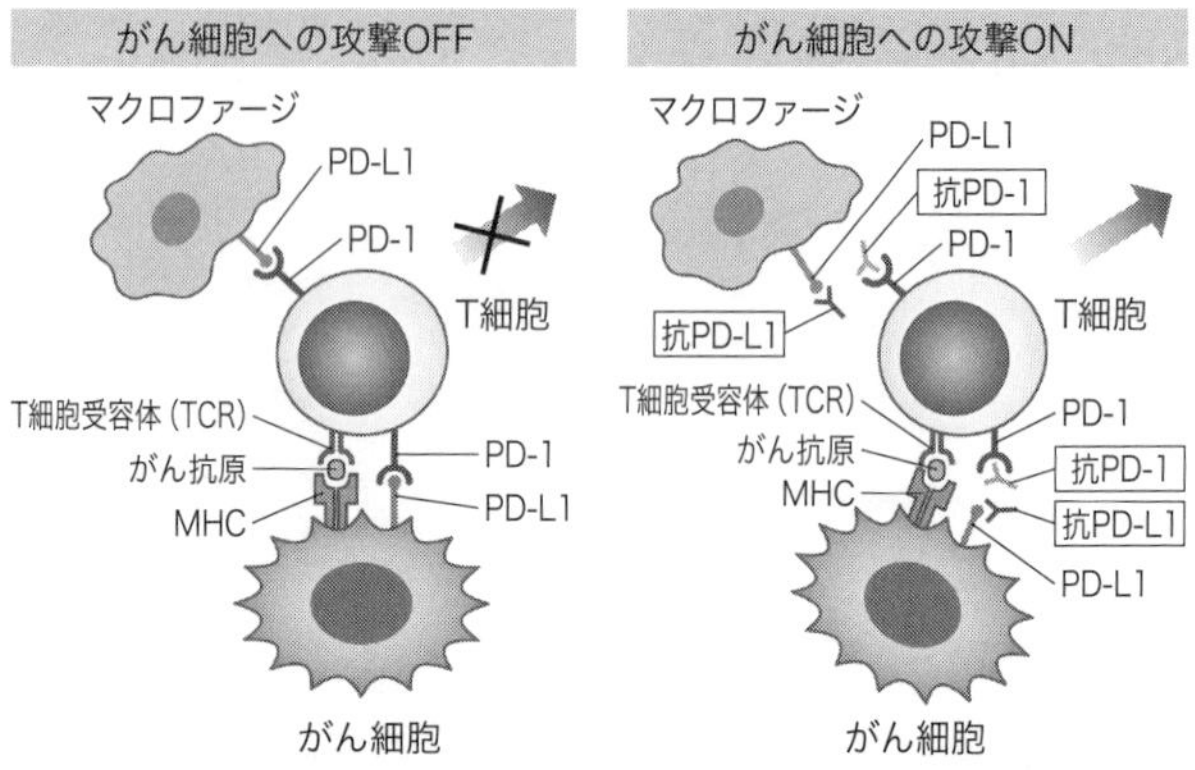

図3-6　抗PD-1抗体ががん細胞に対する攻撃力を増強するしくみ

（商品名。一般名はニボルマブ）は、この分子の機能を阻害することでがん細胞に対する攻撃力を取り戻す薬です。この薬がどのような効果を発揮するかは、後で詳しく紹介したいと思います。

ＰＤ－１はＣＴＬＡ－４と同じように免疫反応のブレーキ役を担う分子で、Ｔ細胞が活性化してしばらくするとその表面に現れます。しかし、この分子単独では働かず、がん細胞表面に現れるＰＤ－Ｌ１という分子と結合することによってはじめてがん細胞に対するＴ細胞の攻撃を抑制することができます。ＰＤ－１が受容体、ＰＤ－Ｌ１がそれに結びつくリガンドの関係にあるわけです（図３－６）。

がん細胞がどのようにして宿主の免疫監視機構を突破して生き延びるのか、ここまで説明したところをまとめておきましょう。

がんは、がん免疫エディティング（編集機構）の長い過程を経て、宿主の免疫監視機構を突破し、増殖します。そして、がん細胞が宿主の免疫を抑制する方法はおもに４つあり、①ＭＨＣクラス１分子やがん抗原の発現を低下させる、②がん組織が免疫抑制性サイトカインを分泌する、③がん組織が免疫抑制性細胞を呼び寄せる、④がん細胞が免疫細胞を抑制するシグナルを送る、がその戦略です。

■長い歴史をもつ、がん免疫療法

『サイエンス』誌は毎年末、その年で最も革新的だった科学研究や技術の成果10件を選び、「ブレークスルー・オブ・ザ・イヤー」として発表しています。２０１３年12月、そのトップに選ばれたのが、がんの免疫療法でした。「今年、がんに転機が訪れた」という、選んだ理由の説明が印象的でした。

転機とは何を指していたのでしょうか。主役は前項で紹介した免疫チェックポイント分子ＣＴＬＡ－４やＰＤ－１の阻害剤です。これらの免疫チェックポイント分子に対する抗体をがん患者に投与する免疫療法の臨床試験が行われ、めざましい成績を収めたことを転機と評価したのです。

この方法は、がん細胞を標的として攻撃力を高める免疫療法ではなく、もちろん標的分子を特定せずに漠然と患者の免疫力を高めるといった治療法でもなく、免疫のしくみについての分子レベルの理解に基づいて、がんによる免疫抑制のしくみを解除する方法であることが革新的だったのです。

がんの免疫療法の歴史は古く、がんと免疫についてのその時々の研究成果をベースに、これまでに多様な方法が考案され、外科療法、化学療法、放射線療法に次ぐ第4の治療法として、期待を担い、希望を託されてきました。そのあゆみをざっとたどってみると（図3-7）、免疫チェックポイント阻害剤による免疫療法がなぜブレークスルーと評価されたのかが理解できると思います。

がん免疫療法の第一世代は、1970年代から使われるようになった、結核菌抽出物質でがんの増殖を抑制する丸山ワクチン、さらにピシバニールやクレスチンなどの免疫賦活剤によるものでした。

丸山ワクチンは、効果が科学的に証明されないまま、現在も有償治験薬として希望する人に投与されています。免疫賦活剤は、直接がんをたたくのではなく、宿主の免疫細胞を活性化する物質を投与することによって免疫力を高め、間接的にがんを治療しようというアイディアにもとづくものでした。ピシバニールは溶連菌をペニシリンで処理した乾燥体、クレスチンはカワラタケから抽出された多糖類タンパク質です。副作用が少ないといわれますが、効果もあまり上がりませんでした。

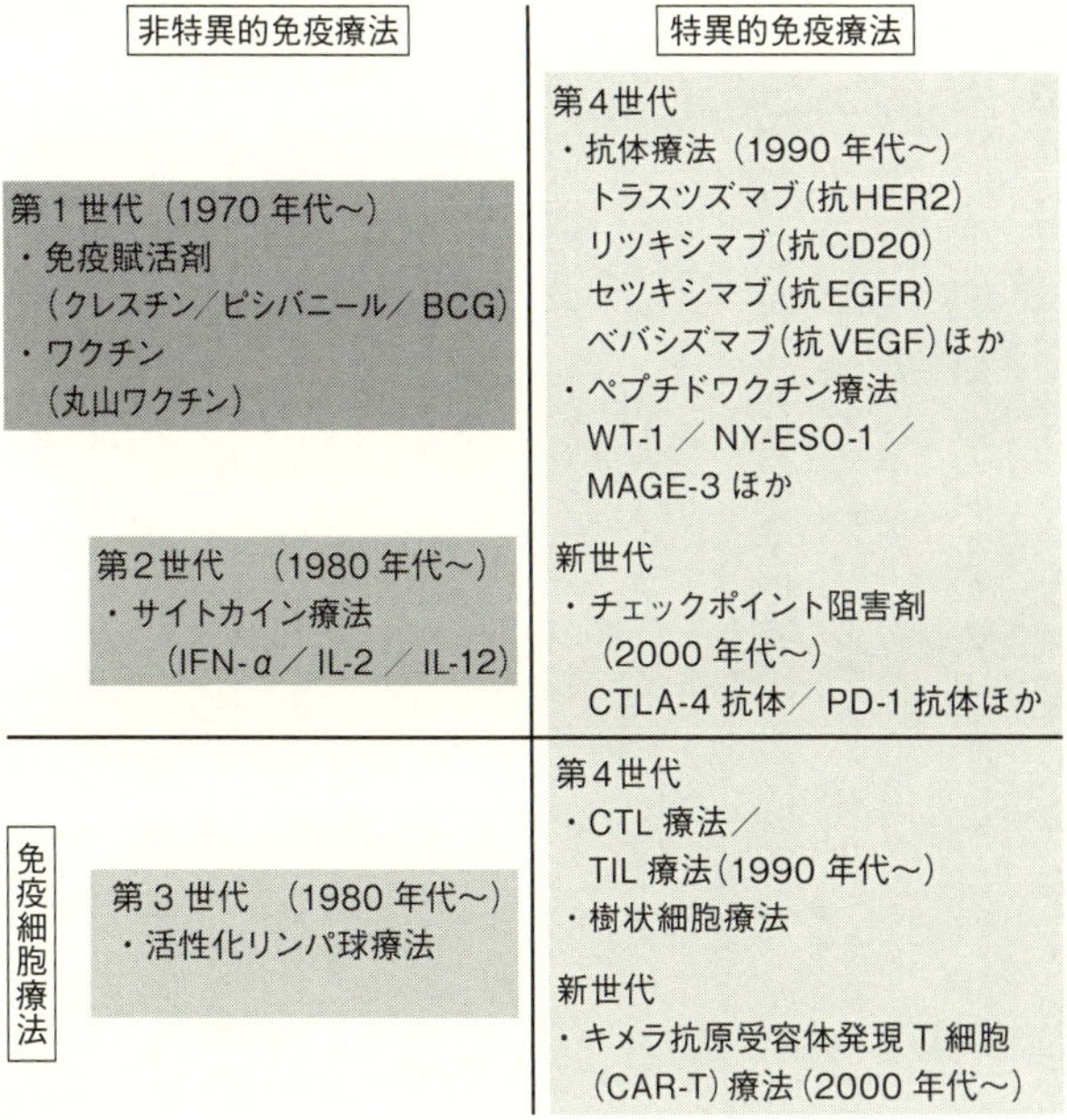

非特異的免疫療法	特異的免疫療法
第１世代（1970年代〜） ・免疫賦活剤 （クレスチン／ピシバニール／BCG） ・ワクチン （丸山ワクチン） 第２世代（1980年代〜） ・サイトカイン療法 （IFN-α／IL-2／IL-12）	第４世代 ・抗体療法（1990年代〜） トラスツズマブ（抗HER2） リツキシマブ（抗CD20） セツキシマブ（抗EGFR） ベバシズマブ（抗VEGF）ほか ・ペプチドワクチン療法 WT-1／NY-ESO-1／ MAGE-3ほか 新世代 ・チェックポイント阻害剤 （2000年代〜） CTLA-4抗体／PD-1抗体ほか
免疫細胞療法 第３世代（1980年代〜） ・活性化リンパ球療法	第４世代 ・CTL療法／ TIL療法（1990年代〜） ・樹状細胞療法 新世代 ・キメラ抗原受容体発現T細胞 （CAR-T）療法（2000年代〜）

図3-7　がん免疫療法の歩み

第二世代は、サイトカイン療法です。

サイトカインは免疫に関係する細胞から分泌される多様なタンパク質です。サイトカインについての研究と理解が進んだ1980年以降、インターフェロンα、β、γやインターロイキン2、インターロイキン12などの免疫刺激サイトカインを投与して、免疫細胞の増殖と活性化をはかる免疫療法が登場しました。国の承認を得て、今日も特定のがんに対して使用されています。今後も併用療法の一角を占めて活用されると考えられます。

第三世代は、１９８０年代に登場した活性化リンパ球療法（ＬＡＫ療法）で、患者自身のリンパ球を取り出し、体外で活性化させたうえで体内に戻すタイプの免疫療法です。

活性化リンパ球療法は、患者の血液や切除された腫瘍組織からリンパ球を取り出し、これにインターロイキン２を添加、培養してさまざまなＴリンパ球を増殖、活性化させたうえで体内に戻す方法です。

当時はまだＴ細胞ががんを攻撃する分子レベルのメカニズムが解明されていなかったため、活性化リンパ球も特定の分子を標的にしたものではなく、非特異的な免疫療法にとどまっていました。がんは免疫抑制環境をつくっていますから、攻撃側をいくら強くしたところでただちに突破することはできないのです。このため、効果もはかばかしいものではありませんでした。

■第四世代〜次世代免疫療法に有望な新顔登場

第四世代として開発されているのが、特異的な免疫療法である抗体療法やペプチドワクチン療法などです。

抗体療法は、がん細胞の増殖や血管新生などにかかわる特定の分子の抗体を製造し、これを大量に投与して体内で標的分子と結合させることによって、がん細胞の生存や増殖を阻害する方法です。こうした抗体は、第8章で詳しく述べる分子標的薬の一種であり、抗体医薬と呼ばれています。

１９９０年代、がん抗原についての研究が進むとともに抗体医薬についての研究開発が活発化し、２０００年以降、実際に使われるようになってきました。わが国でも、転移性乳がんに適用されるトラスツズマブ（商品名＝ハーセプチン）など多くの抗体医薬が承認されています。ハーセプチンは、がん細胞表面のＨＥＲ２タンパク質を標的とする抗体医薬です。今後も有望な抗体医薬が登場してくると思われます。

ペプチドワクチン療法は、がん抗原ペプチドを人工的に合成して大量投与する方法です。体内でたくさんの抗原ペプチドが樹状細胞に取り込まれて提示され、キラーＴ細胞を強く誘導します。何種類かのペプチドワクチンが臨床試験の段階にありますが、全体的な評価はまだ確定していません。

このほかに細胞療法と呼ばれるいくつかの方法が登場しました。患者の血液からＴ細胞を取り出してがん細胞や樹状細胞と培養し、誘導されたがん特異的リンパ球を増やして投与するＣＴＬ療法、患者のがん組織周辺からリンパ球を採取してＴ細胞だけ活性化し、体内に戻すＴＩＬ療法、樹状細胞を取り出して培養し、がん抗原を取り込ませて患者に投与する樹状細胞療法が考案されています。樹状細胞療法は、ホルモン療法が効かない転移性前立腺がんに対する効果が認め

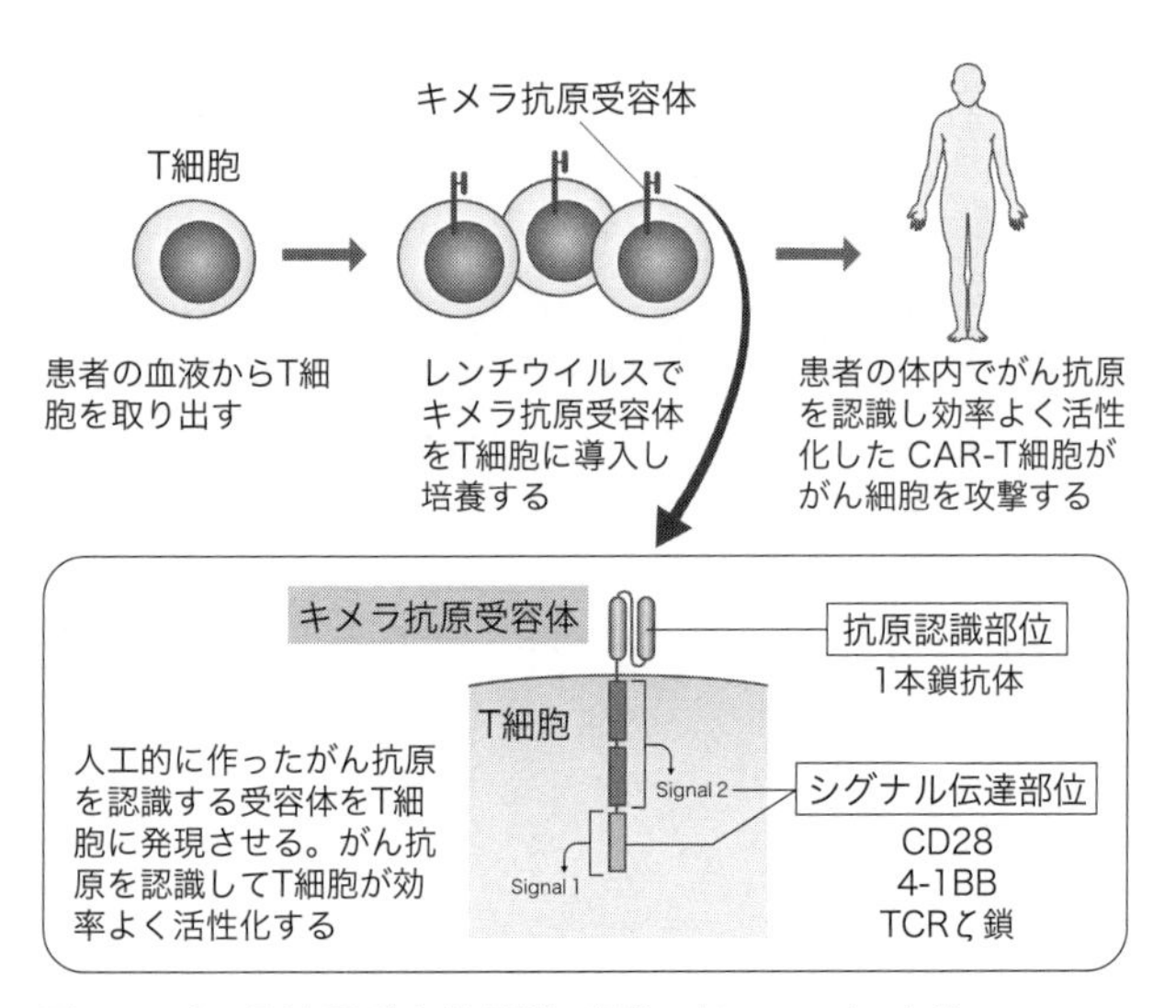

図3-8　キメラ抗原受容体発現T細胞（CAR-T）療法

られ、シプリューセル-T（商品名プロベンジ）として2010年に米国で承認されています。

もうひとつ、最近、研究者や医師の間で大いに注目されている次世代の細胞療法があります。この方法も、サイエンス誌ががんの免疫療法を「ブレークスルー・オブ・ザ・イヤー」に選んだ理由のひとつになりました。それがCAR-T療法（図3-8）です。キメラ抗原受容体発現T細胞療法がそのフルネームですが、わかりやすく遺伝子改変T細胞療法と呼ばれることもあります。キメラとは、由来の異なる部分から構成されていることを意味する言葉です。

この方法は、患者の血液からT細胞を取

り出して培養し、これを点滴で体内に戻す点は前に紹介したＣＴＬ療法と同じですが、体外で遺伝子組み換え技術によってＴ細胞にキメラ抗原受容体（ＣＡＲ）を発現させるところが画期的です。その結果、Ｔ細胞はがん抗原を認識して結合すると同時に、効率よく活性化する能力をもつようになります。

図３－８でもう少し詳しく説明しましょう。キメラ抗原受容体とは、がん抗原を認識して特異的に結合する抗体部位とＴ細胞の働きを活性化するシグナル伝達部位を融合させた一本鎖の人工タンパク質です。これをレンチウイルスのベクターでＴ細胞に導入してＣＡＲを発現したＴ細胞（ＣＡＲ－Ｔ細胞）をつくり、培養したのち患者の体内に戻します。

２０１０年、Ｂ細胞ががん化するＢ細胞性急性リンパ性白血病に対して、Ｂ細胞に発現しているタンパク質であるＣＤ19抗原を標的にしたＣＡＲ－Ｔ療法が、寛解率80～90％という高い効果を示したことが米国ではじめて報告されました。寛解とは、一時的にあるいは永続的にがんがかなり少なくなったり消えたりした状態をいいます。この病気は小児に多く、抗がん剤を投与しても再発して数ヵ月で亡くなる例が少なくないのです。

ＣＤ19－ＣＡＲ－Ｔ療法は、２０１７年に米国食品医薬品局の承認を得ました。日本でも臨床試験が進んでいます。患者自身のＴ細胞を用いるため、副作用が少ないのが特長ですが、コストがかかるのが欠点です。さまざまのがん抗原に対する抗体をつくって血液がん以外にも応用する試みがおこなわれていますが、いまのところ固形がんにはあまり効果が認められていません。iPS細胞を利用して大量生産する方法など、さまざまの技術的な努力が世界で行われており、新たな成果が生まれる可能性もあります。

■初の免疫チェックポイント阻害剤が登場

次世代免疫療法の最後に登場する真打ちが、前述した免疫チェックポイント阻害剤です。がんの免疫療法がこれによってコーナーを曲がり、後戻りのない走路に入ったと評される期待の新顔を、ここであらためて紹介したいと思います。

T細胞のがん攻撃のスイッチをOFFにする免疫チェックポイント分子には、前に取り上げたCTLA‐4やPD‐1ばかりでなく、多くの種類が存在します。これからもリストが増える可能性があります。そのうえ、細胞によって、また同じT細胞でも時期によって、現れる免疫チェックポイント分子が異なるという現象も知られています。はじめはCTLA‐4が出ていて、しばらくするとPD‐1が出ることもあり、単純ではありません。

世界中で研究が勢いづいているところなので、数ある分子のうちいったいどれを標的にするのが有効か、あるいはどんな組み合わせがよいかなどが、研究の進展につれて次第に明らかになってくると思います。

この種の分子のうちで最初に知られたのはＣＴＬＡ－４でしたが、１９８７年、フランスの研究者グループがＴ細胞表面に存在する新たなタンパク質受容体として、はじめてこの分子の存在を報告したときには、がんとのかかわりはまったく念頭になかったといいます。

その後、米国の研究者が、この分子がＴ細胞による攻撃開始にブレーキをかける働きをもつことを明らかにし、その働きを抑えれば、がんによる免疫抑制状態を解除する可能性があることを思いつきました。そして１９９６年、がん細胞を植えておいたマウスにＣＴＬＡ－４抗体を投与して、がん細胞の消失や退縮をもたらす効果があることを実証したのです。それまでがんの免疫療法には腰が引けていた製薬会社も、この報告をきっかけに関心をもつところが出てきました。

２０１０年になると、はじめての臨床試験が行われ、外科手術が難しい状態にある進行した悪性黒色腫の患者にＣＴＬＡ－４抗体を投与すると、予後が改善され、延命効果があることが報告されました。ほかの治療法では期待できなかった著しい効果です。

こうして翌２０１１年、世界ではじめての免疫チェックポイント阻害剤イピリムマブ（商品名＝ヤーボイ）が手術不能の進行した悪性黒色腫の治療薬として、米国で承認されました。２０１５年にはわが国でも承認され、根治切除ができない悪性黒色腫に使用されています。

■日本でみつかった免疫チェックポイント分子

ＣＴＬＡ－４阻害剤が世界初の免疫チェックポイント阻害剤として承認された翌２０１２年、２番目の薬剤ＰＤ－１抗体が、がん治療にかかわる医師や研究者の注目を集めました。

この年に報告された、いろいろな種類のがん患者を対象にした臨床試験のデータによると、この薬を投与した多くの例でがん病巣が縮小していることがわかりました。完全に消失した例もあります。悪性黒色腫のほか、非小細胞肺がん、腎細胞がん、前立腺がん、大腸直腸がんが対象でした。

通常、がん治療を行うと、病巣がいったん小さくなっても、すぐにまた大きくなることが多いのですが、縮小したままの状態が長期間維持されているのは驚異的でした。この頃から、臨床医の間で、免疫チェックポイント阻害剤を有望視する雰囲気が広がってきたのです。

ＰＤ－１抗体のニボルマブ（商品名＝オプジーボ）はわが国で２０１４年に承認され、根治切除のできない進行した悪性黒色腫やその再発例に使用できるようになりました。これより数ヵ月後、転移性悪性黒色腫を対象に米国でも承認されています。

ＰＤ－１分子の発見は、京都大学の本庶佑（ほんじょたすく）教授のグループによるものです。発見されたのは１９９２年。当初の研究目的はアポトーシスを司る分子をみつけることだったそうです。みつかったこの分子にＰＤ－１と名前はつけたものの、いまひとつその正体がわかりません。

そこで、PD－1遺伝子をノックアウトしたマウスをつくって観察したところ、自己免疫疾患を起こしていることが判明したのです。この分子が免疫システムのブレーキであり、それを欠落させると免疫システムがコントロールを失って暴走したと考えれば納得できます。この成果は1999年に報告されました。研究者たちは同時に、この分子ががん治療に使えるかもしれないという考えを抱いていたといいます。

■誰にどう使うか、いつやめるか、併用効果は？

現在、さかんに検討されているのは、免疫チェックポイント阻害剤の効果をさらに高めるにはどんな併用療法がよいのか、また、どのような症例に最も有効なのかという問題です。

この治療法には副作用もあり（詳細は144ページで説明）、また経済的副作用といわれる問題もけっして無視できません。最近は発売当初に比べると薬価も下がりましたが、それでも高額であり大きな医療経済的負担が生じます。どのような症例に効果があり、どんな症例には効果がないのかの見極めが非常に重要になってきます。また、どの段階で治療を終了してよいのかの判断もきわめて大切ですが、実際にはたいへん難しいのです。

効果が高い症例を選び出す基準が、最近少しずつわかってきました。

そのひとつは、PD－1抗体と結合するがん細胞側のリガンドであるPD－L1の発現の有無です。ＰＤ－Ｌ１を発現しているがん細胞のほうがよく効きます。これを発現してないがんにはほとんど効果がありません。発現していても効かない症例はありますが、効果があった例はＰＤ－Ｌ１分子を発現していました。

もうひとつ基準になりそうなのは、ＰＤ－Ｌ１の遺伝子異常があると効果が高いことです。最近の報告によると、異常部位やその理由も解明されつつあります。一方、どんな症例に効きにくいのか、最初は効いていてもなぜ効かなくなるのかは、残念ながらまだわかっていません。

併用療法については、未治療の転移性悪性黒色腫患者を対象に、ＣＴＬＡ－４抗体とＰＤ－１抗体の併用療法を行った報告があります。結果は画期的なものでした。ＣＴＬＡ－４抗体単独で治療した患者37名のうちでは悪性黒色腫が半分以上縮小した例は11％でしたが、併用した72名では61％に縮小が認められました。また併用例では半数の患者で１年以上の生存が見込まれたのです。

免疫チェックポイント阻害剤とほかの免疫療法との併用療法も多数試みられています。

このようにめざましい効果が報告されている免疫チェックポイント阻害剤療法ですが、副作用に目を閉ざすわけにはいきません。免疫による攻撃のブレーキを外す免疫チェックポイント阻害剤は、自己を攻撃するブレーキも解除することになりますから、自己免疫反応が生じるのは予想されたところでした。これまでに、間質性肺炎、糖尿病、脳下垂体炎、重症筋無力症などの重い

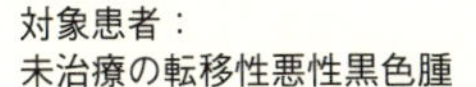

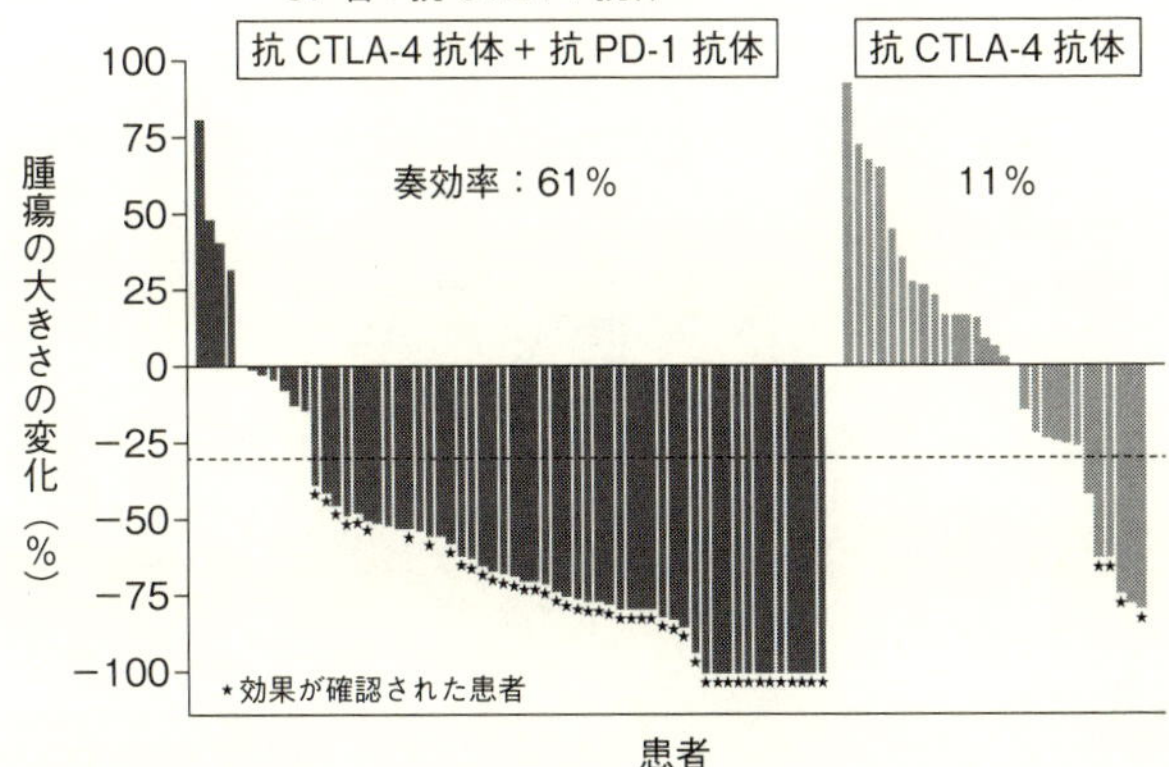

抗CTLA-4抗体と抗PD-1抗体を組み合わせると、半数以上の悪性黒色腫患者に長期生存が見込まれる

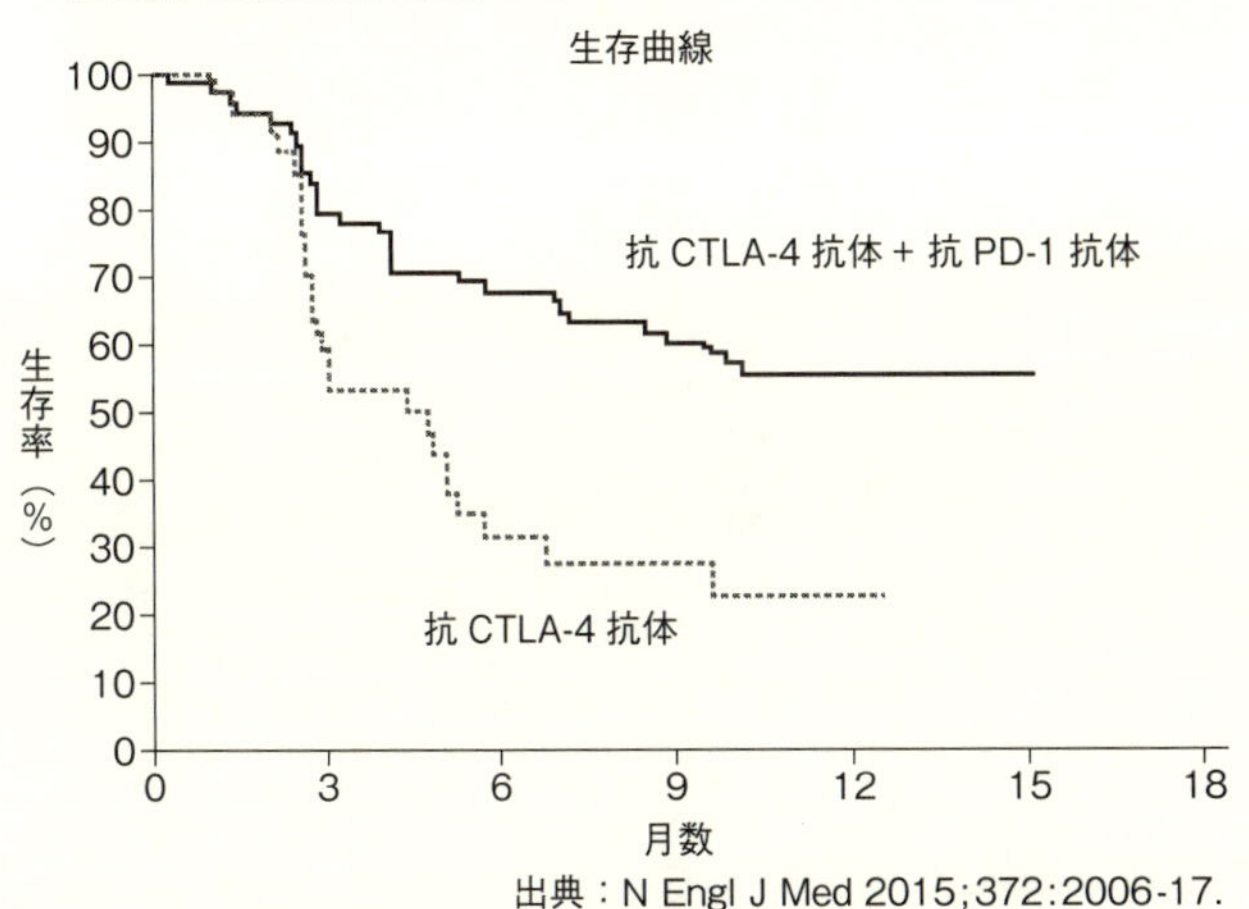

出典：N Engl J Med 2015;372:2006-17.

図3-9　免疫チェックポイント阻害剤　併用療法のめざましい効果

副作用が報告されています。

しかし、副作用の生じる割合がこの薬で特に高いとはいえません。まだどのような患者がどんな副作用を起こすかははっきりわかっていないのが実情です。それを予測するようなバイオマーカーの開発が求められています。バイオマーカーとは、血液中のタンパク質などで、その濃度を測定することによって、ある病気をもっているかどうかや進行状態、薬が効くかどうかなどを知ることができる指標物質です。

いまも、がんの種類を拡大して、多数の臨床試験が行われています。この治療法はいまだ発展途上にありますが、少しずつ本流になりつつあるといってよさそうです。

がんが免疫の監視機構をかいくぐってしぶとく生き延びる術を解明し、それを打ち破ろうとしてきた免疫療法研究の長いあゆみは、免疫チェックポイント阻害剤の登場によって、まったく新しいページを開いたことは確かだといえるでしょう。

第4章 がんと老化の複雑な関係

高齢になると、がんの罹患率が高まります。がんの死亡率も男女ともおおよそ60歳代から増加し、高齢になるほど高くなります。なぜ年をとるとがんになるリスクが高まるのでしょうか。単純な問いかけではありますが、これに答えることは簡単ではありません。そこで、本章では「老化とがん」の研究の歴史を振り返りながら、老化が進むと、なぜがんのリスクが高まるのか、そしてそれを防ぐには何ができるのか、最新の科学的知見に基づいて説明していきます。

■細胞老化と個体老化

「老化」というと、顔のしわが増えたり筋肉が衰えたり、臓器の機能が低下して病気にかかりやすくなったりすることをイメージする人が多いのではないでしょうか。生物学ではこのような加齢に伴う現象を「個体老化」と呼んでいます。

一方、私たちの体を構成する細胞は、いくらでも分裂・増殖できるわけではなく、分裂回数には限界があります。分裂回数の限界に向かって進む細胞の変化の過程を「細胞老化」といいます。

「細胞老化」が進行した結果、「個体老化」が進むという考えは非常にわかりやすいのですが、現時点では、具体的なメカニズムが解明されているわけではありません。

日本語では同じ「老化」という言葉を使うため紛らわしいですが、英語では、個体老化を

〝chronological aging〟、細胞老化を〝cellular senescence〟と用語を使い分けています。個体老化と細胞老化の研究は、研究で扱う対象が違うなどの理由から、それぞれ異なる研究分野として発展してきました。こうした歴史的な経緯もあり「細胞老化」と「個体老化」の間をつなぐ部分が未解決のまま取り残されてしまったのです。

がんと老化の関係についても、実はよくわかっていません。がん細胞は際限なく分裂を繰り返す「不死化した細胞」で、いわば「老化しない細胞」です。前述したとおり、年齢が上がるほど発がんリスクは高くなります。「個体老化」が進めば進むほど「老化しない細胞」が増える可能性が高まるという一見不思議なことが起こるわけです。このように「細胞老化」「個体老化」「がん」の相互の関係は複雑で、未解明な点が多いのです。

■個体から解放された細胞は不死化する？

近年、「細胞老化」と「個体老化」をつなぐミッシングピースが相次いで発見されて、がんと老化の関係についてもさまざまな科学的知見が報告されています。その具体的な解説に入る前に、前提となる「細胞老化」の研究史を駆け足で説明しておきましょう。

私たち人間の体は数十兆個の細胞から構成されています。細胞が集まって組織や臓器を形成し、それらがひとまとまりとなって、生命体として機能しています。もとは受精卵というひとつの細胞から始まり、分裂を繰り返して、特定の性質や機能をもつ細胞へと分化します。そして分化し終えた細胞は、基本的に分裂を停止します。

その昔、「細胞を個体から取り出し、分化状態から解放すれば、細胞は増殖能力を再獲得し、老化しなくなる」と考えられていた時代がありました。ヒトを含めて動物は、年を重ねると個体として老化していきますが、その生き物の細胞を個体から離して細胞として培養すれば、老化は起こらないという、当時としては斬新な説です。この説は、1891年にドイツのオーグスト・ワイスマンが最初に提唱しました。これを受け、多くの研究者がシャーレの上で細胞を培養する実験を始めたのですが、細胞培養実験の技術がまだ確立していなかったため、検証しようがありませんでした。当時の技術では、実験中に異物混入などが起き、培養細胞は死滅してしまったからです。

実験技術が改善されて、個体から分離した細胞を体外で長期間培養できるようになったのは1910年頃のことです。1940年代から50年代にかけて、培養細胞として樹立された細胞株が次々と誕生しました。継代培養できるヒト由来の細胞株として有名なのがヒーラ（HeLa）細胞です。1951年、子宮頸がんで亡くなったヘンリエッタ・ラックスにちなんでヒーラ細胞と呼ばれています。ヒーラ細胞は、継代を重ねて試験管で培養され、いまでも世界中の研究室で実験に用いられています。この発見により、培養細胞は無限に増殖するというワイスマンの主張が裏付けられたかに見えましたが、しばらく経ってからヒーラ細胞ががん細胞であることがわかりました。無限に増殖できたのは、ヒーラ細胞が不死化したがん細胞だったからでした。

■細胞の分裂回数には限界がある

こうしたなかで、細胞の分裂回数には限界があることを発見したのが、米国のポール・ムーアヘッドとレオナルド・ヘイフリックです（ヘイフリックは最初の発見者ではないと主張する人もいます）。１９６０年代、彼らはヒト胎児の線維芽細胞を取り出し、適切な条件で培養すると、しばらくは一定のペースで分裂を繰り返しますが、50～80回分裂をした後、急に分裂が停止することを発見しました。この現象は「ヘイフリックとムーアヘッドの成長限界」と呼ばれ、のちにすべての正常な体細胞であらかじめ分裂できる回数が決められていることが判明します。こうして、細胞老化は正常細胞に普遍的に存在する現象として認められるようになっていきました。

しかし、当時はまだ、細胞の分裂回数を規定するものが何であるのかはわかっていませんでした。分裂が停止した細胞は、シャーレに貼り付いたまま巨大化し、核も大きくなって目玉焼きのような姿になります。こうした見た目の特徴から老化した細胞を見分けていました。

細胞の分裂回数を規定するものが何なのかが明らかになるのは、細胞老化の発見から30年ほど経ってからのことです。分裂回数の限界を決めているもの、それは「テロメアの長さ」でした。

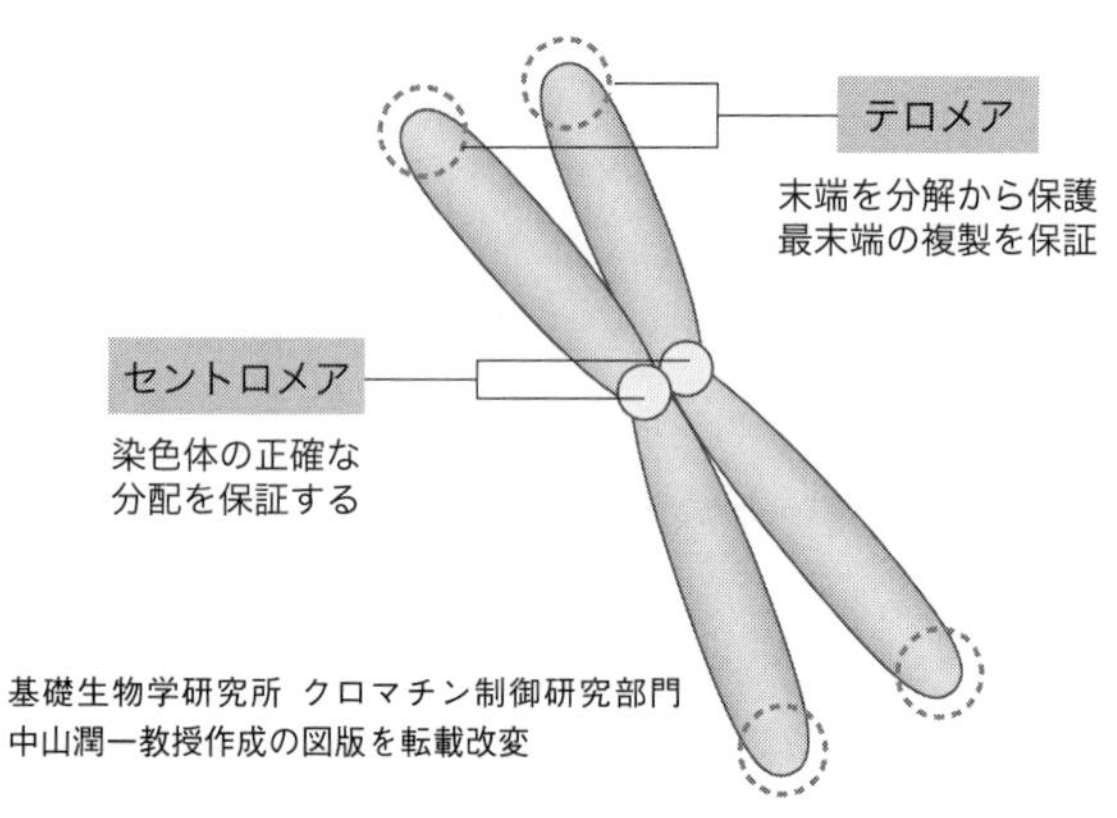

図4-1 分裂期における染色体の模式図

テロメアとは、染色体の末端構造のことをいいます。1930年代、テロメアは染色体どうしがくっつき合うのを防ぐために末端を保護する役割をもつものとして発見されました（図4-1）。

染色体の内部にはDNAが折りたたまれて収納されており、ヒトの体細胞では23対、46本の染色体が核内に存在します。細胞分裂の際には、DNAが複製されて染色体数も2倍になり、細胞が分裂して2つの細胞（娘細胞といいます）に分かれると同時に、染色体がそれぞれの娘細胞に均等に分配されます。

DNAが複製される際、DNAは5′末端から3′末端へと決まった方向に合成されます（図4-2）。複製の開始には、まず開始地点で短いRNA断片（RNAプライマー）が合成される必要があります。そのためDNAの最末端は完全に複製することができません。つまり、細胞分裂のたびにDNAの末端は短くなり、

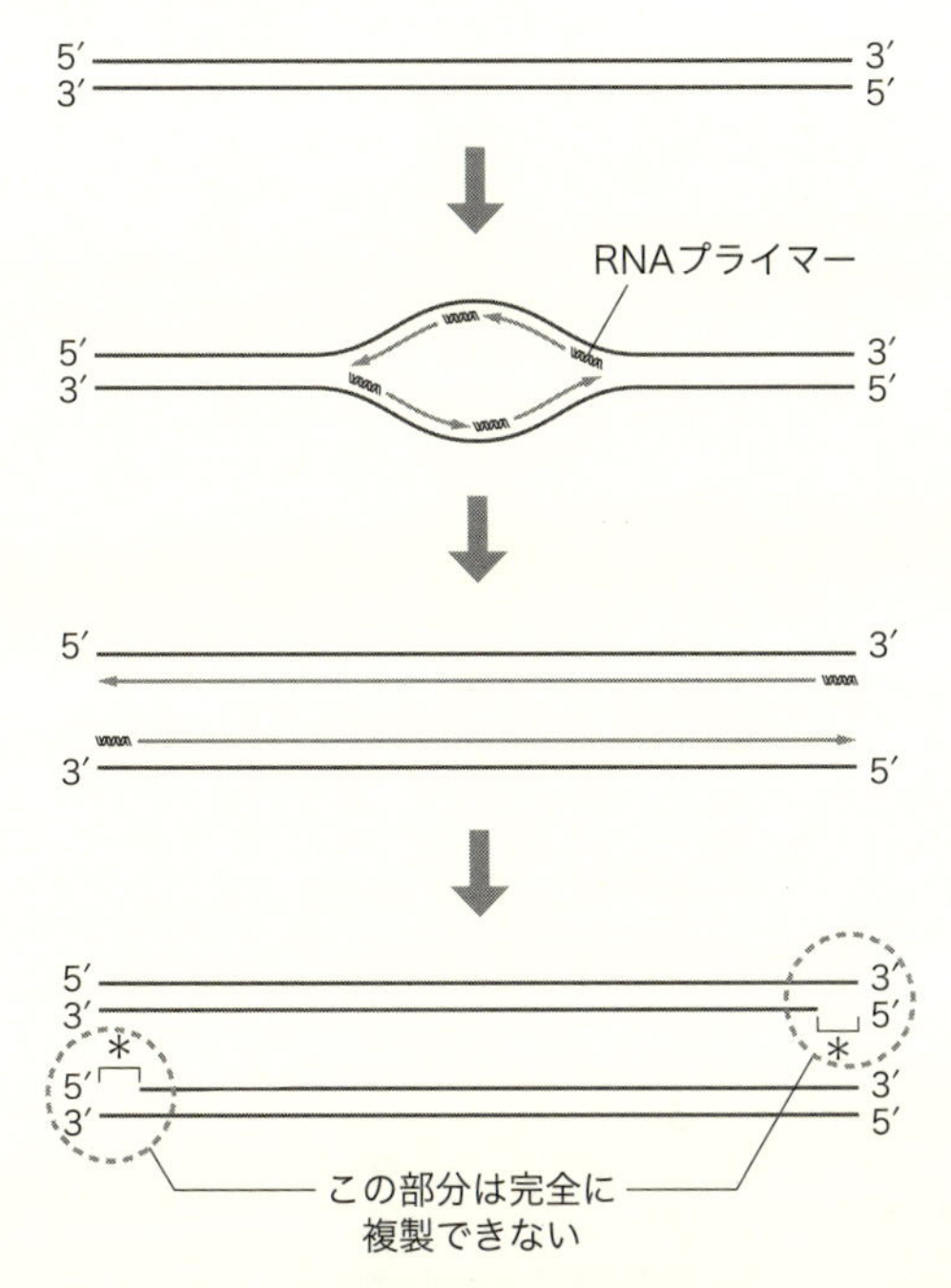

基礎生物学研究所 クロマチン制御研究部門 中山潤一教授作成の図版を転載改変

ＤＮＡの複製では、５′→３′の一方向にＤＮＡが合成される。複製の開始には、ＲＮＡプライマーが開始地点でまず合成される必要があるため、ＤＮＡの末端を完全に複製することはできない

図4-2　末端複製問題

遺伝情報が失われていくことになります。遺伝情報が失われては、生命現象に何らかの不具合が起こりかねません。これは「末端複製問題」と呼ばれ、その精緻な分子機序の解明は、現在でも分子生物学における一大テーマといえます。

■テロメアは「細胞分裂時計」

末端複製問題の答えを導き出したのが、エリザベス・ブラックバーンです。1978年、ブラックバーンは原生動物の繊毛虫に属するテトラヒメナという単細胞生物のDNAを解析し、その染色体の末端に「CCCCAA」という6つの短い塩基配列が繰り返し現れることを発見しました。さらに1982年に、この単純な繰り返し配列を末端にもつ染色体は、安定して維持されることをみいだしました。つまり、テロメアの構造は単純な繰り返し配列であり、この繰り返し配列が染色体末端を安定に維持する役割を果たしていることがわかったのです。そして、酵母や植物、昆虫、魚、さらに私たちヒトを含めた哺乳動物にいたるまで、ほとんどすべての真核生物において、同様の繰り返し配列が染色体末端にみられることが明らかになっていきました。

1986年、ヒト細胞の性染色体の末端DNAが体細胞では短くなっていることがはじめて報告され、その後、ブラックバーンの教室の博士研究員だったキャロル・グライダーの研究で、ヒトの体細胞において、テロメアの長さと細胞の分裂回数との間に密接な相関関係があることが明らかになりました。テロメアの長さは細胞分裂のたびに短くなり、一定の長さになると分裂を停止するのです。つまり、テロメアの長さが細胞の分裂回数を規定しており、テロメアは「細胞分裂時計」としての役割を果たしていると考えられるようになりました。

■テロメア長を維持するテロメラーゼの発見

正常細胞では細胞分裂ごとにテロメアが短くなっていき、最終的に分裂が停止するのに対し、がん細胞ではこのような現象は起こりません。多くの研究者は、がん細胞では、テロメアを長くする、あるいはテロメアを短くしないような酵素が働いているのではないかと考え、未知なる酵素の探索を始めました。

テロメアを復元する酵素「テロメラーゼ」を最初にみつけたのはブラックバーンたちでした。テロメアの構造を明らかにしてすぐに、繊毛虫のテトラヒメナを用いた研究で、テロメラーゼの精製に成功したのです。この酵素はＲＮＡユニットを含み、テロメアに特異的にＤＮＡ配列をつけ加える特殊な酵素（逆転写酵素）でした（図４－３）。ブラックバーンとグライダーは、テロメアとテロメラーゼの研究で２００９年にノーベル生理学・医学賞を受賞しています（ジャック・ゾスタックも共同受賞）。

ヒトでは、ヒーラ細胞を用いた研究で初めてテロメラーゼが発見され、同時にヒトの細胞を用

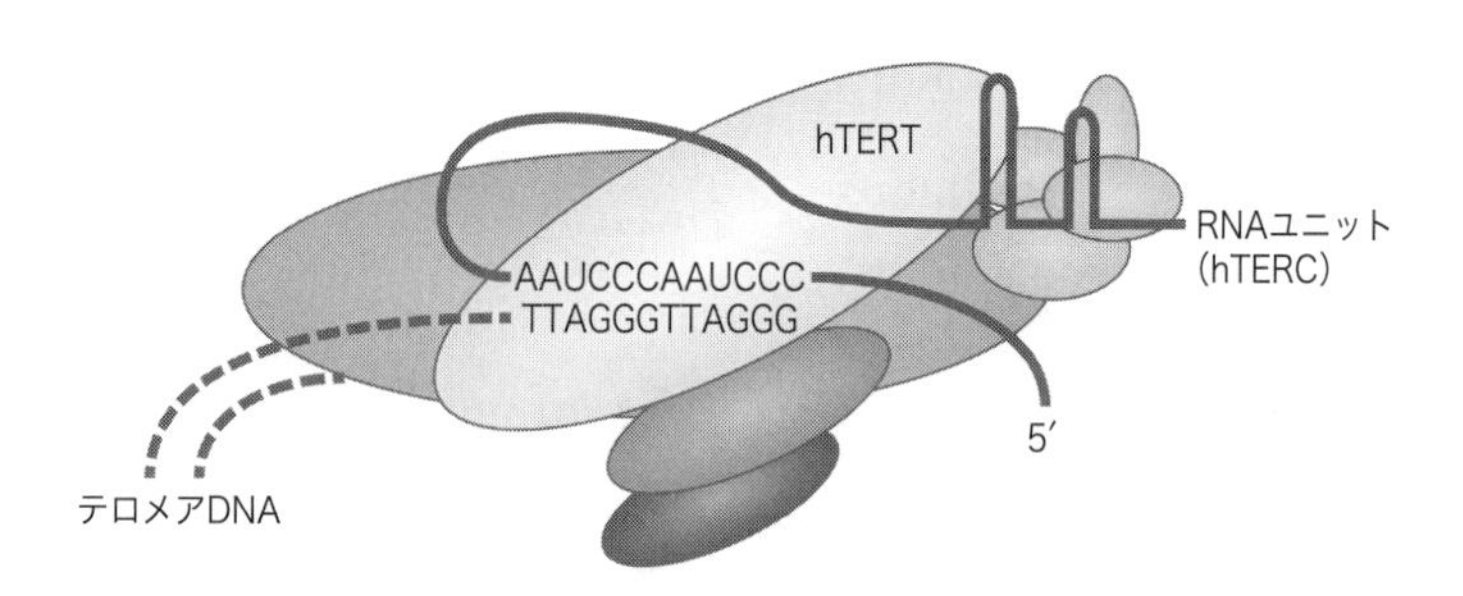

図4-3　ヒトのテロメラーゼの構造

いてテロメラーゼ活性を検出する方法が開発されました。その後、テロメアの長さとヒトの体細胞の分裂可能回数に相関があることがみいだされ、さまざまなヒト細胞でのテロメラーゼの活性が詳しく調べられました。

その結果、がん細胞以外では、生殖細胞や幹細胞といった未分化の細胞でテロメラーゼ活性が高く、長いテロメアが維持されていることがわかりました。一方で分化した体細胞ではテロメラーゼ活性はほとんどみられず、テロメアの長さは分裂ごとに短くなっていきました。こうして、細胞が分裂して分化が進むにつれ、テロメラーゼの活性を失い、テロメアは短くなっていくモデルが確立されました。

■テロメラーゼを標的としたがん治療

その後、ヒトの大部分のがん細胞でもテロメラーゼ活性がみられ、テロメア長が維持されていることが明らかになりました。がん細胞のテロメラーゼ活性を抑制できれば、がん細胞の増殖を止められるかもしれません。

テロメラーゼは複数のタンパク質やＲＮＡなどのユニットから構成される巨大な複合タンパク質です。カギを握るプレイヤーはどのユニットなのかを探索する熾烈なレースが始まりました。

ヒトテロメラーゼ複合体のなかでとりわけ重要と考えられたのが、触媒サブユニットと呼ばれるタンパク質でした。先にも述べましたが、テロメア構造やテロメラーゼは酵母などのモデル生物からヒトなどの高等動物にまで種を超えて保存されており、その類似性が探索の手がかりになりました。１９９７年ついに２つのグループがほぼ同時にこの重要タンパク質の発見に成功しました。トーマス・チェックのグループとロバート・ワインバーグのグループは、テロメラーゼの活性化には、テロメラーゼの触媒サブユニットであるテロメア逆転写酵素ＴＥＲＴ（Telomere Reverse Transcriptase）が重要な働きをしていることを発表しました。細胞の不死化にかかわる重要なプレイヤーがついに明らかになったのです。

世界中の研究者たちが「がん治療の革命」が起こると色めき立ちました。がん細胞で特異的に発現しているテロメラーゼの働きを阻害すれば、がん細胞の増殖を抑制できます。世界中の研究者や製薬企業がテロメラーゼ阻害剤の開発に参戦し、デッドヒートを繰り広げました。

しかし、残念ながら、期待とは裏腹に、今日まで実用化にいたるような効果のあるテロメラーゼ阻害剤の開発にはだれも成功はしていません。その後の研究で、テロメラーゼは、テロメアを維持するだけのものではないという報告が相次いでいます。研究者たちは、テロメアとがん化の関係を単純化して捉えすぎているのかもしれません。

その一方で、遺伝子解析の技術の驚異的な進歩により、多くのがん患者の遺伝子情報を網羅的に解析できるようになりました。その結果、TERTは発がんやがんの進展の際の非常に重要な遺伝子（ドライバー遺伝子といいます）であることが改めて認識されています。一時は下火になりかかったテロメラーゼ阻害剤が、再び注目を集めています。世界中の研究者がいま再びTERT関連の創薬に向けてこれまでとは異なるアプローチで動き始めています。

■TERTの別の機能を標的とする新たな戦略

TERTは、テロメアの長さを維持するうえで重要な役割を果たしていることは間違いありませんが、そのことが「がん化」とどのような関係をもっているのでしょうか。

繰り返し説明しているとおり、がん細胞は不死化した細胞です。がん細胞ではテロメラーゼの活性が高く、細胞分裂を繰り返しても、テロメアは短くなりません。同様な現象が起きているのが幹細胞や生殖細胞です。

京都大学の山中伸弥教授が作製に成功したiPS細胞でもテロメラーゼの活性が高いことがわかっています。

ノーベル生理学・医学賞受賞のもととなった山中教授の論文には、線維芽細胞がｉＰＳ化された証拠として、テロメラーゼ活性が上がっていることが記載されています。つまり、テロメラーゼの発現が高いことは幹細胞であることのひとつの指標とされているわけです。

以上のことから、テロメア長を維持することは、がん細胞や幹細胞が分裂能力を獲得するうえで必要不可欠な条件であるようにも思えます。

しかし、この〝常識〟に果敢に異議申し立てをした研究者が現れました。２００５年、スタンフォード大学のスティーブ・アルタンディが注目すべき論文を発表します。

詳細な説明は省略しますが、アルタンディらは、テロメア長の維持に必要不可欠なＲＮＡユニットを働かなくさせる一方で、テロメア逆転写酵素であるＴＥＲＴが過剰発現するように遺伝子操作したノックアウトマウスを作製しました。

テロメラーゼは、ＲＮＡやタンパク質による複数のユニットが協調して働くことで、テロメアの長さを維持しています。アルタンディは、重要なＲＮＡユニットをコードする遺伝子を不活化して、テロメア長の維持をできなくしたのです。幹細胞が分裂能力を獲得するうえで、テロメア長の維持が必要不可欠であれば、このノックアウトマウスの幹細胞は分裂能力を失うはずです。

ところが、このノックアウトマウスでは、幹細胞の分裂能力を失うことはありませんでした。

それどころか、ＴＥＲＴを過剰発現するように遺伝子操作したことで、テロメアの長さとは関係

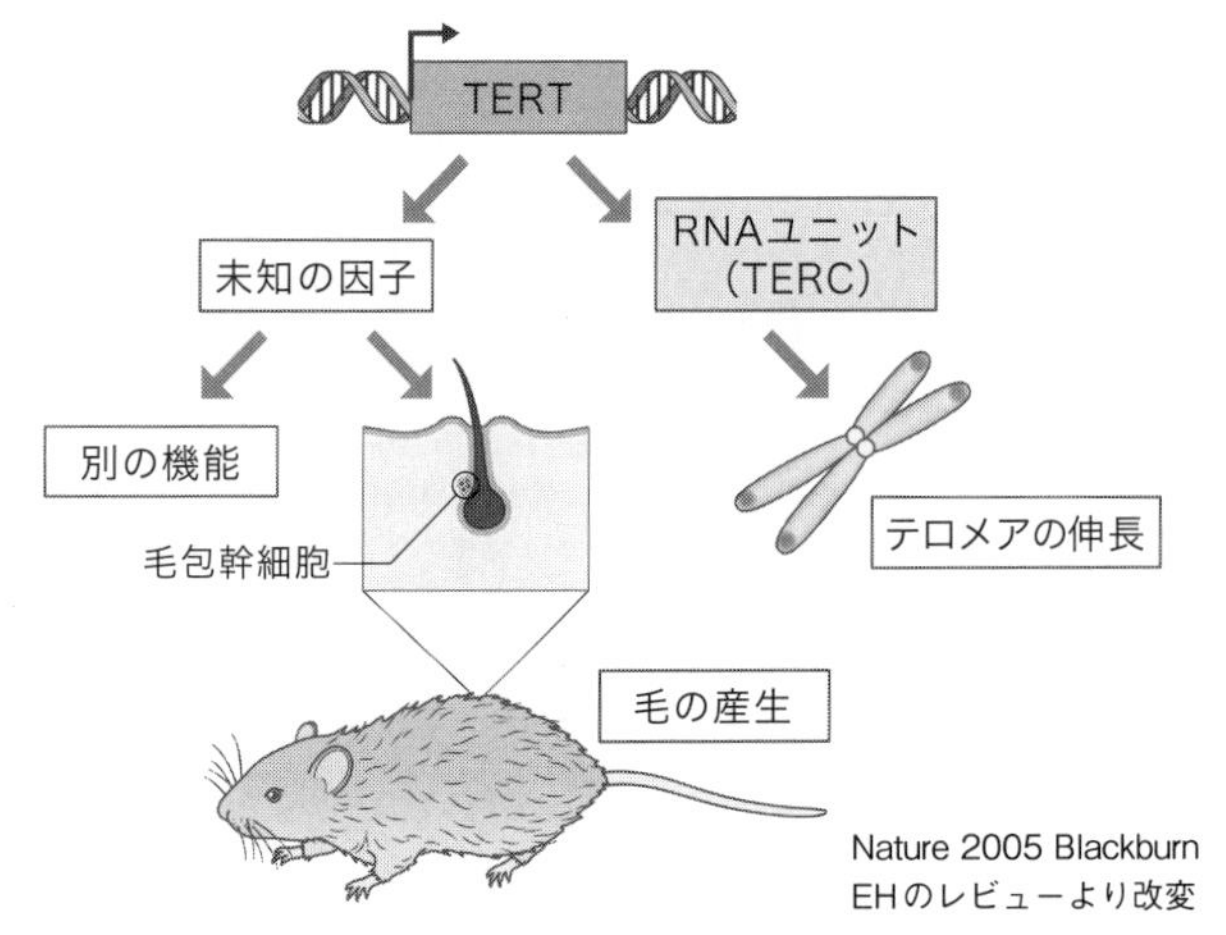

TERTはテロメアの伸長とは別に、毛の産生にかかわる毛包幹細胞において何らかの機能を果たし、毛の産生を促している？

図4-4　TERTにはテロメアの伸長とは別の機能がある?

なく、毛を剃っても剃ってもどんどん生えてきたのです。これは遺伝子操作により、毛包幹細胞が過剰に働いたため、毛の産生が止まらなくなったのだと推測されます（図4-4）。一連の実験結果は、TERTはテロメアの伸長とは別の機能をもっている可能性を示唆しています。

実は、国立がん研究センターのがん幹細胞研究分野でも、アルタンディと同様、TERTはテロメア長の維持による細胞の不死化にかかわっている一方で、何か別の機能を介して幹細胞やがん細胞の未分化性の維持にかかわっているのではないかと考えていました。

研究を重ねた結果、特定のRNAと結

合すると、ＴＥＲＴはＲＮＡを鋳型にしてＲＮＡを合成する酵素「ＲＮＡポリメラーゼ」として機能することを発見しました。ＴＥＲＴには、これまでに知られていた、テロメア長を維持する機能とは異なる新たな酵素活性（機能）があったのです。

具体的なメカニズムはまだ解明されていませんが、この機能が、がんの幹細胞の維持にかかわることは間違いありません。

これまでのテロメラーゼ阻害剤の開発では、テロメア長を維持する機能のみを押さえ込もうとしていましたが、期待された成果を得ることができませんでした。新たに発見されたＴＥＲＴの別の機能を抑えれば、がん幹細胞を狙い撃ちできるかもしれません。こうした見通しのもと、国立がん研究センターでは、ＴＥＲＴの別の機能を阻害する新たな抗がん剤の開発を進めています。

■細胞老化の原因はテロメア短少化だけではない

閉塞感のあったテロメア研究が新たな局面を迎えた頃、冒頭で述べた「細胞老化」と「個体老化」をつなぐミッシングピースの手がかりも出てきました。

当初、テロメアの長さが「細胞の老化」を規定していると考えられていましたが、テロメアの長さとは関係なく、何らかの危機に直面したときに細胞老化が誘導される場合があることがわかってきたのです。

このような細胞老化を「ストレス老化」といいます。ストレス老化として、最初に報告されたのが、「がん遺伝子による細胞老化」です。

何となく矛盾を感じませんか？　これまでの解説では、正常細胞でテロメアが短くなると細胞老化が起こり、一方でがん細胞ではテロメアを短くしないため（いいかえれば細胞老化にならないように）テロメラーゼが働いていて細胞が不死化していると解説しました。この説明に当てはめて単純に考えると、がん遺伝子はがんを引き起こす遺伝子であるのだから、細胞老化を引き起こさないはずです。

しかし実験結果は異なりました。がん遺伝子を「大量に」発現させると、若返りどころか、細胞老化が起きたのです。このとき、世界中の細胞老化の研究者たちは考えました。これまでは、〝短いテロメア〟が細胞老化を引き起こす唯一無二の原因と考えてきたが、実は、他にも正常細胞に細胞老化を引き起こす原因があるのではないかと……。

こうした見立てで研究を進めると、細胞に「極度のストレス」を与えると、細胞老化が起こるという報告が次々にあがってきました。

２０００年、セル誌に「カルチャーショック（ストレス）が細胞を老化誘導する」という興味深い論文が発表されました。当時行われていたさまざまな老化研究をリサーチして、細胞培養自

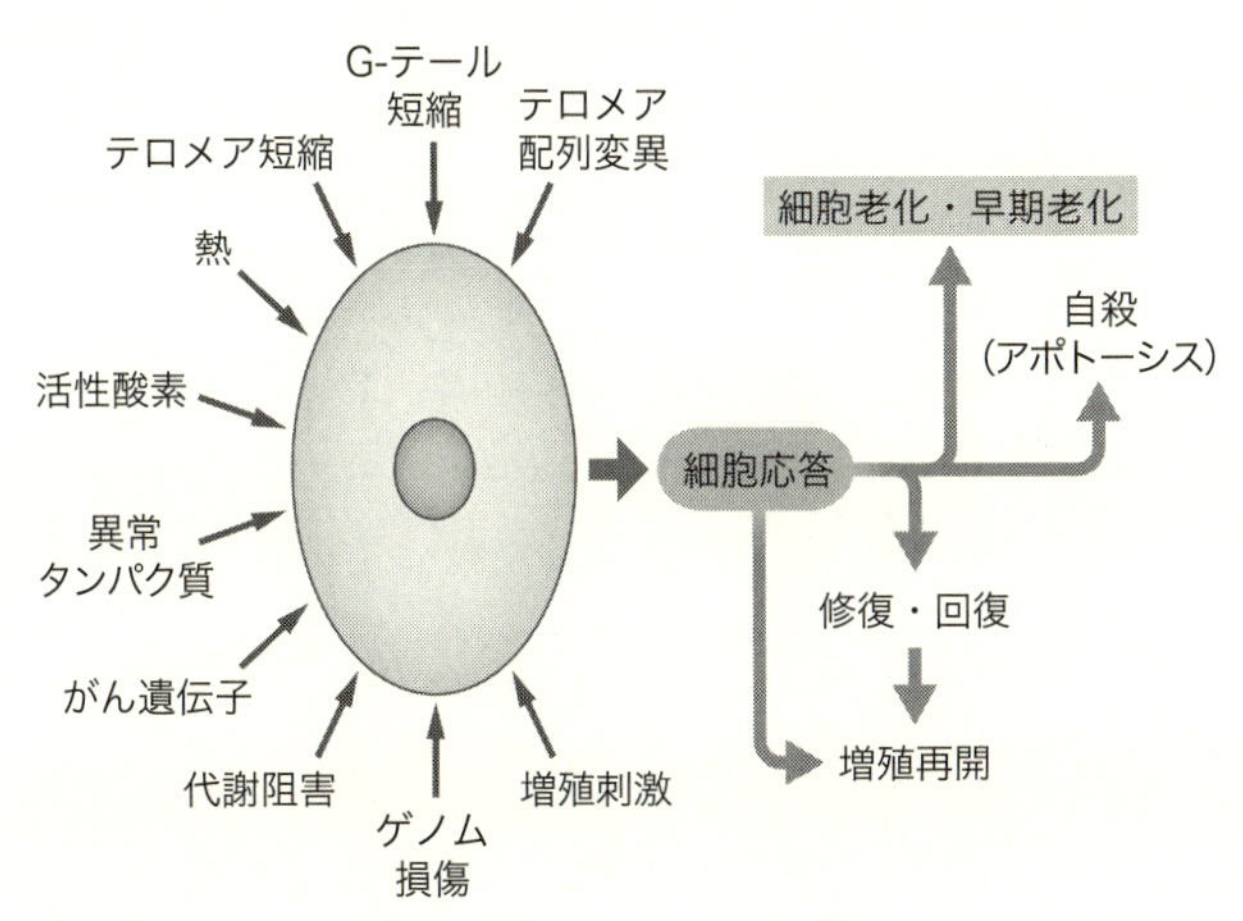

『細胞の運命Ⅳ　細胞の老化』(サイエンス社、井手利憲 著) より転載

図4-5　さまざまなストレスとそれに対する細胞応答

体がストレスになって細胞老化が起きているのではないか、と推論したのです。この総説は、培養細胞で老化研究をしている科学者たちの間で大変な話題になりました。

英語でも日本語でも、カルチャーショックは、異なる文化に接した時に生じる不安・衝撃などを指しますが、この論文でいうカルチャーショックは、「シャーレ上での培養」を指しています。日本語の培養は、英語で culture です。

すなわち、この論文ではカルチャーショックになぞらえて、細胞には「培養自体」がストレスになると分析したのです。

細胞にとってストレスになるのは、細胞培養だけではなく、ＤＮＡの損傷や活性酸素、熱、培養中の酸素濃度などさまざまなものがあります（図4－5）。こうしたストレスへの対処法として、細胞は自ら老化を起こし、永久に増殖を停止することで、異常細胞などを生み出さないようにしています。このように考えると、細胞老化とはある意味、生体に備わった、異常細胞淘汰のための安全機構と考えることができます。

私たちは、がん遺伝子はいつ何時でも発がん遺伝子として機能していると考えがちですが、実はもっと複雑な振る舞いをしているのかもしれません。がん遺伝子の活性化される時と量が異なれば細胞の反応も異なります。発がんを誘導する遺伝子であってもそれだけでがんは発生せず、生体に備わった自己防衛能力である細胞老化の誘導状況やその他の重要な遺伝子の変異の有無などの微妙なバランスが崩れたときに、がん細胞が発生するのかもしれません。

■あらためて、なぜ年をとると発がんリスクが上がるのか

「がん化と老化」を理解する上で問題を複雑にしている点を整理したいと思います。ヒトは年齢を重ねる（いわゆる、加齢するないしは個体老化する）ごとに発がんのリスクが上がるという歴然とした事実が存在します。その一方で、研究モデルとして利用している「培養細胞を用いた細胞老化研究」と「マウスなどを用いての個体老化研究」で得られた成果が必ずしも整合していません。そのため、広い意味では同じ「老化」をテーマにしていても、細胞老化と個体老化はそれぞれ別

の物として考えなければならないという側面がありました。しかしながら、実際の研究では、細胞老化を意味するのか、個体老化を意味するのか曖昧なまま議論が進んできたため、老化研究は錯綜（さくそう）した状況が長く続いてきました。

ところが、この10年ほどの研究の進展で、「細胞老化」「個体老化」「がん」が、「ストレス老化」というキーワードで繋がりだしたのです。

近年の注目を集めているのがＳＡＳＰ（Senescence-associated secretory phenotype）と呼ばれる現象です。これは、簡単にいうと、細胞老化を起こした細胞から、外部に液性因子が分泌され、近傍の細胞や、血液に乗って運ばれることで遠隔臓器に影響を及ぼすという現象です。液性因子とは聞き慣れない用語ですが、内分泌器官から分泌されるホルモンのようなものを、老化細胞が分泌していると考えてください。

細胞老化を起こした細胞は、分裂はしないけれど長期にわたり体内に存在し続けます。年をとるにつれて老化細胞は体内にどんどん蓄積されていきます。実際、老齢のサルやヒトにおいて、加齢にともない細胞老化を起こした細胞が増加することが確認されています。細胞老化状態にある細胞（以下、老化細胞とします）を特異的に染色すると考えられているＳＡ－β－ｇａｌステイニングを用いた実験では、若い人の組織に比べて高齢の人の組織のほうが、染色される細胞が多くみられることが報告されています。

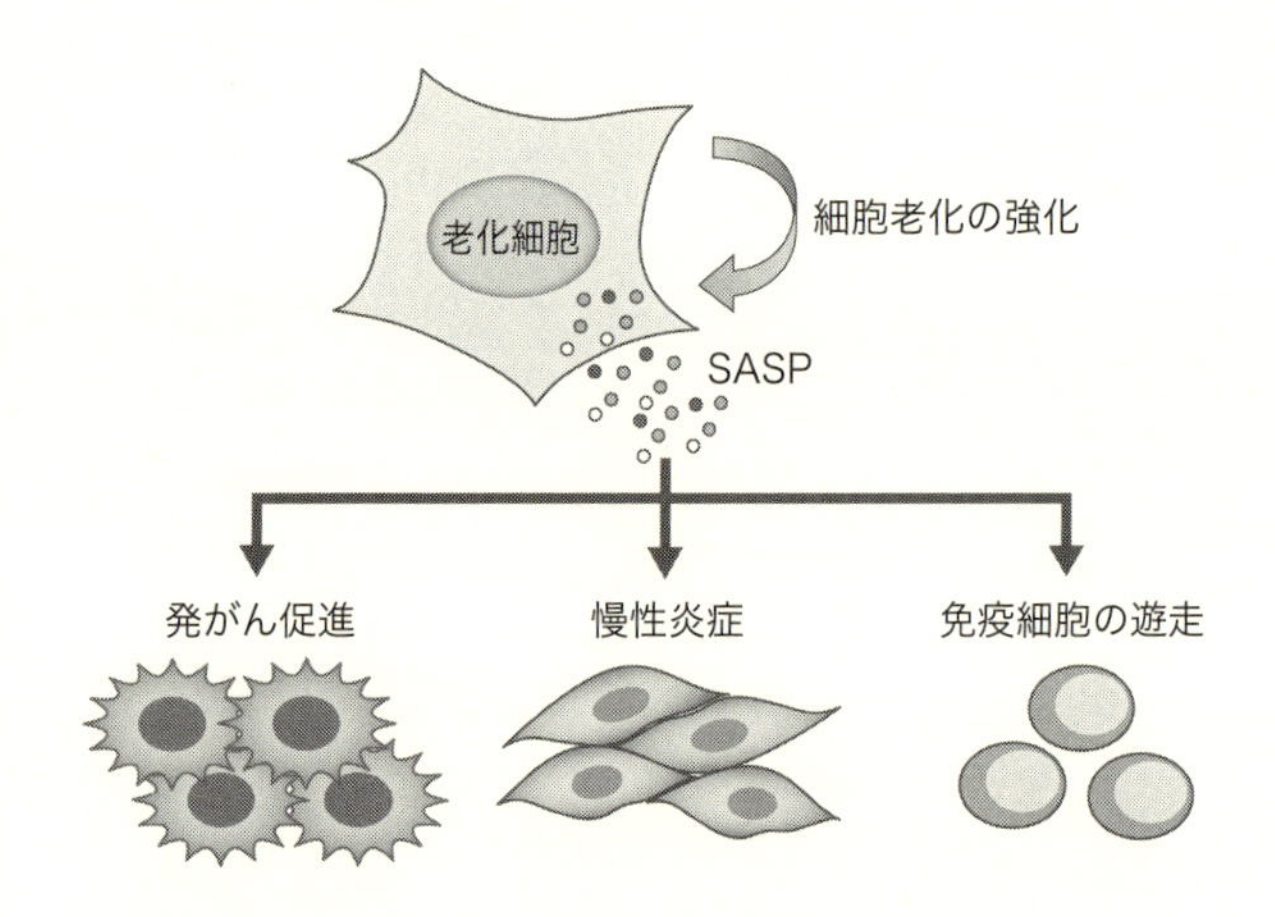

老化細胞から分泌されたSASP因子は、周辺細胞の発がんや炎症などを引き起こす一方、自己細胞にも働き、細胞老化を強化する
国立研究開発法人 国立長寿医療研究センター 老化機構研究部代謝研究室長 山越貴水氏作成図版を転載

図4-6　SASPの作用

生体内に蓄積した老化細胞はただおとなしく存在しているわけではなく、さまざまな液性因子を細胞外に分泌しています。近年の研究で、老化細胞から分泌される液性因子は炎症を引き起こしたり、がん化を促進することがわかってきました。こうした老化細胞の分泌現象をSASPと呼びます（図4-6）。

炎症というと、風邪による発熱や、喉の痛み、歯の痛み、捻挫などの外傷にともなう痛み、などの「急性炎症」をイメージされる方が多いと思いますが、ここでいう炎症は「慢性炎症」という長く続く静かな炎症を指します。最近の研究ではこの慢性炎症が発がんないしはがんの悪性化に強くかかわることがわかってきました。

２０１３年、がん研究会がん研究所の研究グループは、肥満にともない肝細胞がんが発症するマウスモデルを用いて、実際に老化細胞が周囲の細胞のがん化を促進していることを明らかにしました。

報告によると、マウスが肥満化すると、胆汁酸を産生する腸内細菌が増え、その結果、胆汁酸の分泌が亢進し、それが原因で肝星細胞（肝臓内にある線維芽細胞）が細胞老化を起こしたといいます。そして、細胞老化を起こした肝星細胞は、発がん促進作用を有する炎症性サイトカインを含むＳＡＳＰ因子（細胞老化関連分泌因子）を分泌し、周囲に存在する肝臓の実質細胞のがん化を促進していました。ヒトの肥満による肝細胞がん発症でも、同様のメカニズムが関与している可能性が示唆されています。

肥満と炎症が結びつかない方もいらっしゃるかもしれませんが、最近は、肥満は慢性炎症を代表する生体内環境と解釈されています。実際、疫学的にも肥満になると肝細胞がんを含むさまざまながんの発症率が上がることが知られています。

また、国立長寿医療研究センターなどのグループは、マウスを用いた実験で、老化細胞を除去することで肺の弾力性が回復し、肺を若返らせることに成功したという報告をしています。これまでは、細胞老化、個体老化にともなうがん化をつなぐピースが欠如していたわけですが、ここに来て、ＳＡＳＰに代表される「細胞ストレス」に伴う細胞老化の影響がこれらを橋渡ししていることがわかってきました。

今後、ＳＡＳＰを制御できるようになれば、がんの発症抑制や、健康寿命の延長が可能になるかもしれません。

細胞老化と個体老化、がん化が密接にかかわっていることが明らかになってきたいま、分野間の壁を越え、これからますますおもしろい展開が期待できそうです。

■そして「がん予防」の時代へ

最後に、本章で解説してきたいくつかのキーワードを結びつけるかもしれない最近の研究成果を紹介しましょう。慶應義塾大学広瀬信義教授のグループの研究成果です。

百寿者という言葉をご存じでしょうか？　文字通り、１００歳を超える長寿者のことで、１０５歳以上は超百寿者、１１０歳以上のスーパーセンチナリアンといいます。同グループは、１００歳以上の百寿高齢者とその家族を対象に長年にわたり追跡調査してきました。おそらく世界的にみても、これだけ多人数の〝超高齢者〟が参加した疫学研究は例がありません。この極めて貴重な疫学研究から非常に興味深いことがわかってきました。

１００歳以上の高齢者やその子孫に共通する現象として、

①　同じ年齢の人と比較してテロメアが長い
②　炎症反応が低く抑えられている
ことがわかったのです。

　調査対象となった方々は、１００歳以上の長寿の方ですから、「１００歳以上までがんで亡くなっていない」ことを意味します。必然的に、がんの発症リスクも少なく長生きしてこられたということが推測されます。

　疫学調査では分子機序の解明はできないので、テロメアが長いことが原因なのか結果なのかはわかりません。同様に炎症が低く抑えられていることも原因なのか結果なのかはわかりませんが、大変興味深い結果です。

　この研究では「細胞老化」「個体老化」「がん化」の3つのパーツが見事に揃いました。これまで、「細胞老化の原因と考えられてきたテロメアの長さ」がどうやら、「個体老化を紐解くひとつの指標として」の意味ももちそうですし、前述した、細胞老化による全身の炎症（ＳＡＳＰ）が個体老化につながり、同時に発がんを助長する因子になり得るというモデルにもつながりそうな観察結果といえます。

　そのモデルの複雑性から、長らく、別個の研究領域として捉えられてきた細胞老化と個体老化が、「慢性炎症」という分子メカニズムで統合される可能性が出てきました。

「慢性炎症」と発がんのプロセスの解明も相まって「ヒトはなぜ年を重ねるとがんが増えるのか?」という素朴な疑問に対しても、合理的な説明ができるようになってきました。単に「遺伝子変異の積み重ね」というだけではなく「生体内の環境を含めた後天的要因」が関与しているのは明らかです。

このようにみてみると、今後の発がんメカニズムを解明する研究は、古典的な「がん遺伝子、がん抑制遺伝子」の研究から、遺伝子産物による「生体内環境への影響」の研究に移行しつつあるといえるでしょう。今後は、発生したがんを治療するアプローチにとどまらず、「がん予防」への応用が期待される時代になりました。

今後、「ストレス老化」に対する科学的知見が積み重なれば、「生体内環境」をコントロールすることによって「がん予防」ができる時代がくるかもしれません。

第5章
再発と転移

〝がん〟が怖い病気とされる理由のひとつに、治療後かなりの確率で、再発と転移が起こることがあげられます。がん治療では、いったんうまくいったようにみえても、目にみえない小さながん病巣が手術でとりきれずに残っていて、それが再び増殖したり、薬物療法（抗がん剤治療）や放射線治療でいったん小さくなったがんが再び大きくなったりすることがあります。これが「再発」です。

一方「転移」とは、がん細胞が血液やリンパ液に入り込み、その流れに乗って最初に発生した場所とは異なる臓器や器官へ移動し、そこで増えることをいいます。

再発や転移が起こると、がんの治療は圧倒的に難しくなります。本章では、がん治療終了後に起きる「再発」と「転移」についての最新の知見を紹介します。

■転移や再発の原因は「がん幹細胞」？

再発の原因は残ってしまったがん細胞ですが、最近、これが普通のがん細胞とは異なる「がん幹細胞」である可能性が高いことがわかり、がん研究の世界で注目されています。がんがほかの臓器へと移動する転移も、がん幹細胞があると仮定すると説明しやすくなります。

がん幹細胞とはいったいどのような細胞なのでしょうか。それを理解するために、まず「幹細胞」について説明しましょう。

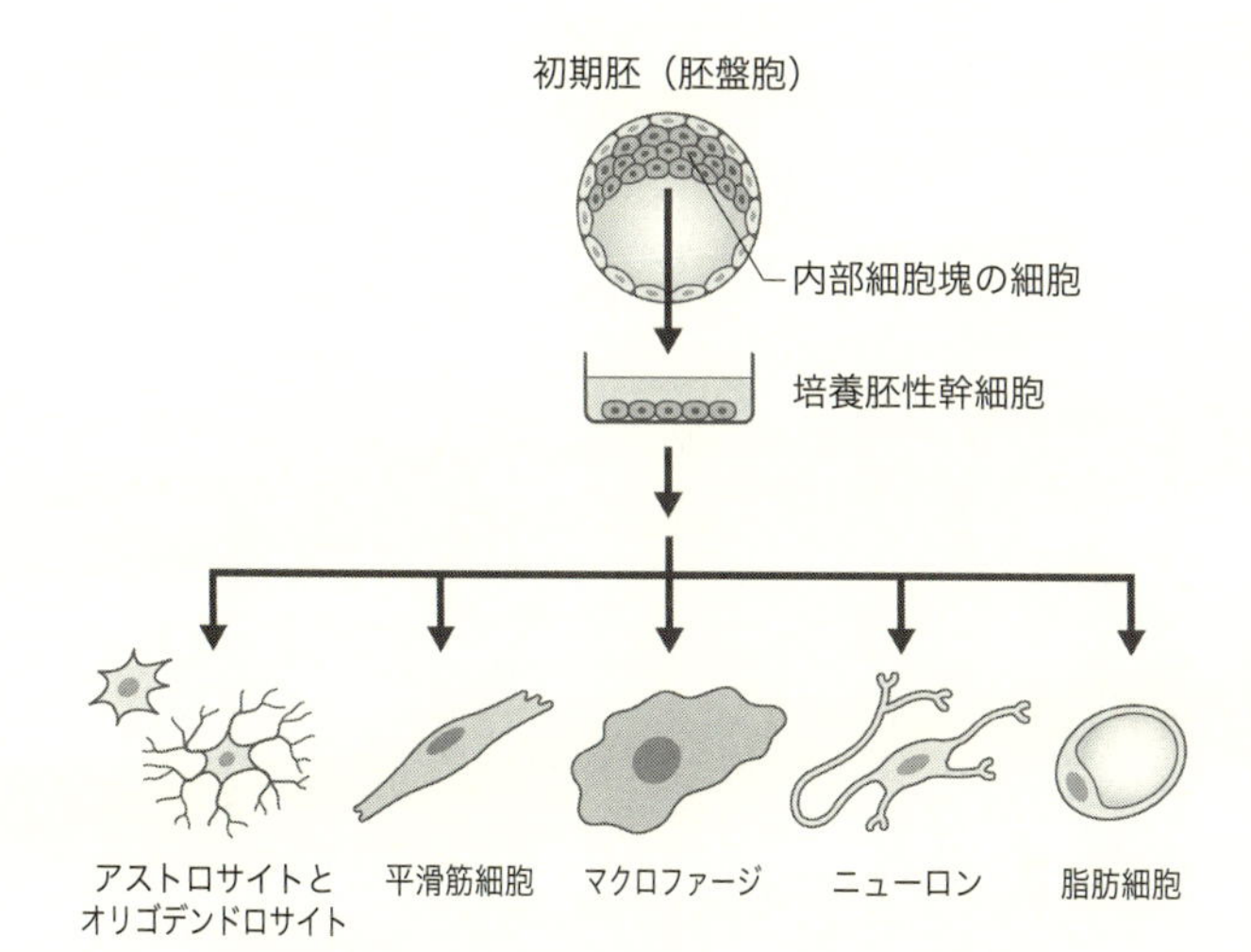

図5-1　幹細胞の例。胚性幹細胞は未分化でどんな細胞にでもなることができる

幹細胞とは、自らと同じ細胞を増やす能力（自己複製能）と、さまざまな細胞に分化する能力（多分化能）をもつ細胞です。どこで発生したかや、どのような能力を備えているかで、いくつかの種類に分けられます。たとえば、胚性幹細胞（ES細胞）は、受精卵が数回分裂した細胞で、まだ分化していないため、どんな細胞にでもなることができます（図5－1）。

胚性幹細胞のようにどんな細胞にでもなれるわけではありませんが、特定の組織の細胞に分化して無限に増えることができる組織幹細胞があります。赤血球や白血球といった血液細胞になる造血幹細胞や、神経になる神経幹細胞などがこれにあたります。

それではあらためて、がん幹細胞とはいったいどのような細胞なのでしょうか。実は、ひとつのがんからいくつかの細胞を採取すると、そのなかには、性質の異なるがん細胞が幾種類も存在しています。これを「がんの不均一性」と呼びます。さまざまな性質のがん細胞があるので、がん細胞の特定の性質をターゲットに治療すると、その性質を備えていないがん細胞が残ってしまい、再発すると考えられます。不均一ながん細胞のなかに、がん幹細胞は含まれています。がん幹細胞とは、さきほどの幹細胞の定義から「がん細胞を無限につくり出せる細胞」ということになるので、どのような治療をしても、がん幹細胞が残っていたら再発は避けられません。やっかいなことには、がん幹細胞には通常のがん治療が効きにくいようなのです。というのも、一般的に、がんに対して行われている薬物治療は、がん細胞の〝増殖する〟という性質を利用しているからです。

増殖を続けるがん細胞では、さかんにDNAの複製が行われています。このDNAの複製を阻害する物質が、がんの増殖を止める抗がん剤になります。増殖のさかんな細胞を標的にしている抗がん剤であれば、正常な体細胞への影響は少なく、患者の体へのダメージは抑えられます。ところが、「がん幹細胞」は普通の幹細胞がそうであるように、必要でない環境では、分化することも増殖することもなく細胞分裂の静止期といわれる休眠状態にあります。そのため、抗がん剤

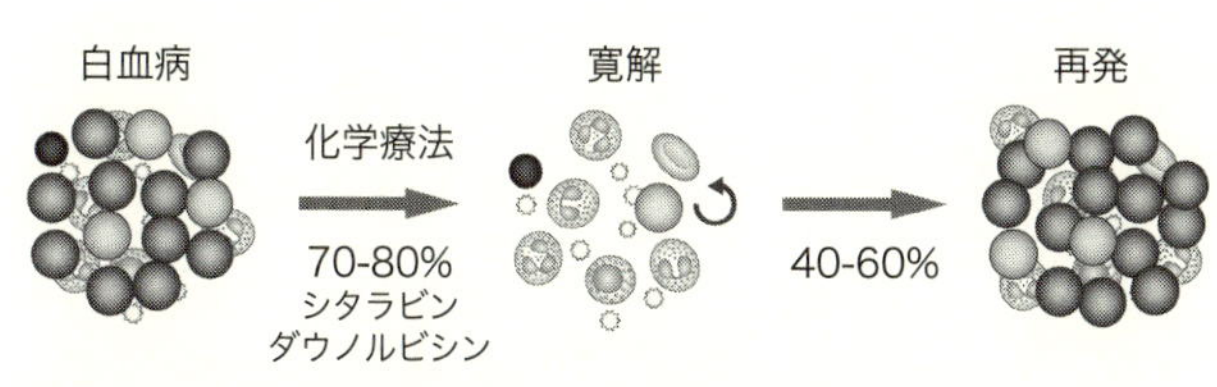

急性白血病では標準的治療である化学療法により多くの場合（70～80%）寛解となるが、しばしば（40～60%）は再発する

図5-2　治療後に残存するがん幹細胞が再発の原因になる

が効きにくいのです。さらにがん幹細胞は、薬物を排出する能力を獲得していたり、細胞死を阻害するような分子を発現させたり、ＤＮＡに傷がついても死なないような性質を獲得しており、化学療法や放射線治療といった一般的な治療が効きにくくなっています。そもそも、がん病巣の奥まったところに潜んでいるのも、一般的な治療が効きにくい理由とされます。その結果、治療しても、がん幹細胞が生き残ってがんが再発することがあるのです。

■白血病で解析が進むがん幹細胞

がん幹細胞は、１９６０年代に登場した「がん幹細胞仮説」で、「がん細胞集団のなかにはごく少数だが、継続的増殖能力と全身への転移能力をもち、抗がん剤などの細胞傷害性治療に対して抵抗性を示し、治療しても腫瘍を再形成する幹細胞のようながん細胞が存在する」と予見されていた細胞でした（図５－２）。

それが1997年、カナダのトロント大学のジョン・ディック博士のグループによって、血液のがんといわれる「白血病にがん幹細胞が存在する」とはじめて報告されたのです。その後、乳がんや大腸がん、脳腫瘍といった固形腫瘍からも、がん幹細胞と呼べる細胞がみつかっています。

発見のきっかけは、ヒトの白血病細胞を免疫不全マウスに移植しても、白血病が発症する場合と、しない場合があることでした。この違いがどこから来るのかを解析したところ、白血病を発症した細胞ではCD34という細胞膜を貫通するタンパク質が発現していることがわかりました。CD34は、正常な造血幹細胞表面にもみられるタンパク質で、生体内におけるさまざまな幹細胞に共通に存在しています。

2010年にはCD34よりもより白血病に特異的なタンパク質として、M-CSFRやTIM-3が白血病の幹細胞の表面に多く存在していることが報告されました。M-CSFR抗原の発現が高い白血病細胞は、100個程度マウスの血液中に移植すれば発症しますが、M-CSFR抗原が発現していない細胞は1000個移植しても白血病を発症しませんでした。この結果から、M-CSFR抗原をもつことが、白血病幹細胞の特徴だと結論づけました。

これまでの研究結果で、M-CSFR抗原を発現している白血病細胞は病原性が高いことがわかりました。

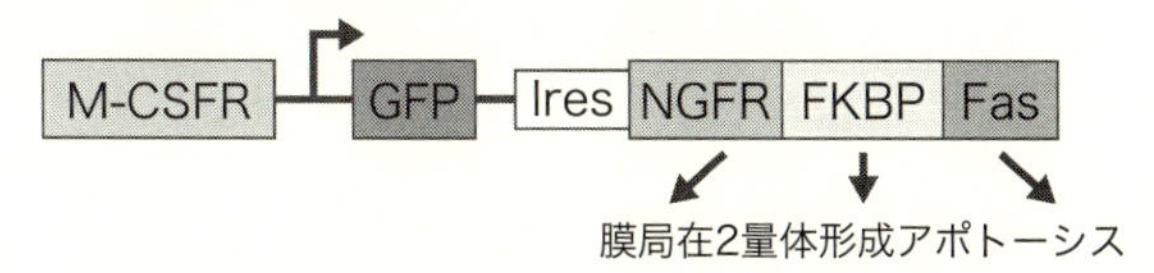

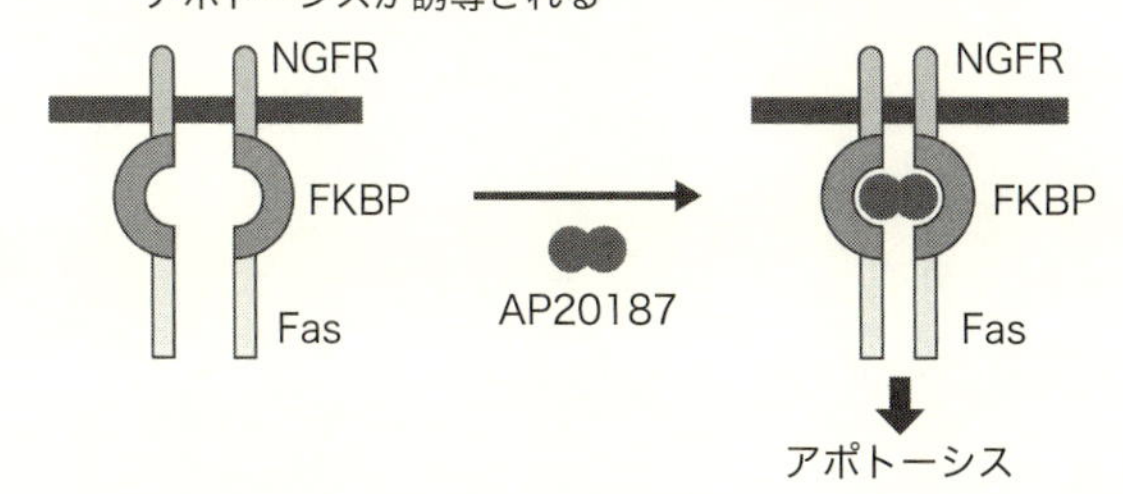

図5-3　自殺遺伝子Fasは通常、働かないが、AP20187という薬を投与するとFasが2量体を形成し活性化し、細胞が死ぬ（アポトーシス）システム

それでは、がん幹細胞と思われるがん細胞を取り除けば、がんは再発しないのでしょうか。この仮説を検証するために、M-CSFR抗原を発現しているがん細胞がみずから死滅するようなモデルマウスを作製しました。

具体的には、M-CSFR抗原の発現を制御しているプロモーター遺伝子の制御下に自殺遺伝子Fasを導入しました（図5-3）。このしくみが優れているのは、自殺遺伝子の発動をAP20187という薬物で制御している点にあります。自殺遺伝子が導入されていても、この薬物を投与しない限り、M-CSFR

抗原が発現しているがん細胞は死ぬことはありません。しかし、AP20187を投与すると自殺遺伝子Fasが動き出し、細胞傷害性T細胞が活性化してがん細胞は死にます。つまり、がん細胞の生死を自在にコントロールできるのです。

薬を投与しなければ、M-CSFRの発現が高い白血病細胞はどんどん増え、マウスはやがて死にました。ところが、薬物を投与してM-CSFRの発現が高い白血病細胞を死滅させるとマウスは生き残ったのです。

この実験によって、がん幹細胞を取り除く治療法の有効性が確かめられました。現在、がん幹細胞をターゲットとするいくつかの治療法の開発が進められており、ここではそのなかでも開発が進んでいるものについて紹介します。

■がん幹細胞治療の進展

白血病のモデルマウスは、一般的に行われている抗がん剤治療を施すと、治療をしないマウスに比べて発病は遅れるものの、結局は白血病を再発して死んでしまうケースが多いようです。再発にいたるプロセスを追うと、抗がん剤治療を行ったマウスでは、静止期にあるがん細胞の割合が増えていました。抗がん剤で処理すると、増殖しているがん細胞は死滅しますが、増殖していないがん細胞は生き残るからです。この静止期の細胞ががん幹細胞で、白血病を再発させると考えられます。細胞がどのような性質をもっているのかを調べてみると、ＥＺＨ１とＥＺＨ２というタンパク質が多く発現していることがわかりました。ＥＺＨ１とＥＺＨ２はどちらもゲノムＤＮＡが巻きついているヒストンというタンパク質を、メチル化する酵素として働いていて、遺伝子の発現を抑えます。

次に、これがほんとうに白血病の維持に必須な因子かを見極めるために、ＥＺＨ１の遺伝子とＥＺＨ２の遺伝子を欠損させたマウスで、白血病が発症するか調べました。その結果は、白血病のモデルマウスでＥＺＨ１とＥＺＨ２の両遺伝子を改変していない野生型のマウスは４週間程度で、白血病を発症してすべて死んでしまいました。ＥＺＨ１だけを欠損させたマウスも、ＥＺＨ２だけを欠損させたマウスも結局は白血病を発症しましたが、ＥＺＨ１とＥＺＨ２の両方の遺伝子を欠損させると、白血病は完治しました。これは、ＥＺＨ１とＥＺＨ２の両酵素を阻害できれば、白血病は治せると期待できる結果です。

この２つの酵素を阻害する薬（ＤＳ－３２０１ｂ及びその誘導体）が第一三共株式会社により見いだされました。これらの薬には、ＥＺＨ１とＥＺＨ２を阻害することで、未分化のがん幹細胞を分化させ、がん幹細胞を消滅させる働きがあります。この作用が治療効果を発揮することがわかり、２０１６年３月からＤＳ－３２０１ｂの臨床開発が国立がん研究センターを含む複数施設で進められています。この薬物をマウスに投与すると、生存期間が延びるだけでなく、それ以上に従来の治療と併用することで高い効果が得られることがわかってきています。

ほかには、大腸がんに対する薬がみつかっています。大腸がんの90％以上の患者で、Ｗｎｔと呼ばれる遺伝子に変異がみられ、Ｗｎｔシグナルの伝達経路が常に活性化した状態にあるために、がん幹細胞が発生するとわかってきました。この経路を遮断する薬剤があれば大腸がんの治療が可能です。国立がん研究センターと理化学研究所、カルナバイオサイエンスの研究グループは、Ｗｎｔシグナル伝達経路の活性化にはＴＮＩＫというタンパク質リン酸化酵素が必要であることを明らかにして、その活性を阻害する新しい薬物「ＮＣＢ－０８４６」をみいだしました。この薬物をヒトの大腸がん細胞を移植したマウスに投与すると、がん細胞の増殖と、がん幹細胞が存在する証であるＣＤ44の発現量が顕著に抑えられました。今後、大腸がん幹細胞の治療につなげられるかが注目されています。

■がん幹細胞の誕生

これまでお話ししてきたがん幹細胞とはどのように誕生するのでしょうか。ひとくちにがん幹細胞といっても、がんの種類によって性質や生まれる過程はそれぞれ異なります。たとえば、白血病は大きく4つに分けられます。まず、白血病細胞が、骨髄由来かリンパ球由来かで2つに分けられ、さらにそれぞれが急性と慢性に分けられます。つまり、白血病のがん幹細胞は4種類あるのです。がんは遺伝子の変異がいくつも積み重なって発症するとされますが、まれにひとつの遺伝子によって起こることがあります。慢性骨髄性白血病は、ヒトの９番染色体と22番染色体の間で組み換えが起こって、ＢＣＲ遺伝子とＡＢＬ遺伝子がくっついた融合遺伝子（ＢＣＲ-ＡＢＬ融合遺伝子）がたったひとつできた結果、タンパク質リン酸化酵素であるＡＢＬが異常に活性化され、血液細胞の増殖が亢進して発症します。このケースでは、もともと幹細胞である造血幹細胞に、ＢＣＲ-ＡＢＬ融合遺伝子が生じて、がん化しています。正常な幹細胞が必要以上に増えないのに対して、がん化した幹細胞はいくらでも増えるので、結果としてさまざまな障害が出てきます。ただし、増えた幹細胞からは正常な各種血液細胞がつくられるため、重い症状が急に出ることはない白血病です。

一方、同じ白血病でも、日本人にいちばん多い急性骨髄性白血病の原因遺伝子変異は、１００種類以上知られています。造血幹細胞が分化を始めると、各種血液細胞になる前に、いったん、血液前駆細胞になります。この血液前駆細胞は、将来、何の血液細胞になるかが決まっているので、がん化すると、特定の血液細胞が異常に増え、血液中の各種血液細胞のバランスが大きく崩れ急激に病状が進行することがあります。このように、がん幹細胞は、慢性骨髄性白血病のように、正常な幹細胞が異常な増殖能を獲得することによって誕生する場合もあれば、急性骨髄性白血病のように、血液前駆細胞が自己複製能を獲得することによって誕生することもあるのです。

急性骨髄性白血病は、いくつもの遺伝子変異が積み重なって起こっているので、そのうちのどれが重要な変異なのか突き止める必要がありました。いままでは4つの変異遺伝子をマウスに導入すると白血病になることが明らかになっています。それぞれの変異だけでは白血病になりませんが、この4つの遺伝子変異が同時に起こると100%白血病を発症しました。3つの遺伝子変異を導入したのでは、組み合わせによりますが、300日後の発症率は20%から多いものでは70%減少しました。この4つすべてががん幹細胞の成立には欠かせません。

これは、分化した細胞に4つの遺伝子を導入することで幹細胞化させたiPS細胞の例とよく似ています。がん幹細胞が成立する過程でも、iPS細胞が成立するのに似たような遺伝子が複数発現しているようです。

また、がん幹細胞は、白血病であれば骨端部など奥まったところに隠れています。その場所が幹細胞にとって居心地がよいことが理由のようです。こうした場所は微小環境（ニッチ）といわれ、幹細胞性を維持するのに必要な環境だと考えられています。正常な幹細胞は骨髄の微小環境に非常に多く存在していて、この性質をがん幹細胞も受け継いでいるようです。がん幹細胞が遺伝子変異によって、ニッチに依存しなくても生きられるような性質を獲得すると、転移へつながっていくと考えられます。

このように、がん幹細胞ががんの治療抵抗性や転移にかかわっていて、予後に大きく影響していることが次第にわかってきました。がん幹細胞を標的とする治療が、今後の課題になることは間違いなさそうです。

また、固形がんのがん幹細胞についても徐々にわかり始めています。大腸がんのがん幹細胞にはＣＤ４抗原やＬＧＲ５が発現することが重要であることが示されています。

■転移する能力を獲得するとき

「どうして、がんで死ぬのか」という問いには「転移が起こるから」と答えることができます。「転移」とは、がん細胞が血液やリンパ液に乗って全身をめぐり、発生した場所とは異なる臓器やリンパ節に生着して、そこで増えることです。がんは発生した場所で大きくなる限りは、手術で取り除くことができます。しかし、血液やリンパ液に乗って全身をめぐり始めてしまったら、いつまた別の臓器で増えるかわからず、治療は困難になります。

それでは転移にいたる過程を詳しくみてみましょう（図５－４）。原発巣で増えてきたがん細胞のかたまりは、細胞間接着により互いにしっかりくっついています。それが転移する性質を獲得すると、細胞間接着が緩くなり、１個１個の細胞がバラバラになって離れていきます。しかもこのときに、浸潤能を獲得しているので周りの組織を壊して侵入し、ついには血管壁という大きな関門さえも通過してしまいます。血管壁を通り抜けた後には、血管のなかを浮遊状態で生きて

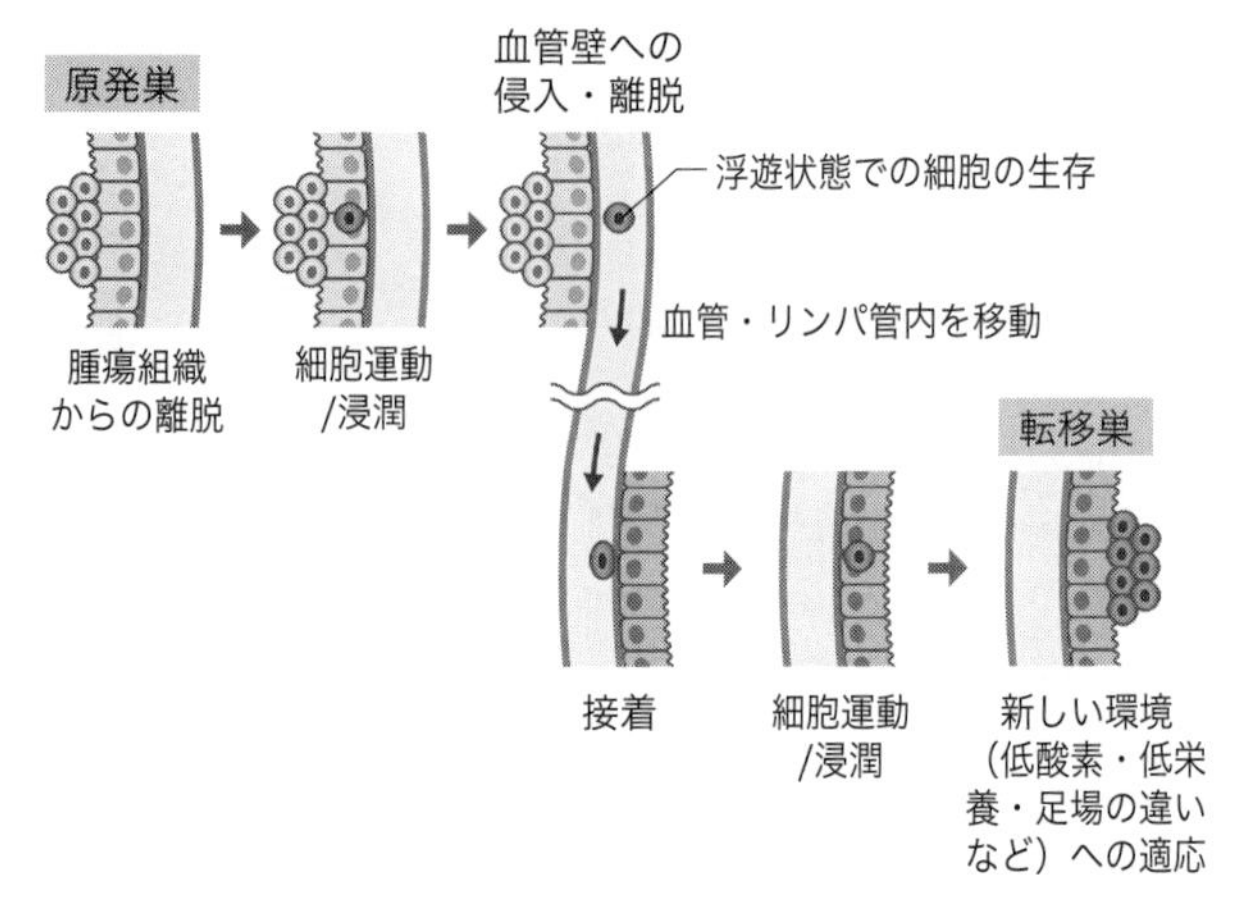

図5-4　がんの転移の過程とそれにかかわるがん細胞の性質

います。そして血液に乗って移動し、新しい臓器に接着したら、がん細胞はこれまでとは違う足場のもとでも増殖するのです。もともとがん細胞は血液から栄養分を得て増殖しています。しかし転移先の新しい環境には、血管はなく酸素や栄養が得られない状態です。それがいつしか、自前で血管をつくって次第にそこに適応していきます。

転移プロセスでは、簡単にあげてみてもこれだけのことが起こっています。これほど多様な能力を獲得するには、細胞のゲノムＤＮＡの変異がいくつも起こっているのだろうと想像するかもしれません。しかし、それだけとも限らないようなのです。

がん細胞が移動し転移しやすくなる原因として、Ｓｒｃというチロシンキナーゼの遺伝子のかかわりが知られています。Ｓｒｃキナーゼが活性化しただけでは、細胞はがん細胞の最大の特徴である異常増殖をすることは通常ありません。むしろ、先に異常増殖の性質を獲得した細胞が、さらにＳｒｃキナーゼが活性化することによって転移にかかわる複数の性質を獲得するのです。Ｓｒｃ遺伝子はまさに転移・浸潤にかかわる遺伝子といえますが、このような遺伝子は不思議とあまりみつかっていません。実際には、浸潤や転移というがんの性質は、それだけで独立して獲得されるものではなく、がんの悪性化の過程でほかの性質とともに獲得されていくのだろうと考えられます。

その根拠として、肺がんやすい臓がんのように悪性化するがんはほとんどの場合、数ヵ月から2年といった比較的短い期間で転移性のがんになることがあげられます。これほど速く転移性を獲得するには、がんが発生したあとでさらに転移に必要なプロセスをひとつひとつ段階的に獲得していくというモデルでは説明しにくいのです。がんが発生し、増殖する過程で転移に必要な性質を同時にいくつも獲得するような決定的な遺伝子の変化が存在すると考えるのが自然です。

■転移の本質に迫る

ゲノムＤＮＡが傷ついた結果として実際に起こるのは、ＤＮＡを鋳型につくられるタンパク質の変化です。このタンパク質が細胞の性質を変化させ、浸潤や転移を可能にします。そこで、がん細胞の浸潤や転移をタンパク質レベルで明らかにしようと研究が進んでいます。遺伝子の傷は治すことができませんが、それが原因でできた悪い性質をもつタンパク質の機能を抑えることはできるので、タンパク質の研究は、治療につながる可能性があり重要です。

がん細胞が正常細胞と異なるのは、コントロールがまったく効かない点です。「これ以上は増えてはならない」「ここから先の組織を乗り越えて侵入してはならない」というブレーキが効かず、正常細胞であれば増えることのない細胞が密に詰まっているような場所でも増殖して、ほかの細胞を壊してしまいます。

このようながん細胞特有の性質のうちで興味深いのが、「細胞外基質（足場）に接着していないと増えない」という正常細胞の性質を、転移がん細胞が失っていることです。正常な大腸の細胞が1個はがれたとしても、それが直腸に行って増えることはありません。足場からはがれた時点で、正常細胞は死んでしまうからです。また、正常細胞の増殖には、そこがどういう足場なのかも重要で、どこかに偶然接着したとしても、適した環境でなければ増えることはありません。これらを、「足場依存性」といいます。

ところが、がん細胞はこの「足場依存性」を失っています。正常細胞にがん遺伝子を導入して、その細胞ががん化した際にも、足場依存性は失われています。がんのこの性質を利用すると、寒天の濃度が薄く、非常にやわらかい軟寒天培地の上に細胞をまいて、がん細胞だけを増やすことができます。正常細胞は増えることができないほど弱い足場を利用して、がん細胞だけを増殖させる方法は、昔から行われています。

細胞が足場に接着しているかどうかによる挙動の違いは、どのように制御されているのでしょうか。細胞の足場となるのが細胞外基質です。細胞の周りにあるコラーゲンやプロテオグリカンでできた構造体で、ここに細胞がくっつきます。

細胞外基質と細胞とが接着すると、細胞表面にあるインテグリンというタンパク質からシグナルが発せられます。インテグリンからのシグナルの伝達にはさまざまな分子が関与しており、足場に依存した生存や増殖をコントロールしています。さらにこのなかでＣａｓという分子は細胞が引っぱられたときの力を感じとるセンサーであり、がんがまわりを押しのけ浸潤していくことにも深くかかわるタンパク質であることが明らかになっています。

■転移しやすい場所はあるのか

がん細胞は、どんな場所にでも生着して増殖できるかというと、そうでもなさそうです。がんによって転移しやすい臓器があります。これは「転移の臓器指向性」といわれ、がんの世界では昔から大きな謎のひとつです。現在のところおもな説は２つあります。

ひとつは、血流がめぐるルートに関連しているという説で、血管に入ったがん細胞は、最終的に血管がいちばん細くなっているところに到達して生着・転移するのではないかといわれていま

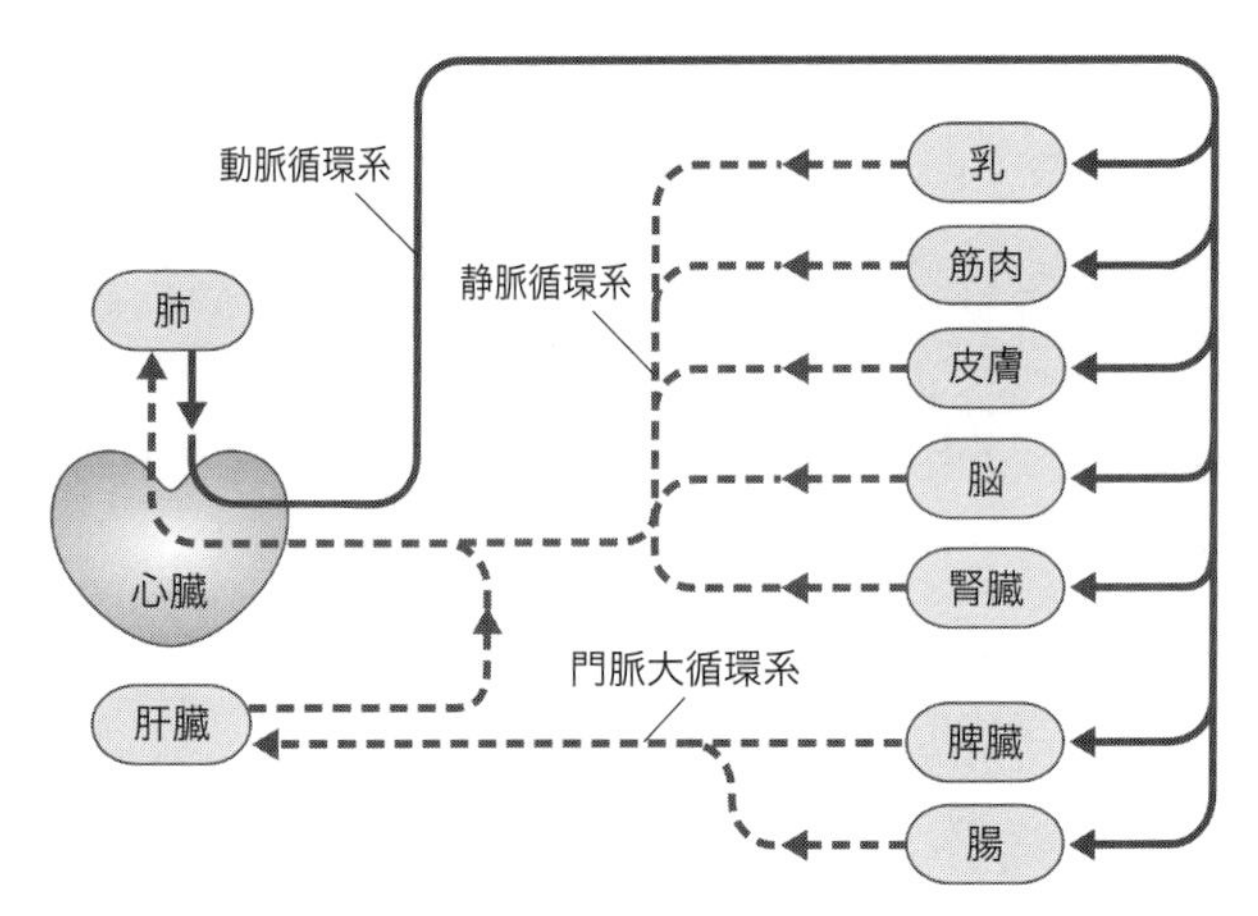

最初に毛細血管を通った時にがん細胞がトラップされるという
考え方で転移の臓器指向性はかなりの部分が説明できる

図5-5　血液循環のパターンによって転移しやすい臓器は決まっている

す。血液循環のパターンによって転移しやすい臓器があるといわれる根拠のひとつとしては、肝臓がん由来のがん細胞が心臓を通って、肺に転移するとされるケースがあります（図5－5）。

また、肺がんは血液の大循環に乗っていろいろな臓器に行きやすく、なかでも最初に通った毛細血管に引っかかって転移する可能性が高いようです。転移の3分の2は血流循環のパターンだけで説明できるという研究報告もあります。

もうひとつが、「シード＆ソイル説」、つまり種子と土壌説です。植物の種子が土壌を選ぶように、がん細胞も自らに適した足場をみつけてそこで増殖するというのです。しかし、もし転移にこのような足場の選択があるとしたら、乳がんは反対側の乳房にどこよりも転移しやすいはずです。しかし実際は、肺や脳への転移が多いことから、臓器指向性も絶対ではないようです。これに対して、臓器の表面の性質や産生するサイトカインのような物質が特定の腫瘍を引き付けるという考え方もあり、シード&ソイル説も完全に否定されたわけではありません。また、近年がんから産生されるエクソソームという小胞が、血流に乗って遠くの臓器に付着し、転移に適した環境を前もってつくり上げるというデータも示されています（２０４ページ参照）。

■がん細胞はどうやって動くのか

がん細胞は、組織のなかや臓器の間をいったいどのように動いていくのでしょうか。

実験レベルでは、間葉系細胞運動といわれる正常細胞の動きが観察されています。間葉系細胞は、臓器や組織のような細胞のかたまりを形成する細胞です。間葉系細胞運動とは、１個の間葉系細胞が移動先に足場をつくり、もといたところの足場を外して前に進んでいく運動です。病理学的な観察では、張りめぐらされている細胞外基質のなかを、細胞が足場を作ることなくアメーバのようにくぐり抜けていく、アメーバ様運動と呼ばれる動きもみられます。

多くのがんはもともと上皮系細胞に由来します。体の外表面を覆う皮膚や、逆に内表面を覆う消化管、気道、血管は、上皮系細胞でできています。上皮系の細胞は、横の細胞とぴったりくっついているので、浸潤や転移を起こすためには細胞間接着を解かなくてはなりません。これを説明するモデルとして、「上皮細胞が一時的に間葉系細胞に変わる」という、正常細胞では以前から知られている現象があります。

正常な上皮系細胞は、胎児期に身体が形成される「発生」の過程で臓器のもとをつくる際に一時的に間葉系細胞に変化します。これが上皮間葉移行（EMT）と呼ばれる現象で、同じようなことが、がんでも起こっていることがわかってきました。がんが転移する最初の一歩として、組織からがん細胞がはがれてバラバラになって血管に向かう際に、上皮間葉移行が起こっているのではないかといわれています。

上皮間葉移行にかかわる分子として知られているのが、TGFβです。TGFβを上皮系の細胞に振りかけるとEMTが観察されます。この事実から、TGFβを阻害すれば転移が抑えられるのではないかという考えから研究が進められています。

問題は、いったんバラバラになった細胞が、転移した先でひとつのがんのかたまりとして増えることができるのかということです。実際に転移先の腫瘍を観察すると、間葉系細胞の性質が失われ、上皮系の強い細胞間接着が戻っています。転移のいずれかの段階でいったん間葉系細胞の性質を獲得したがん細胞が、再び上皮系細胞の性質をとり戻す、いわゆる間葉上皮移行（MET）を起こしているのです。つまりがんの転移の全過程を見渡すと、EMTとMETのスイッチングが行われているのです。

　がんを治療しようとするとき、単純にＴＧＦβを抑えればよいかをよく考えなくてはなりません。ＴＧＦβは転移を促進しますが、がん発生の段階では逆にがんを抑制していることがわかっているからです。この二面性を克服しないと薬としては使いにくいことになります。

■足場を失っても死なないがん細胞

　正常細胞は、足場を失って浮遊状態になると細胞死を起こします。これは「アノイキス」と呼ばれる現象ですが、なぜアノイキスが起こるかはいまだに明らかになっていません。反対に、転移する能力を獲得したがん細胞は浮遊した状態になっても死にませんが、その理由もわかっていません。足場を失っても死なないことは、転移性のがん細胞に共通する特徴なので、がん細胞ではアノイキスに対する何らかの抑制シグナルが働いているのでしょう。このしくみを解明することが治療につながると考え、国立がん研究センターでは足場依存性の肺がんと、足場非依存性で悪性度の高い肺がんとで、どのようにタンパク質のシグナルが違うかを調べています。

　２つのタイプの肺がんを比較した結果は、足場非依存性の高い肺がんでは浮遊状態でのタンパク質のリン酸化が全体的に強いうえに、２つのタンパク質が特にリン酸化していました。このタンパク質を詳しく調べると、両方ともＣＤＣＰ１という膜タンパク質でした。

そこで、ＲＮＡ干渉法という手法を使って、この膜タンパク質の量を減らすと、がん細胞は、足場がない状態のモデルとして作製した、寒天濃度が低くてやわらかい軟寒天培地では増えることができなくなりました。また、マウスの尾静脈にがん細胞を打って肺に転移を起こさせる実験でも肺がんの転移巣はほとんどできなくなりました。

ＣＤＣＰ１の性質もわかってきています。ＣＤＣＰ１はＳｒｃ遺伝子の産物であるＳｒｃキナーゼによってリン酸化されると、ＰＫＣδと結合して細胞膜に移行させます。ＰＫＣδはプロテインキナーゼＣのひとつで細胞死の制御にかかわっているといわれています。ＣＤＣＰ１がリン酸化されることによって、ＰＫＣδの働きが変わりがん細胞は足場を失っても生きていけるようになるのです。

また、肺がんやすい臓がんなどいくつかのがん種で予後の悪い患者さんでは、ＣＤＣＰ１の発現が高いことがわかり、２０１２年頃から国立がん研究センターではＣＤＣＰ１とＳｒｃキナーゼとの結合を抑える低分子を探索しています。このような薬は、手術で腫瘍はとったものの、転移の恐れがある患者さんに予防的に投与することが考えられます。ただし〝予防的〟に使う薬にはかなり高い安全性が求められます。転移を抑える薬がいまでも実用化にいたっていない理由には、安全性のハードルが高いこともあります。

ところで、ＣＤＣＰ１をリン酸化するＳｒｃキナーゼは、前にも述べたように細胞の運動能や浸潤能などの転移する性質にかかわっていて、がん細胞では活性化していますが、正常細胞ではごく限られたところでしか活性化していません。そのため、ダサチニブやサラカチニブといったすでに知られているＳｒｃキナーゼ阻害剤が、進行がんに対する治療薬として効果が得られるのではないかと期待されています。

このように、がんの転移のメカニズムを明らかにするためにさまざまな研究がすでに進んでいます。しかし、転移のしくみは複雑で、まだ知られていないことが多く残されています。転移を引き起こす遺伝子変異の痕跡は、転移後のがん細胞にも残されています。このことを利用すれば、転移に深くかかわっている変異を突き止められそうです。膨大なゲノムのデータから、重大な遺伝子変異をみつけるのは容易ではありませんが、最近は、遺伝子がどのような役割を果たしているかの情報も十分に蓄積され、変異を起こしている遺伝子がわかれば、どのような機能に異常を生じているか予測できるようになってきています。転移に関する重要な遺伝子情報は今後ますますみつかると期待されます。

第6章
がんを見つける、見極める

■早期発見で根治を目指す

「患者が自分の病気について知ることは当然の権利である」。いまや常識ですが、長い間、死の病とされてきたがんについては、1985年頃まで、患者本人に告知することはありませんでした。それが、医療の発達によって、治癒率が上がってきたこと、疼痛を和らげられるようになったこと、患者の理解なくして十分な治療は難しいことなどを理由に、がんも本人に知らされるようになりました。こうして、自分の病気と向き合う患者が増えた結果、ほかの人に自分の経験を生かしてほしいと、経験談が語られるようになりました。そこでは必ず、がんを発見するにいたった経緯が語られ、いつみつかったかがその後の治療の明暗を分けたことがわかります。早期発見し完全治癒したことに対し医師や病院に感謝している患者がいる一方で、発見が遅れ大切な人を亡くすことになったと後悔する人がいます。がんの克服には、早期発見が何よりも大切なのです。

図6－1は「5年相対生存率」といって、がんの治療を開始してから5年後に生存している人の割合を示したものです。治療開始時の病期（病気の進行度、ステージ）によって、どのように変わるかを比較しています。5年後の生存が治療後のひとつの目安にされるのは、最初のがん治療の際に、目にはみえないもののすでに初期の転移が始まっていたり、手術による取り残しがあった

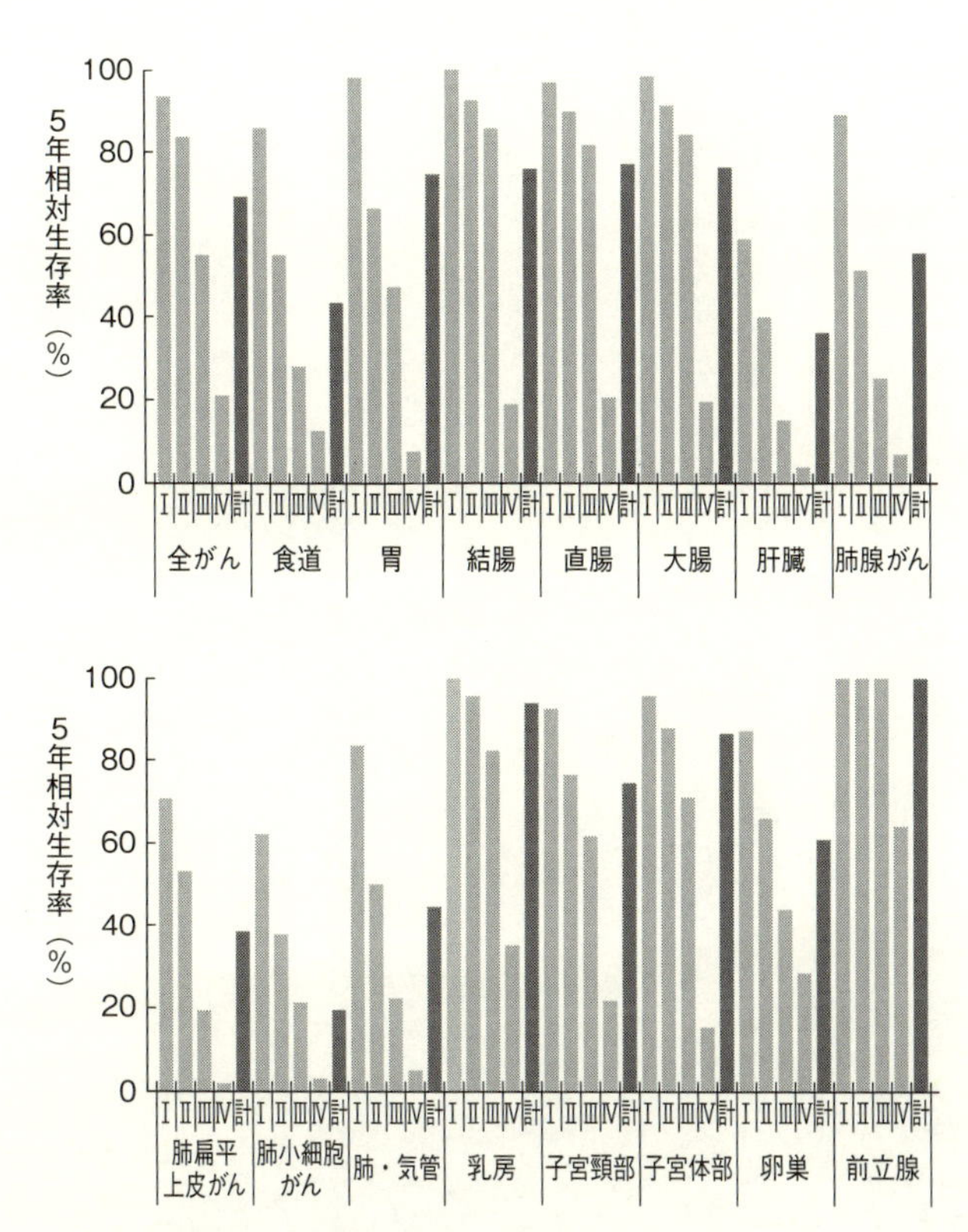

がん研究振興財団『がんの統計'16』より転載

図6-1　がんの臨床病期別5年相対生存率全症例

りした場合、そのがんはほとんど5年以内に致命的となるからです。つまり5年生存していれば、ほとんどのケースでがんは治癒したといっていいのです。ただし、5年生存率はあくまでも、その時点で生きている人の割合なので、再発や転移によって再びがんになってしまった人も含まれています。

がんはその進行度によってステージⅠ～Ⅳの4つの病期に分けられます。早期発見といわれるステージ1でがんがみつかり、治療を開始すれば、多くのがんで5年生存率は80～90％です。これに対して、ステージが進みⅣで治療を始めた場合には、がんの種類によるばらつきはあるものの数％～30％程度しか生存していません（図6－1）。このことを根拠に、がんは早期にみつけ治療を開始することが重要だといわれています。

■現在のがんの発見と診断の方法

では、どうしたらがんを早くみつけることができるのでしょうか。また、ある年齢になったら、毎年がん検診を受けるようにいわれるのはどうしてなのでしょうか。私たちはふだん、頭が痛い、お腹が重いといった症状を訴えて病院を受診したり、薬を求めたりします。しかしなかには、症状が現れてから治療を始めたのでは、病気が進行していることがあります。そうならないために病気の予防・早期発見を目的に、健康診断が行われています。たとえば、健康診断で血圧が高めだとわかれば高血圧に、血液検査の血糖値が高めなら糖尿病に今後ならないように気をつけることができるというわけです。では、がんはどうでしょうか。がんは、早期段階から兆候が現れる生活習慣病と違い、症状が現れた頃には、病期が進んでいる可能性のある病気です。症状が現れる前に発見することが早期治療につながりますが、現状、一般的な健康診断で行われている血液検査などで調べられている項目からはがんの予兆を捉えることはできません。

しかも、すべてのがんで共通に観察される事象はないので、大腸がん診断では便潜血検査、乳がんはマンモグラフィ（乳房X線検査）といったようにがんの種類ごとに検診を行わなくてはなりません（図6－2）。

こうした個別のがん検診にも問題があります。マンモグラフィは、その被曝量が胸部X線検査の100倍と強いため、頻繁に検査を受けられません。また大腸がんの発見に有効とされる内視鏡検査は、小さなポリープであればその場で切り取ることのできる優れた検査法ですが、検査に苦痛がともなうため、嫌がる人が多いのです。

また、内視鏡検査やマンモグラフィ、超音波検査などは、いずれも腫瘍をみつけ、その形状などから、〝がんの疑いがある〟とはいえますが、確定診断を下すことはできません。結局、病変の一部をとってその組織や細胞を顕微鏡で観察する病理検査を行います。これは患者の体に傷をつける侵襲的検査です。病理検査では、細胞の形がゆがんでいたり、細胞のなかの核が通常より

種類	検査項目	対象者	受診間隔
胃がん検診	問診に加え、胃部X線検査または胃内視鏡検査のいずれか	50歳以上 ※当分の間、胃部X線検査については40歳以上に対し実施可	2年に1回 ※当分の間、胃部X線検査については年1回実施可
子宮頸がん検診	問診、視診、子宮頸部の細胞診及び内診	20歳以上	2年に1回
肺がん検診	質問（問診）、胸部X線検査及び喀痰細胞診	40歳以上	年1回
乳がん検診	問診及び乳房X線検査（マンモグラフィ） ※視診、触診は推奨しない	40歳以上	2年に1回
大腸がん検診	問診及び便潜血検査	40歳以上	年1回

厚生労働省においては、『がん予防重点健康教育及びがん検診実施のための指針』（平成20年3月31日付け健発第0331058号厚生労働省健康局長通知別添）を定め、市町村による科学的根拠に基づくがん検診を推進している。

図6-2　厚生労働省が科学的根拠があるとして、指針で定めている「がん検診」の内容

大きかったり、細胞の端に寄っていたりといった細胞の「異型」をみつけ、そこからがんの種類や悪性度を判定します。

これとは別に、がんの広がり、血管やリンパ管にがん細胞が入り込んでいるかを調べます。がんの性格が明らかになったら、どんな薬物を使うか、放射線療法は必要かなど、治療方針も決まります。

このように現状、がんをみつけるには、器官ごとのがん検査が必要です。そこで健康診断や人間ドックで簡単に実施できる、痛みや不安のない検査方法が切望されています。しかも多くのがんを同時に検査できる方法があれば、患者の体や医療費への負担も減ります。そこで国立がん研究センターでは、わずかな血液からがんを診断できる方法の開発を進めています。

■いまある「腫瘍マーカー」ではがんを早期発見できない

最近は「腫瘍マーカー」というものが血液中を流れていることが知られています。腫瘍マーカーとはその名のとおり、腫瘍・がんの目印となる物質で、ある種の抗原や酵素などのタンパク質であったり、タンパク質よりも小さな分子であったり、約40種類が知られています（図6-3）。「この腫瘍マーカーを使えばがんがわかるのではないのか？」と思う人がいるかもしれません。しかし実際は、腫瘍マーカーを使っても、がんを早期発見することは困難です。どうしてなのでしょうか。

がんが進行して大きくなり、腫瘍の中心まで血液が届かなくなるとがん細胞は死に、バラバラになって血液に入り体中を流れるようになります。腫瘍マーカーの多くはこの現象を利用したものだからです。がんが小さいうちは、酸素や栄養が十分に供給されており、がん細胞が死ぬことはないため、基本的に腫瘍マーカーは検出されません。また、腫瘍マーカーのなかには、正常細

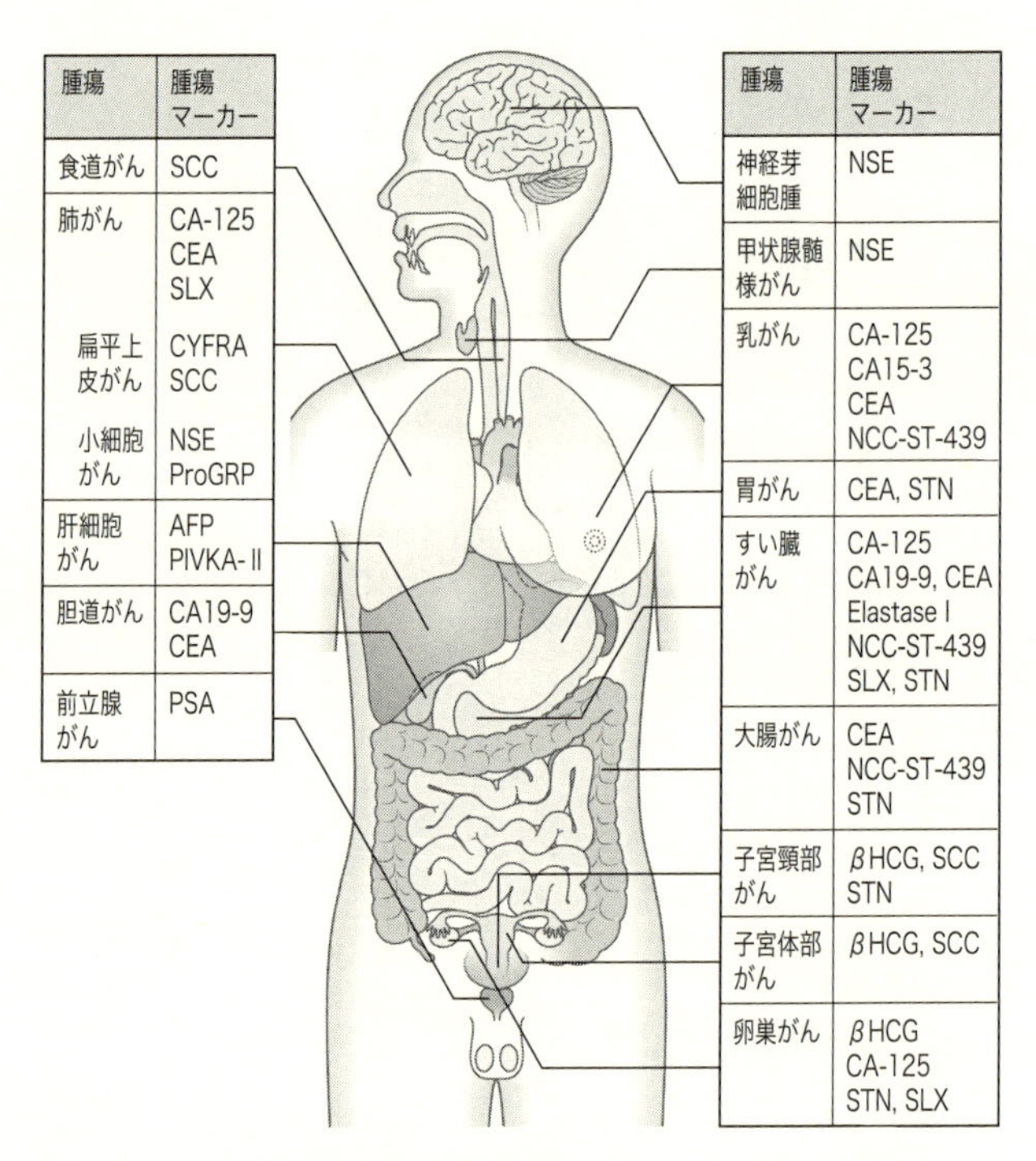

出典：http://ganjoho.jp/public/dia_tre/diagnosis/tumor_marker.html

図6-3　おもながん腫瘍マーカー

胞ももっているタンパク質もあり、これを目印にがんをみつけることが難しいものもあります。こうした問題が起こるのは、がん細胞がもともと自分の細胞から派生した「内なる敵」だからです。

　では、腫瘍マーカーはどのように使われているのでしょうか。腫瘍マーカーでは、がんの動態を知ることはできます。たとえば、1人の患者の治療前後の腫瘍マーカーの変化は、治療がうまくいっているかの指標になります。進行がんに対して化学療法や放射線療法を行った場合、腫瘍マーカーの値の変化で治療がどの程度効いているか判断できます。また、下がった腫瘍マーカーが上がったことで再発を捉えることができます。

ほかに血液中には、がん細胞由来のＤＮＡも流れています。そのなかには、ドライバーミューテーションといわれる、がんを起こす決定的な遺伝子変異をもつものがありますが、これも腫瘍マーカーと同じ理由から、がんが進行しなくては血液中には現れないため、がんの早期発見にはほとんど役に立ちません。

■がん細胞のおしゃべり〝ｍｉＲＮＡ〟に耳を傾ける

薬物や手術法など医療に関する技術を開発するには、まず基礎研究が行われます。がんをみつけ、見極めるための診断法の開発の場合も同じで、がん細胞やそのゲノムの情報を調べ、がんがどのように発生し成長し転移するのか、そのメカニズムを分子レベルで明らかにするところから始まります。国立がん研究センターは、ゲノムの塩基配列がどのように変わっているか（変異）や、ゲノムにどのような化学修飾がついているか（エピゲノム）を調べ、それが特にがんの転移にどう関連しているのかを解明しようとしています。がんの転移を止められたら、多くの患者を救うことができます。止められなかったとしても、ほかの臓器に転移が広がるのをある程度コントロールできれば、延命が可能になります。

こうした基礎研究のなかで最近、がん細胞は〝おしゃべり〟だということがわかってきました。しかも、そのおしゃべりの内容というのが、ほかの細胞に自分の味方になってくれるように働きかけたり、自分を攻撃しようとしてくる免疫細胞をだまして攻撃を回避したり、いろいろと悪だくみをもちかけているようなのです。これには驚いてしまいますが、このような悪さができるのは、がん細胞が私たちの正常な細胞が変化したもので、同じ言葉を使っておしゃべりしているからです。

「がんのおしゃべり」といっても、もちろん実際にしゃべっているわけではありません。細胞が発した声のような物質が血液中を流れていて、それをみることで、がん細胞そのものを観察しなくても、がん細胞の状態を把握できたり、ほかの細胞にどのように働きかけているかがわかったりするのです。このおしゃべり物質の正体が、マイクロRNA（miRNA）とエクソソームです。

miRNAは、20塩基ほどの短い一本鎖のRNAで、ゲノムDNAから転写されてできるRNAから段階を踏んで切り出されます（図6-4）。多くは細胞質のなかで遺伝子発現調節を行っていますが、エクソソームに入れられるなどして細胞から分泌され血液中に入り込みます（図6-5）。これは健康な細胞でも起こっていることですが、がんになると、がん細胞特有のmiR

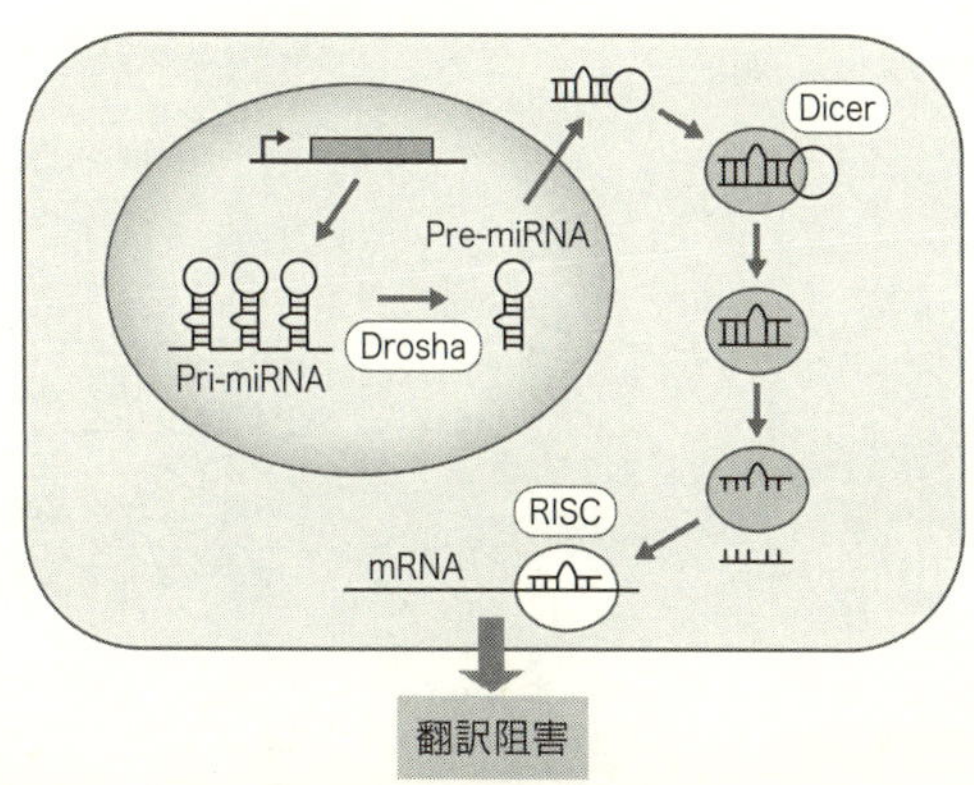

東京医科大学　医学総合研究所　分子腫瘍研究部門ホームページ（2018.3.31更新終了）掲載図版をもとに改変

ゲノムDNAからRNAに写し取られたmiRNAを含む情報は、最初ヘアピン構造のPri-miRNAになりDroshaタンパク質によってPre-miRNAが切り出される。さらにDicerタンパク質に切り取られてmiRNAができる。miRNAは細胞質内で、遺伝子発現調節をしている

図6-4　miRNAの生合成経路

NAが分泌されます。エクソソームは直径が20～100ナノメートルほどの、脂質二重膜で覆われた風船のような入れ物です。最近では、このエクソソームがｍｉＲＮＡを運ぶだけでなく、がんの発症に対してさまざまな役割を果たしていることがわかってきています。それについては後述します。

■いろいろな役割をもつｍｉＲＮＡ

がんの早期発見につながるのではないかと、いま、最も期待されているのが、さきほどおしゃべり物質として紹介した〝ｍｉＲＮＡ〟です。ＲＮＡは、長い間、ゲノムＤＮＡの設計図から必要なタンパク質を生産するしくみ

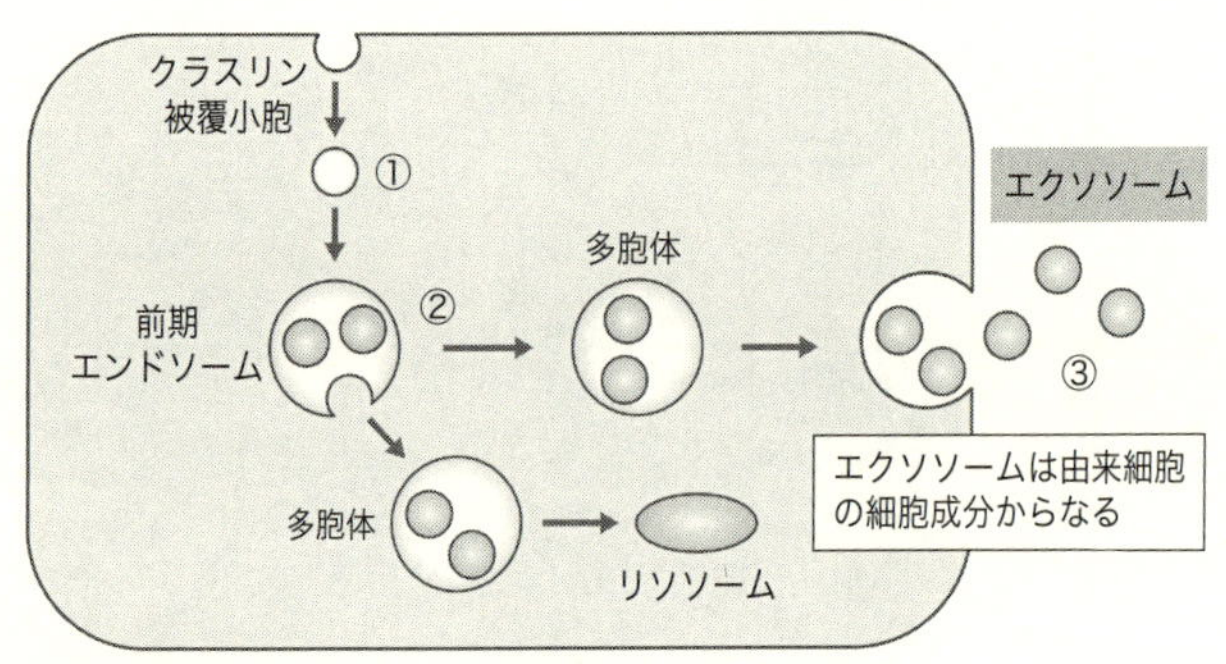

東京都健康長寿医療センター研究所ホームページ　研究所トピックス「エクソソームは細胞からのメッセージ!?」掲載図版をもとに改変

①細胞が細胞外の物質を取り込むエンドサイトーシスという機構により、細胞内にエンドソームができる
②エンドソームに細胞質が陥入し、エンドソーム内に膜小胞がつくられる
③この膜小胞が細胞外に放出されるとエクソソームになる。エクソソームの表面には細胞膜成分が、内部には細胞内の物質が含まれるため、分泌された元の細胞の特徴を反映していると考えられる

図6-5　エンドソームの機構

のなかで、必要なＤＮＡの配列の情報だけを写し取る中間体として働いているものだとされてきました。ところが、２０００年代のはじめ頃、ＲＮＡのなかに、中間体にはならないごく短いものがあり、これが、「遺伝子発現調節」という大切な機能を果たしていることが明らかになりました。この遺伝子発現調節という機能によって、ｍｉＲＮＡはおしゃべり物質だといわれています。

大腸菌では、全ゲノムＤＮＡのうち80％以上がタンパク質に翻訳されますが、ヒトではゲノムＤＮＡの１％ほどしかタンパク質の設計図ではありません。残りはタンパク質にならない部分です。長い間、「ゲノムＤＮＡにはどうしてこんなに意味のない部分が多いのか」と謎でしたが、いまはこのなかの一部がｍｉＲＮＡの設計図だとわかり、意味のない部分と考える人はいなくなりました。また、ヒトの遺伝子の数とマウスの遺伝子の数はほぼ同じですが、ｍｉＲＮＡの数はマウスが約２０００種類なのに対して、ヒトは２５００種類以上です。遺伝子の数は増やさずにｍｉＲＮＡを増やすことでヒトへと進化したと考えられます。その証拠に、ヒトに特有のｍｉＲＮＡの多くは、脳や精巣など特にヒトらしさにかかわる臓器でみつかります。また、小さなｍｉＲＮＡですが、ひとつで１０００近いタンパクを一挙に調節していることもあり、生体における重要度は高いのです。

すでに知られているｍｉＲＮＡには、基本的にｍｉＲＮＡだと明らかになった順に番号がつけられており、その番号によって、どんな遺伝子を調節しているかわかります。一例をあげると、赤血球には４５１番のｍｉＲＮＡ（ｍｉＲ－４５１）があります。赤血球の生産を調節しており、これがなくなると、重度の貧血になります。赤血球の寿命は１２０日ほどで、その間に赤血球内にあるｍｉＲ－４５１の量は徐々に減っていきます。赤血球を取り出して、そのｍｉＲ－４５１の残量を測れば、その赤血球があと何日生きていられるかわかります。

■がんとｍｉＲＮＡ

人間には約２５００のｍｉＲＮＡが存在しますが、このうち特定のｍｉＲＮＡが増えたり減ったりすることで、がんが発生することがわかってきました（図６－６）。

かつてこのような事例がありました。男性の胸にできた腫瘍の細胞を、病理医が観察しましたが、何なのか確定診断を下せずにいました。何かの手がかりが得られるかもしれないと、ｍｉＲＮＡを調べたところ、女性の乳がんでみられるｍｉＲＮＡのｍｉＲ－21が検出されたことから、男性の腫瘍は乳がんであると判明したのです。

また、肺がんを発症すると、ｌｅｔ－７というｍｉＲＮＡの発現は低下しますが、ｍｉＲ－17－92の発現は上昇します。これは、ｌｅｔ－７ががん抑制遺伝子として、一方、ｍｉＲ－17－92はがん遺伝子として遺伝子発現の調節をしているｍｉＲＮＡだからです。

がんは遺伝子に傷がついて起こる病気ですが、その結果として起こるのは、タンパク質の異常や、ｍｉＲＮＡによる遺伝子発現調節機能の異常で、これらががんの直接の原因です。特に、ｍｉＲＮＡは同時に多くの遺伝子を調節しています。この特徴が生命の進化に有利だったため、ヒトは多くのｍｉＲＮＡをもつようになりましたが、同時にｍｉＲＮＡに異常が起こると、生命にとって致命的な問題に発展しかねないということでもあります。その結果が、がん細胞の発生です。

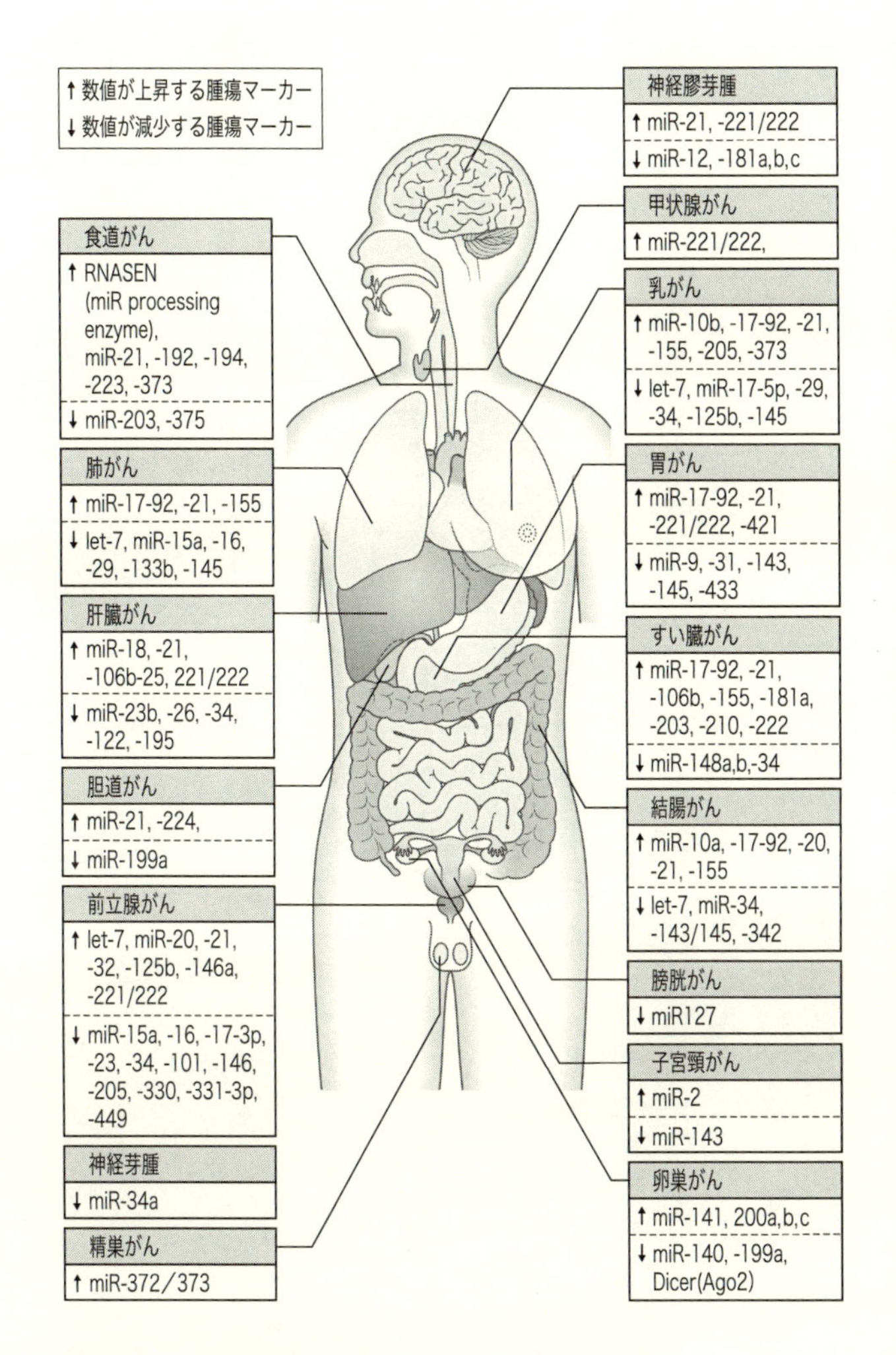

図6-6　がんに関連のあるmiRNAとその異常発現

血液中のｍｉＲＮＡの生物学的意義は完全には理解されていませんが、がんの診断に有効なものがあることは確かです。

■ストレスの程度を知り、がん予防につなげることも

長年にわたるがん研究から、がんになる大きな要因のひとつがストレスだとわかってきました。ストレスが細胞に作用すると、正常な反応として細胞はストレスから逃れようとします。この反応ががんのきっかけになっています。

最近、このストレスの程度を知るのにも、ｍｉＲＮＡが使えそうだという報告が相次いでいます。たとえば、運動のストレスがかかると、血中のｍｉＲ－21、ｍｉＲ－１４６ａ、ｍｉＲ－２２１、ｍｉＲ－２２２が一過性で増えることがわかってきました。また、ペンシルバニア大学の研究チームが、ストレスにかかわるｍｉＲＮＡが精子によって親から子へと受け継がれることを報告しました。実験では、オスのマウスに光・におい・音・新しい経験・環境の変化などのストレスを６週間かけ続けました。このオスのマウスと普通のメスの間にできた子どもを調べると、ストレスにかかわる物質がオスの精子に乗って子へ受け継がれていました。この受け継がれる物質が、精子に含まれているｍｉＲＮＡでした。この事実は、親世代が後天的に獲得した、遺伝子には書かれていない形質も、親から子へと受け継がれる可能性を示したことで話題になっていま

すが、ｍｉＲＮＡを指標にストレスを知ることができるという結果でもあります。

ｍｉＲＮＡは基本的には細胞質で遺伝子発現調節を行っています。それが血液中に放出されることがあるので、血液を調べればいま体のなかで起こっている非常事態を、がんに限らず把握できるのです。

がんを予防するには、体が出している「がんになる可能性のある危険に対するＳＯＳ」をいかに早く察知できるかにかかっています。そのために、将来的にはストレスにかかわるｍｉＲＮＡが使えるかもしれません。

■ｍｉＲＮＡを運ぶ「エクソソーム」の大事な役割

ｍｉＲＮＡは血液中に検出されますが、そのまま細胞外へ出されたら、壊れてしまいます。それを防いでいるのがエクソソームであり、さらにエクソソームによってどこに運ばれるかが決まっています（図６－７）。

国立がん研究センター研究所が最初に研究したのは、母乳中に含まれるエクソソームでした。母乳は、母親から赤ちゃんに伝わるメッセージだといわれます。それはタンパク質やミネラル、糖質などの栄養だと思われるかもしれませんが、世界中の研究者が、母乳の成分を徹底的に研究して人工乳をつくっても、母乳にはかないませんでした。２０１１年、森永乳業株式会社と国立

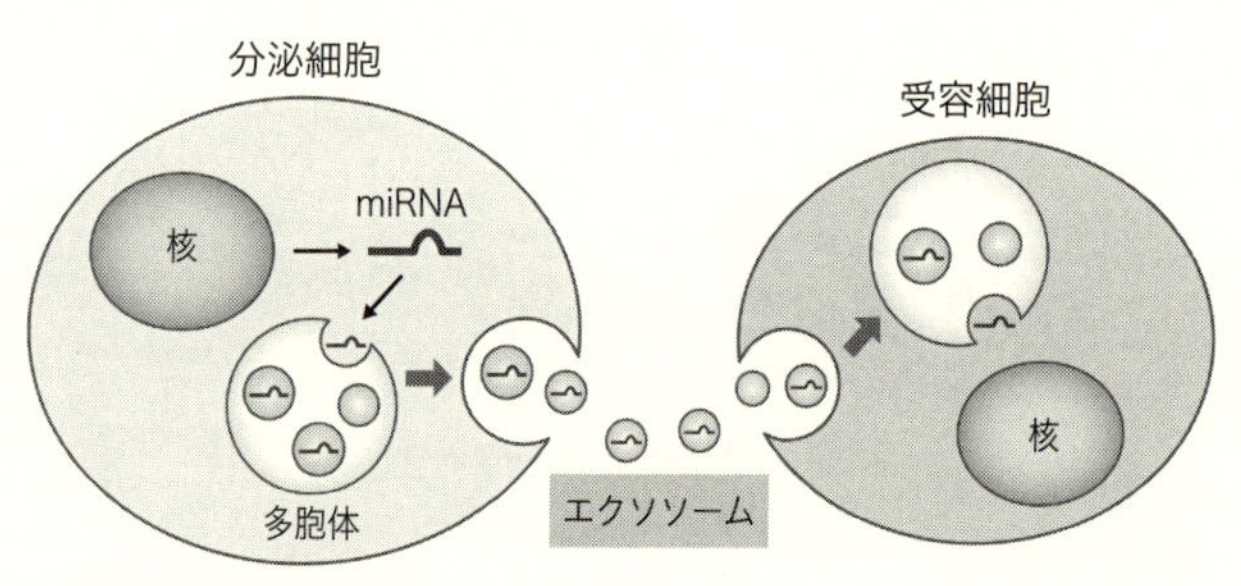

東京医科大学　医学総合研究所　分子腫瘍研究部門ホームページ（2018.3.31更新終了）掲載図版をもとに改変

細胞内のmiRNAのほかタンパク質、DNAなどを内包してほかの細胞に渡す、情報伝達を行っている

図6-7　エクソソームの役割

がん研究センターの共同研究によって、そこに足りなかったのはｍｉＲＮＡだということが世界ではじめて明らかになりました。

生殖によってゲノムの情報が親から子へ垂直伝達されることは誰もが知っていることですが、ｍｉＲＮＡという形でも、親から子へ遺伝情報が伝わっていたのです。

この研究で興味深いのは、母乳に含まれているｍｉＲ－１２４が果たす役割です。これは神経細胞の分化に関係するｍｉＲＮＡで、母乳中に多く含まれているＴ細胞、Ｂ細胞といった免疫系の細胞とともに腸管に届き、赤ちゃんの免疫力を高めます。このｍｉＲＮＡを胃酸で壊されることなく、腸管まで運んでいたのがエクソソームでした。つまり、ヒトの生長に重要な母乳中にも機能的なｍｉＲＮＡの存在が明らかとなり、その重要性が再認識されたわけです。これをきっかけに、国立がん研究センターでは、がんにかかわるエクソソームを探る研究がスタートしました。

■エクソソームとがんの転移

エクソソームはmiRNAだけでなく、タンパク質やDNA、ほかのRNAなどさまざまな機能をもつ分子を内包し、それを働くべき細胞に届けます。そのために、エクソソーム表面には、どの細胞に行くのかを決めるタグとなる分子、インテグリンがあります。このインテグリンが、がんの転移にも大きくかかわっていることがわかってきました。

がん細胞は、増殖、浸潤、転移といったがんの悪性化を促進する因子や、がんが生着しやすい微小環境を整える分子をつくって、エクソソームに入れて周囲の細胞へ渡します。実際、エクソソームに含まれているMETタンパク質がメラノーマの転移を促進させることや（第5章参照）、すい臓がん細胞に由来するエクソソームに含まれるMIF（マクロファージ遊走阻止因子）が肝臓への転移にかかわっていることが明らかになっています。MIFは白血球の一種であるマクロファージの動きを止め、局所にとどまらせ、炎症を起こさせる因子として知られています。このように、がんの進展にエクソソームとそのなかに入っている分子がかかわっているとする研究は増えています。

そのなかで、がんの転移の臓器指向性を決めているのが、エクソソームではないかと主張する研究者も現れています。がんは種類によって、転移しやすい臓器とそうでない臓器があります（図6-8）。これを、がんの転移の臓器指向性といい、イギリスの外科医だったページェットは、1889年に「シード&ソイル説」（第5章、188ページ）で説明しました。植物に好みの土壌があるように、がんも好む臓器があるというのです。そして2015年に、ニューヨークのデビッド・ライデンらのグループが、『ネイチャー』に、エクソソームの表面のインテグリンががんの転移の臓器指向性を決めていると発表しました。エクソソームの表面には幾種類かのインテグリンがあり、その組み合わせで行き先が決まるというのです。こうしたしくみがあるため、大腸がんは肝臓に転移しやすく、乳がんは脳や骨に転移しやすいといった傾向が現れるというわけです。一方、転移する臓器側には、インテグリンの相手になる物質としてラミニンやビトロネクチン、フィブロネクチンなどのタンパク質があります。肺にはラミニン5があるので、これを目指してエクソソームが集まります。

がんに関連するエクソソームのなかには、目的の臓器に到達すると、まるで土壌を耕すかのようにがん細胞が転移するための環境「がん微小環境」を整えてがん細胞が来るのを待つものがあることもわかってきています。また、動物実験では、エクソソームの分泌を止めると、他臓器への転移を防ぐことができるという結果が得られています。このような結果を受けて、国立がん研

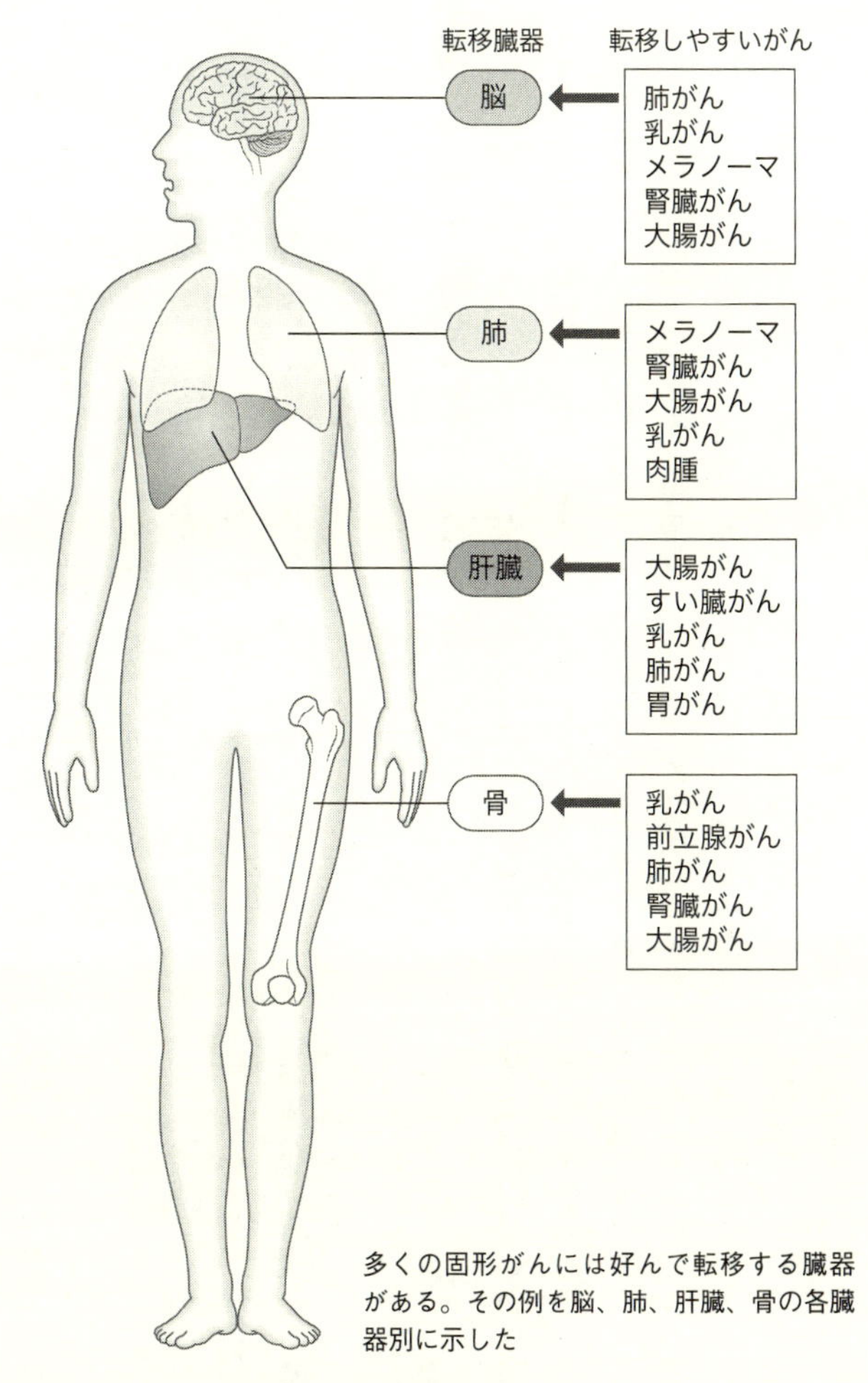

多くの固形がんには好んで転移する臓器がある。その例を脳、肺、肝臓、骨の各臓器別に示した

図6-8　がんには転移しやすい臓器がある

究センターではいま、転移をコントロールできるようになるかもしれないという期待をもってがん細胞のエクソソームの分泌を止める薬の開発を進めています。

ここまでエクソソームのなかのmiRNAでがんの診断をする話をしてきましたが、エクソソームの表面にあるタンパク質でもがん診断できることがわかってきました。特に、がんのなかでも難治といわれているすい臓がんが分泌するエクソソームの表面には、グリピカン1（GPC1）という、ほかにはあまりみられない分子があることがわかり、高感度な診断法の開発につなげたいと研究が進められています。

■実用化に向けて動き出したmiRNA診断

miRNAとエクソソームは、がんの治療や診断の進展のカギとなるのは間違いありません。miRNAの腫瘍マーカーとしてのポテンシャルの高さには大きな期待が寄せられています。

2017年8月、「1滴の血液から、13種類のがんを超早期に発見する技術の実用化」を目指して、国立がん研究センター中央病院で、前向きの臨床研究が始まりました。これは、2014年度に始まった、国立研究開発法人 新エネルギー・産業技術総合開発機構（NEDO）のプロジェクト「体液中マイクロRNA測定技術基盤開発」（現在では「国立研究開発法人 日本医療研究開発機構〈AMED〉」の成果を受けたものです。すでに臨床研究が始まり、診断に用いられるmiRN

Aの候補が100種類に絞り込まれました。

目標は、従来の検診に代わるがん検査法を確立することですから、miRNAを使えば血液検査でがんが簡単にわかるというだけではダメです。現在、がん検診で行われている大腸がんの内視鏡検査や、乳がんのマンモグラフィやエコー検査でみつけられるがんは最低でもみつけられ、さらに初期のがんでもみつけられる高い感度がなければなりません。これまでにバイオバンクに保存された血清検体を対象に行った試験の結果では、病期が1期や2期という比較的早期のがんを、95％以上の検出感度で診断することができました。これは100人の初期がんの患者がいた場合、95人をがんだと検出できる精度です。

優れた診断法となるために、もうひとつ解決しなければならないのが、がんでないのにがんだと判定してしまう偽陽性の問題です。偽陽性が多くては確定診断には使えません。偽陽性を減らすために、複数のmiRNAを組み合わせて診断します。乳がんでは5つのmiRNAを調べることで検査精度は上がっていますが、これでもまだ乳腺症などの良性疾患をがんだと判定してしまう場合があるので、今後改善が必要です。

このプロジェクトのほかに国立がん研究センターでは、IT時代にあって、これまでに蓄積された膨大なデータをがんの治療や診断に活用できないかと模索しています。国立がん研究センターには、1人の患者の初来院から、治療内容、その後の再発、再入院といった病歴のデータがすべて揃っています。血液検査の結果はもちろんのこと、さまざまな臨床データや組織のデータも蓄積されています。こうした情報をすべてコンピュータに与え、ディープラーニング（深層学習）を行えば、私たちではみつけられなかったがんに関する知見をみつけられるかもしれません。

第7章
予防できるのか？

■リスクを知り、リスクを減らす

がんになるかならないかは、遺伝的要因が大きいと思われがちですが、疫学的な調査では、生活習慣のリスク要因が圧倒的に大きな割合を占めます。がんの種類によっては遺伝的要因が大きいものもありますが、大部分のがんは、日ごろの生活習慣の改善によって発症を防いだり再発を抑えたりすることができるといえます。

そもそもがんは誰もがなる可能性のある病気です。ほとんどのがんは突然なるわけではなく、長い時間をかけ、がんを引き起こすさまざまなリスク要因が積み重なって、発症に至ります。

がんのリスク要因をすべて排除して生活することは不可能です。これさえ守れば、絶対にがんにならないという方法があるわけでもありません。一般的に年を取るほどがんになるリスクは上がるため、寿命を迎える前に、がんにならなければいいともいえます。一度がんになって治療した方も、生きている間に再発を起こさなければいいのです。したがって、がんの予防では、がんのリスクをできるだけ低く抑えることが目標になります。

細胞や分子レベルでの発がんメカニズムは基礎研究によって明らかになってきましたが、食生活や運動など私たちの普段の生活が、がんの発症にどうかかわっているかを個別に調べることは現実的には不可能です。がんのリスク要因を知るには、「疫学研究」という手法が用いられ、ヒトの集団の中でのがんの発生リスクを統計的に測定します。がんの疫学研究の歴史は古く、科学的根拠のあるデータが蓄積されてきました。しかし、そういった情報が一般の方々に正しく伝えられているとは言い難いのが現状です。メディアの報道などで「○○ががん予防に効く」などの情報が広がることはありますが、一時的な流行として終わることがほとんどです。予防は三日坊主では意味がなく、継続することが重要です。継続するためには、科学的根拠のあるデータに基づくがんのリスクを正しく理解したうえで、予防を実践することが大切になります。たとえば、喫煙ががんのリスクを高めることはよく知られていますが、だからといって喫煙者がそう簡単にタバコをやめることはできないでしょう。実際に喫煙がどれほどのリスクなのか、そして、禁煙した場合にどのくらいリスクが軽減するのかを知ることは、禁煙を続けるための強い動機づけになります。

また、最近では薬を使った「化学予防」の研究も進められており、再発リスクのある人や遺伝的に発がんリスクの高い人に対して、より積極的な予防法として実用化が期待されています。本章では、がんに関する疫学調査と最新のがん予防研究を紹介します。

■がんの原因の多くは生活習慣

1996年にハーバード大学の研究グループが発表したデータでは、がんの原因は「タバコ」

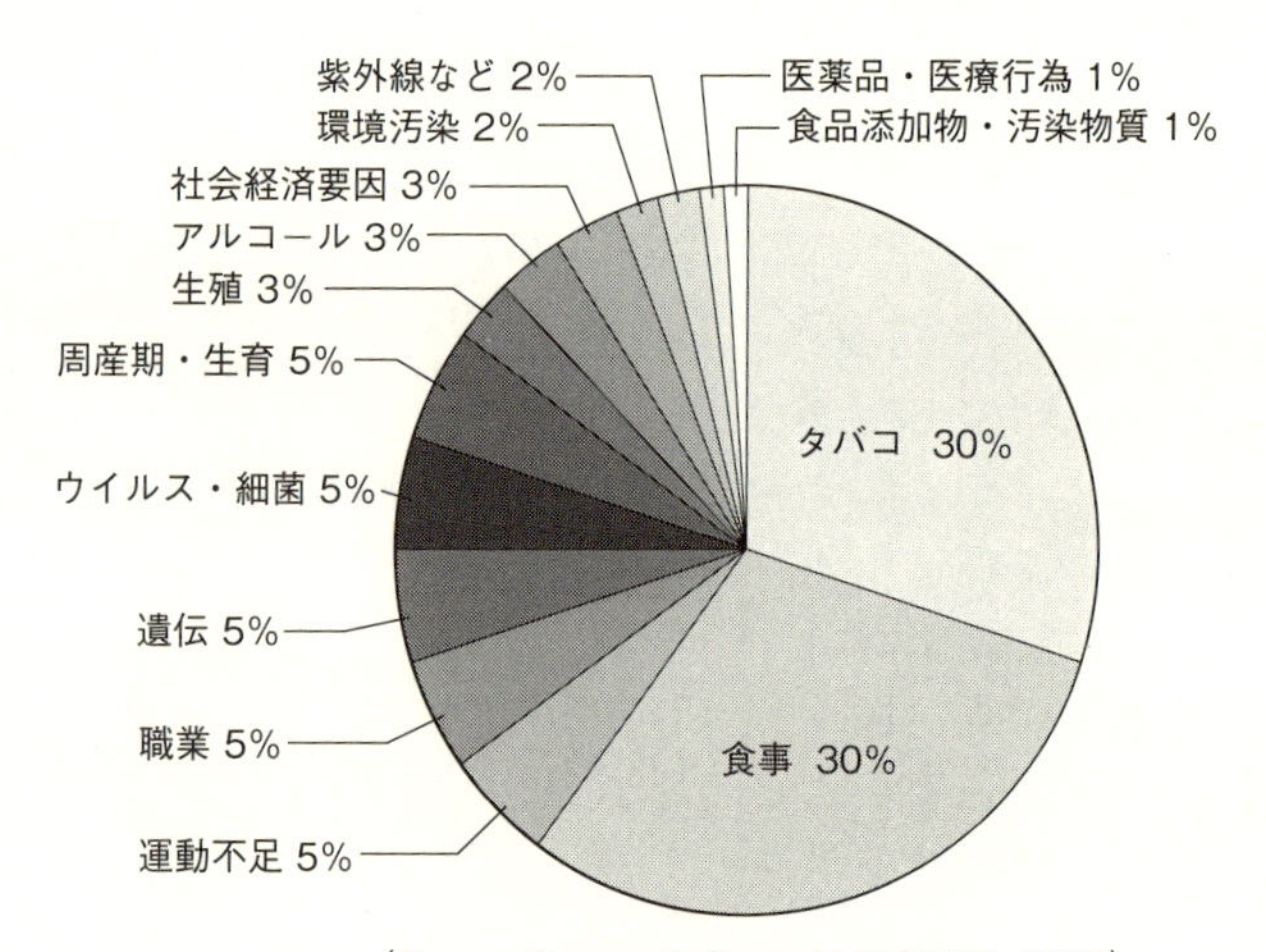

(Cancer Causes & Control；7,S3-59, 1996)
ハーバード大学の疫学研究に基づいた推定

図7-1　米国におけるがんの発症原因

と「食事」がともに30％でもっとも多く、次いで運動不足、職業、遺伝、ウイルス・細菌、周産期・生育がそれぞれ5％と続きます（図7－1）。一般社会では、遺伝や放射線、化学物質などが、がんの原因として関心を向けられることが多いですが、実際の疫学データを見ると、これらより生活習慣の方が圧倒的にがんのリスク要因として大きな割合を占めていることがわかります。生活習慣ががんの原因の6割以上を占めているということは、裏を返せば、生活習慣の改善によってがんの6割以上を予防することができるといえます。

　ハーバード大学が報告したがんのリスク要因の割合は、信頼性の高い手法による複数の疫学調査の結果を解析したものです。

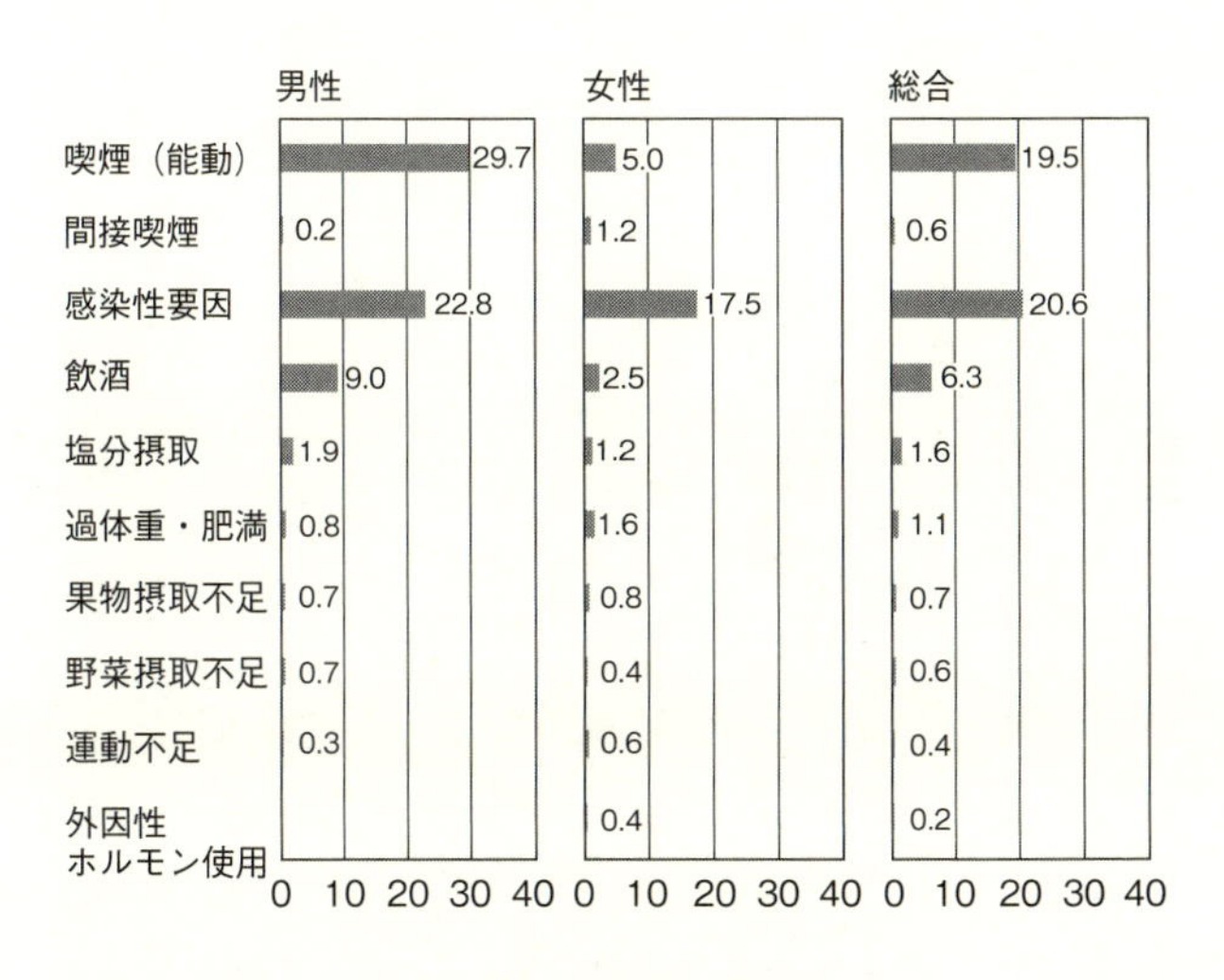

図2-8　日本における「がんの要因」　再掲

欧米の他のグループからも、ハーバード大学の研究結果と似たような結果が報告されていることから、この結果は間違いないといえるでしょう。

ただし、欧米人とアジア人では、罹患率の高いがんの種類や喫煙率など生活習慣の背景が異なるため、欧米の研究結果がそのまま日本人に当てはまるわけではありません。これまで日本人をはじめとするアジア人のデータを用いた、がんのリスク要因の解析は長らくされてきませんでしたが、２０１１年に日本人のデータを用いたがんの原因に関する調査結果が報告されました。それによると、男性では喫煙がもっとも多く29・７％、次いで感染が22・８％、飲酒が９・０％、女性では感染が17・５％ともっとも多く、次いで喫煙が5・0％、飲酒が2・5％という結果でした（図2−8）。そして、喫煙や飲酒などの生活習慣や感染といった予防可能な要因によってがんになった人は、男性でおよそ66％、女性で30％近くを占めました。生活習慣や環境の改善によって、日本人のがんを減らすことが可能であることが改めて裏付けられました。

一方で、この調査報告では、日本人のがんの約半分は原因が不明とされています。欧米人に比べて、日本人は遺伝的にとてもよく似ていますし、個々人の生活習慣もそれほど変わりません。多様な人種や生活習慣をもつ集団では、疫学研究で用いられる統計学的処理は力を発揮しますが、日本人の中で差を明らかにするのは難しいのです。今後のさらなる研究やエビデンスの蓄積により、日本人のがんのリスク要因に関するより詳細な実態が明らかになってくるでしょう。

■日本では感染によるがんが多い

がん予防の方策を考えるときには、感染症を主体とするがんと、生活習慣を主体とするがんに分けるとわかりやすくなります。

先に示した日本人のがん要因のデータからもわかるように、日本ではウイルスや細菌の感染が大きな割合を占めるのが特徴です。2003年に国際がん研究機構（IARC）が発表したデータでは、ウイルスや細菌の慢性感染に起因するがんの割合は、世界平均で約18％、発展途上国では23％、先進国全体では９％という結果がみられるなか、日本では約20％と先進国の中では突出した高さです。

なぜ日本で感染によるがんの割合が多いのかというと、日本人は肝臓がんや胃がんが多いためです。肝臓がんは肝炎ウイルス、胃がんはヘリコバクター・ピロリ菌の持続感染が、発がんに大きくかかわっています。体内に侵入したウイルスや細菌は、私たちの体に備わっている免疫システムによって排除されることがほとんどですが、なかには免疫細胞などの攻撃をくぐり抜け、臓器や血液中に棲みついて増殖し続けることがあります。こうした持続感染が、がんを引き起こすことがあるのです。

日本人の肝臓がんの80％近くは、Ｂ型肝炎ウイルスまたはＣ型肝炎ウイルスの感染によるものであるといわれています。Ｂ型・Ｃ型肝炎ウイルスは肝臓に感染すると、慢性的な炎症を起こし、20〜30年かけて肝硬変や肝臓がんを引き起こします。Ｂ型・Ｃ型肝炎ウイルスは血液を介して感染するもので、かつて行われていた注射針の使い回しや感染した血液を用いた輸血や血液製剤の使用、母子感染（Ｂ型肝炎ウイルス）により感染が広がりました。

胃がんとヘリコバクター・ピロリ菌の因果関係については、１９９４年に世界保健機関（ＷＨＯ）はピロリ菌が発がん因子であると認定しています。ピロリ菌に感染した人がすべて胃がんになるわけではなく、実際に胃がんになる人は１割にも満たないと推定されていますが、ピロリ菌

ウイルス・細菌	がんの種類
B型・C型肝炎ウイルス	肝臓がん
ヘリコバクター・ピロリ菌	胃がん
ヒトパピローマウイルス	子宮頸がん
ヒトT細胞白血病ウイルスI型	成人T細胞白血病・リンパ腫

図7-2　がんの発症原因となる細菌とウイルス

に感染している人や感染していた人は感染していない人に比べて、胃がんになるリスクが約10倍高いという研究報告もあります。日本人はピロリ菌の感染率が高く、50歳以上の約50～60％が感染していると推定されています。衛生管理が行き届いていない時代に、小児の免疫力が弱い時期に井戸水や食べ物から経口感染し、持続感染により慢性的な炎症が起こり、さらに高塩分の食事により胃粘膜が荒らされると、がん細胞が生じるのではないかと考えられています。

感染が要因となるがんはその他に、ヒトパピローマウイルス（HPV）による子宮頸がん、ヒトT細胞白血病ウイルスI型（HTLV-1）による白血病・リンパ腫などがあります（図7-2）。いずれも感染した人がすべてがんになるわけではなく、感染と発がんのメカニズムや、遺伝や生活習慣など他因子との関連をさらに調べていく必要があります。

感染が要因となるがんの予防としては、まずこれらのウイルス・細菌の感染を防ぐことです。そして機会があれば検査を受けて感染の有無をチェックし、感染していることがわかったら、ウイルスや細菌を体内から排除するための治療を行うことで、発がんリスクを軽減することができます。

■どんな生活習慣がどんながんに関与するのか

では次に、生活習慣がリスク要因となるがんについてみていきましょう。生活習慣ががんの発生に関与していることは間違いありませんが、具体的にどのような生活習慣が、どのがんのリスクをどれくらい高くするのかについては、まだ十分な研究結果がそろっていません。そこで、国立がん研究センターの予防研究グループは、すでに発表されている論文に基づいて、リスク要因や予防効果の信頼性の強さを「確実」「ほぼ確実」「可能性あり」「データ不十分」とランク分けして評価しています。

喫煙と飲酒については多くのがんで関連が「確実」と評価され、肥満についても肝臓がんや大腸がんで「ほぼ確実」となっています。食品では、食塩・塩蔵品と胃がんの関連が「ほぼ確実」と評価されています。これらはがんのリスクを上げるものなので、これらの習慣をやめたり摂取量を減らしたりといった方法ががん予防になります。一方、がんのリスクを下げる要因としては、運動が大腸（結腸）がんで「ほぼ確実」、野菜と果物の摂取が食道がんで「ほぼ確実」となっています。これらの習慣を積極的に行うことが、がんの予防になります。

ただし、これらの評価はあくまでも現時点のもので、今後、新しいエビデンスが蓄積されることで、評価が修正されたり項目が変更されたりする可能性があります。最新の評価は、国立がん研究センター予防研究グループのホームページ内の「エビデンスの評価」のページで公開しています。

■5つの健康習慣によりがんのリスクがほぼ半減

こうした研究から、国立がん研究センターをはじめとする研究グループは、日本人のためのがんの予防法として、「禁煙」「節酒」「食生活」「身体活動」「適正体重の維持」という5つの健康習慣を取り上げ、ガイドラインを定めました。それぞれの具体的な方法をみていきましょう。

喫煙は、肺がんや肝臓がん、胃がん、食道がんなど多くのがんとの関連が「確実」とされており、喫煙者は非喫煙者にくらべて、がんになるリスクが約1・5倍高いこともわかっています。また、受動喫煙でも肺がんや乳がんのリスクが高くなります。喫煙者は専門医に相談するなどして禁煙に取り組むようにしましょう。タバコを吸わない人もタバコの煙を避けるように心がけることが大切です。

飲酒は、肝臓がん、大腸がん、食道がんと強い関連があり、多量の飲酒はこれらのがんのリスクを高めます。毎日お酒を飲む人は、純エタノール量換算で1日あたり約23g程度（日本酒で1合、ビール大瓶で1本）までにとどめましょう。

食生活については、塩分を抑え、野菜と果物を積極的にとり、熱い飲み物や食べ物は少し冷ましてからとるという3つのポイントを守ることで、胃がんや食道がんのリスクが低くなります。

身体活動については、日ごろから運動や仕事で活動量が多い人は、がんだけでなく、心疾患のリスクも低くなることがわかっています。運動不足の人は、今よりも毎日10分長く歩くなど、少しでも活動量を増やすことが予防につながります。厚生労働省は「健康づくりのための身体活動基準２０１３」の中で、18歳から64歳の人は、歩行程度の運動を毎日60分行うことに加え、週に1回、息がはずみ、汗をかく程度の運動を60分程度行うことを推奨しています。また、65歳以上の人には、毎日40分の身体活動を行うことを推奨しています。

体重については、中高年の日本人を対象に行われた研究報告のまとめによると、太りすぎでも痩せすぎでも、がんによる死亡リスクだけでなく、すべての原因の死亡リスクが高くなることがわかっています（図7－3）。男性は肥満度指数（BMI＝Body mass index）値21～27、女性はBMI値21～25の範囲になるように体重を管理しましょう。

では、これらの5つの健康習慣を実践した場合、どのくらいがんのリスクが下がるのでしょうか。国立がん研究センターは、全国の保健所の協力を得て、40～69歳の男女14万４２０人を対象に、生活習慣とがんの罹患についての追跡調査を実施しました。その結果、この5つの健康習慣を実践する人は、実践しない人または1つだけ実践する人にくらべ、男性で43％、女性で37％、

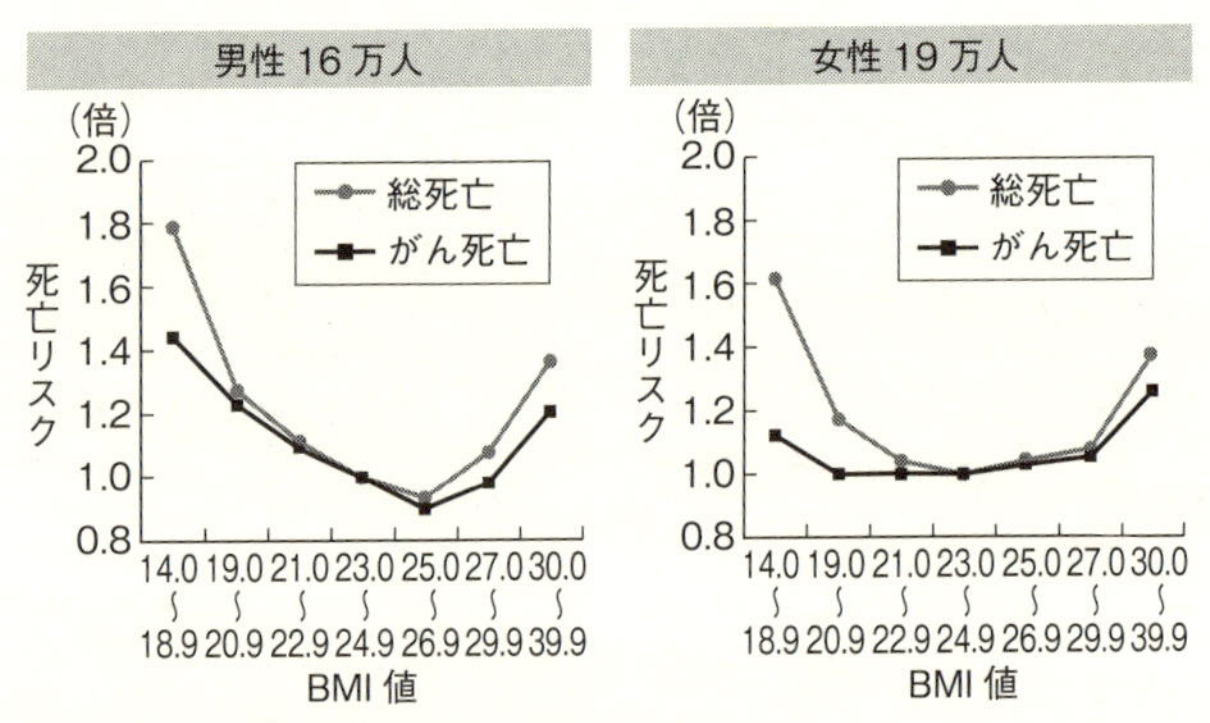

BMI 値 23.0〜24.9 を基準（1.0 倍）としている
国立がん研究センター　がん情報サービスホームページ
https://ganjoho.jp/public/pre_scr/cause_prevention/evidence_based.html

図7-3　BMI値と、がんによる死亡リスクおよび総死亡（すべての原因による死亡）リスクの関係

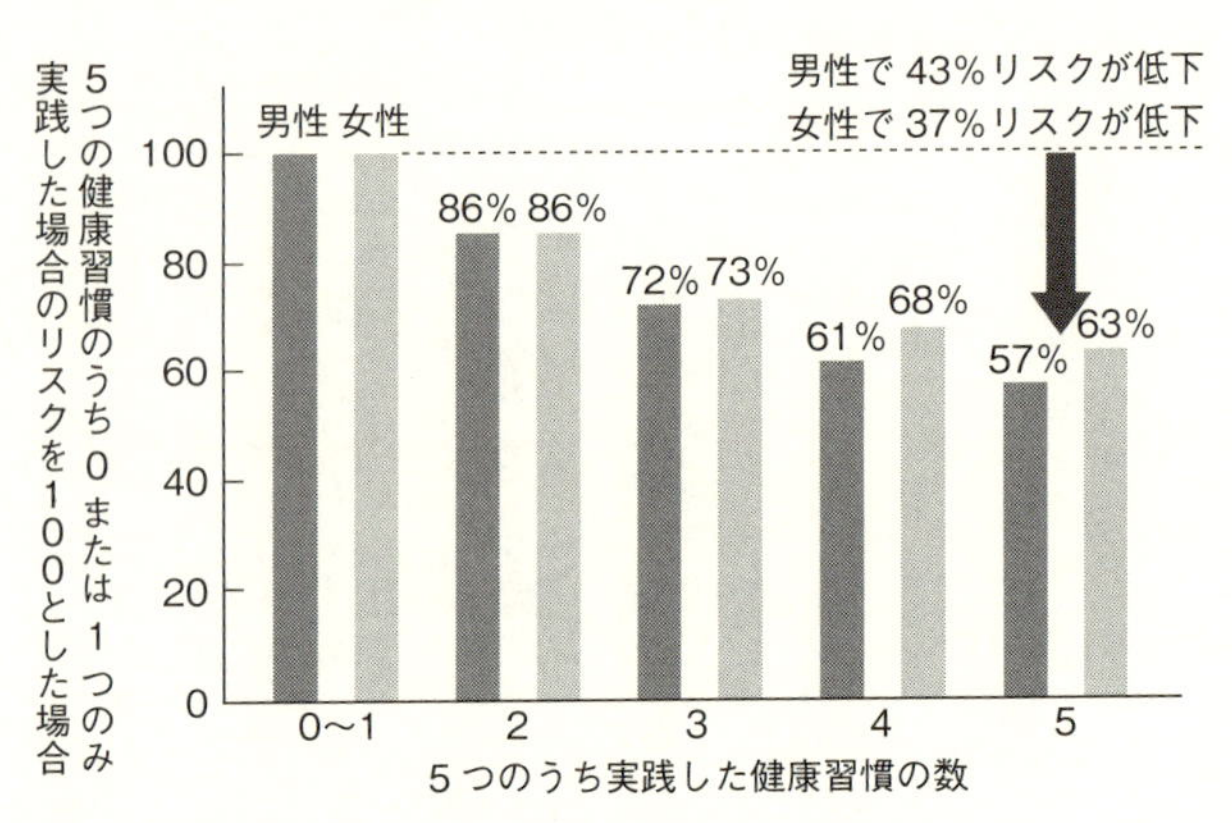

国立がん研究センター　がん情報サービスホームページ
https://ganjoho.jp/public/pre_scr/cause_prevention/evidence_based.html

図7-4　5つの健康習慣と「がんの発症リスク」

がんになるリスクが低くなると推計されました（図7‐4）。

　ふだんの生活習慣の改善で、どれくらいがんのリスクが減ったかは実感が得られないものですが、こうしたデータを見ることで健康習慣を継続させるモチベーションになるのではないでしょうか。また、これからは個人への働きかけだけでなく、社会構造から変えていくという発想が必要です。たとえば、深刻な肥満問題を抱える欧米では、「ウォーカビリティ」という歩きやすさの指標をもとに、太りにくい街づくりなど、都市空間を健康的なものに変えようという取り組みが行われています。社会全体の生活環境の向上とともに、がんになる人が減少していく可能性は大いにあります。

■薬でがんを予防する「化学予防」

　がんの予防法には、生活習慣の改善や感染の予防・検査のほか、遺伝的にがんのリスクが高い人や、がんを治療して再発が心配される人、がんになる手前の前がん病変が見られる人などには、薬による予防、いわゆる「化学予防」という方法が提案されています。

　がんの予防には、「1次予防」「2次予防」という考え方があります（図7‐5）。1次予防とは、これまで述べてきたような、生活習慣の改善といった、がんになる人を減らすことを目的とした予防です。一方、2次予防とは、定期的にがん検診を受けるなどして、がんの早期発見・早

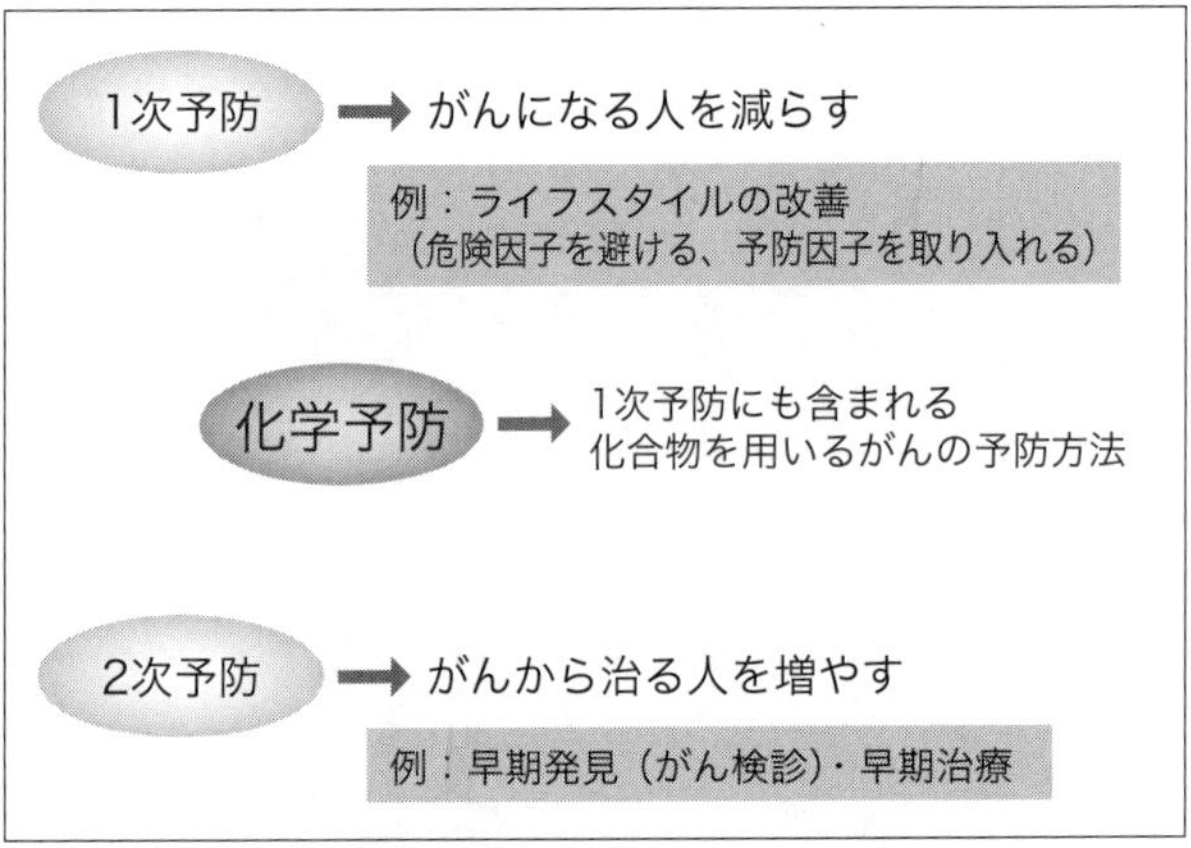

1次予防 → がんになる人を減らす

例：ライフスタイルの改善
（危険因子を避ける、予防因子を取り入れる）

化学予防 → 1次予防にも含まれる
化合物を用いるがんの予防方法

2次予防 → がんから治る人を増やす

例：早期発見（がん検診）・早期治療

図7-5　がんの1次予防と2次予防と化学予防の関係

期治療により、がんから治る人を増やすことを目的とする予防です。

化学予防は、1次と2次の中間にあたります。

米国人女優のアンジェリーナ・ジョリーさんが、がんのリスクを減らすために乳房や卵巣・卵管の切除手術を行い話題になりましたが、手術による予防も先制医療であり、同じ位置付けになります。ジョリーさんの場合は、遺伝子検査によりがん抑制遺伝子であるBRCA1に生まれつき異常があることがわかり、何もしなければ87％の確率で乳がんに、50％の確率で卵巣がんになると診断されていました。母親や祖母も卵巣がんや乳がんで亡くなっており、自身も卵巣に初期のがんの兆候があったことから、健康な両乳房と卵巣・卵管の切除および摘出を行うことに踏み切ったと報じられています。

日本でもがんの予防手術を行っている病院はありますが、予防のために健康な臓器にメスを入れるのは相当な覚悟が必要ですし、費用もかかります。それに対して化学予防は、長期にわたり薬を飲み続けなければいけないという負担はありますが、手術よりはハードルは低いでしょう。以前、一般の方向けのイベントで、がん予防のために毎月いくら払えるかというアンケートを行ったところ、５０００円までなら払ってもいいという回答が多くありました。自分がどの程度がんのリスクがあり、薬の服用でどの程度リスクが減るかがわからないうちは、予防のためにそこまで高額な費用をかけようとは思わないかもしれませんが、たとえば、ＡＩ（人口知能）などを駆使した最新の検査手法で「50歳までに大腸がんになる確率は70％」と診断されたらどうでしょう。薬の服用で発症率を大幅に下げられるのであれば、ある程度の出費は惜しくないと考える人は多いのではないでしょうか。また、これからは再発リスクをもつがんサバイバーが増える時代です。がんの予防薬を用いることができたら、患者さんの再発への不安を和らげることができるでしょう。

■ドラッグ・リポジショニングによる予防薬開発

薬を開発する側にとっても、費用は大きな問題です。薬を長期にわたり服用することを考えると、安価であることが必須条件となり、開発しても利益が少ないと予想されることから、日本で

従来	ドラッグ・リポジショニング
1. ターゲット分子の同定	1. ターゲット分子の同定
2. 大規模化合物スクリーニング	2. 既存薬スクリーニング
3. 化合物の構造最適化	~~3. 化合物の構造最適化~~
4. 薬物動態試験	~~4. 薬物動態試験~~
5. 非臨床試験	~~5. 非臨床試験~~
6. 第1相臨床試験（安全性の検証）	~~6. 第1相臨床試験（安全性の検証）~~
7. 第2、3相臨床試験（効果の検証）	7. 第2、3相臨床試験（効果の検証）
8. 申請	8. 申請

スキップ

図7-6　ドラッグ・リポジショニングによる薬品開発

はがん予防薬の開発は進んでいません。そもそも新薬開発には膨大な費用と時間がかかります。基礎研究で薬のもととなる候補物質を見つけ、有効性や安全性を最適化するためのさまざまな構造変換を行い、動物などを用いた非臨床試験、そしてヒトでの臨床試験を経て実用化にいたるまでには、10年以上の年月と１００億円単位の多額の予算が必要とされます。その上、基礎研究で見つけた新薬候補が実際に医薬品として承認される成功率は３万分の１ともいわれています。

そこで近年、すでに特定の疾患の治療に使われている既存薬から、新たな薬効を見つけ出し、別の疾患の薬として再開発するドラッグ・リポジショニングという手法が注目を集めています。既存薬であれば、すでにヒトでの安全性や薬物動態が確認されているため、開発のステップを短縮でき（図７-６）、期間や費用を大幅に削減することができることが最大のメリットです。

ドラッグ・リポジショニングの成功例は数多くあります。たとえば、狭心症の治療薬として当初開発されたシルデナフィル（バイアグラ）はのちに勃起不全の治療薬として、また、高血圧の治療薬として開発されたミノキシジル（ロゲイン、リアップ）は発毛剤として用いられています。インフルエンザの治療薬として開発されたアマンタジン（シンメトレル）はパーキンソン病の治療薬として、さらに抗てんかん薬であるゾニサミド（トレリーフ）はのちにパーキンソン病の治療薬としても承認されています。

がんの予防薬についても、すでに解熱鎮痛薬であるアスピリンや糖尿病の治療薬であるメトホルミン（メトグルコ）、コレステロールを下げるスタチン類、閉経後骨粗鬆症の治療薬であるラロキシフェンなど、複数の既存薬でドラッグ・リポジショニングによる開発が進められています。

■アスピリンが大腸がんを予防する

がんの予防薬として最近、特に注目されているのがアスピリンです。１９８８年、オーストラリアの疫学者クーネは、アスピリンを服用している人の大腸がんの罹患率は、服用していない人より約40％も低いことを発表しました。クーネは別の試験結果の解析中に偶然このことを発見したのです。

その後、世界中でアスピリンの大腸がんに対する予防効果を検証するための調査が数多く行われるようになりました。２０１０年、オックスフォード大学のピーター・ロスウェルらの研究チームによる発表では、アスピリンを5年以上服用した人は、服用しない人に比べ、大腸がんによる死亡率が半分近く減ったことが報告されています。また、代表的な4つの試験を統合したメタ解析では、アスピリンの投与によって新たな大腸ポリープ（大腸がんの前がん病変）の発生は17％有意に抑制されたという結論が出ています。こうした研究から、欧米では、アスピリンを3〜4年服用すれば、大腸がんのリスクは20％程度減らせるという期待が高まっています。そして、2016年4月には、米国予防医学専門委員会（USPSTF）が、50〜60代の人に大腸がんの予防のために低用量アスピリンを毎日内服することを推奨する勧告を発表しました。

ただし、欧米の試験結果がそのまま日本人にあてはまるとは限りません。また、解熱鎮痛剤として売られている頓用のアスピリンは薬局で購入できますが、日本では長期服用する低用量アスピリンは医師による処方が必要です。アスピリンを投与すれば、副作用として出血や粘膜傷害のリスクが高まります。一般用医薬品の解熱鎮痛剤として販売されているアスピリン錠は含有量が多く、これを長期服用するのは危険ですので、がん予防のために自己判断で服用することは絶対にしないでください。

■日本人ではどうか

大腸がんは日本人に多いがんのひとつです。2015年の統計によると、日本人のがんの部位別による死亡数は、男性は肺がん、胃がんに次いで大腸がんが3番目に多く、女性はいちばん多くなっています。また、男女とも40歳以上から大腸などの消化器系のがんによる死亡の割合が高くなります。

こうした状況から、大腸がんの予防は、日本人のがんによる死亡率低下に大いに貢献できると期待できます。これまで、アジア人におけるアスピリンの大腸がんの予防効果を裏付けるエビデンスは乏しい状況でしたが、2007年から国立がん研究センターや京都府立医科大学など国内19施設が参加した臨床試験「J-CAPP」が実施されました。

大腸がんに進行する可能性の高い大腸ポリープを内視鏡で摘出した患者311人に対して、低用量アスピリン腸溶錠（100mg／日）またはプラセボ（偽薬）を2年間投与しました。そして、2～3年後の大腸ポリープの再発を観察すると、アスピリンを投与したグループはプラセボを投与したグループにくらべて、新たな大腸ポリープの発生が約40%減少しました。つまり、日本人においても、アスピリンが大腸がんの再発予防に有効であることが示唆されたのです。

■アスピリンによるがん予防は喫煙者では逆効果⁉

J-CAPPの結果で興味深かったのは、非喫煙者では新たな大腸ポリープの発生リスクが63%と大幅に減少したのに対し、喫煙者では逆にポリープの再発率が3・45倍も高くなったことです。このときの解析は症例数が少なく、世界でも初めての結果だったので、偶然である可能性もありましたが、その後、海外でも同様の試験結果が報告され、喫煙者のアスピリン服用で発がんリスクが上昇するのは、偶然の事象ではなさそうです。喫煙だけでなく飲酒についても、週3回以上お酒を飲む人はアスピリンの予防効果が減弱していました。つまり、アスピリンで大腸がんの再発リスクを軽減できる人がいる一方で、生活習慣などの背景によってアスピリンの投与が逆にがんのリスクを高めてしまう可能性があるということです。

また、アスピリンは安価とはいえ、多くの人が長期にわたり服用するとなれば膨大な費用がかかります。こうしたことから、実際にアスピリンによる大腸がん予防を実施するには、副作用がきわめて少なく、確実に大腸がんの予防効果が期待できる対象者を絞り込む必要があります。

そこで第2弾として、アスピリンが有効な集団を絞り込むための試験「J-CAPP2」が開始されました。J-CAPP2では、大腸ポリープを摘出した患者7000人を対象にアスピリンを4年間投与し、患者の遺伝的背景や食習慣、併用している薬などが、アスピリンによる予防効果や副作用とどう関連するかを調べます。

そもそもなぜ喫煙や飲酒でアスピリンの予防効果に違いが出るのでしょうか。もしかしたら、アスピリンの服用により、タバコに含まれる成分やアルコールが体内で代謝される際に何らかの化学反応を起こして、ポリープの発生を引き起こしているのかもしれません。

薬を内服すると、その薬は腸から吸収されて血液にのり、全身をめぐり、目的の部位で作用します。その後、薬は分解・排出され、徐々に体内から消失していきます。この分解・排出にかかわる反応を薬物代謝といい、薬物代謝で働く酵素を総称して薬物代謝酵素といいます。

ほとんどの薬物代謝酵素には遺伝子多型が存在します。遺伝子多型とは、ゲノムの塩基配列の個体差のことで、病気の原因になるようなものではなく、お酒に強いとか太りやすいといった「体質」に関わる遺伝情報の個体差をいいます。薬の効果や副作用に個人差が生じるのは、薬物代謝酵素に遺伝子多型が存在することが大きな要因になっています。

また、薬物代謝酵素は、薬の代謝だけではなく、タバコなどの嗜好品として摂取される生体外の異物の解毒代謝にも働きます。喫煙者のなかにもがんになる人とならない人がいるのは、薬物代謝酵素の遺伝子多型によるところが大きいのです。

タバコの煙のなかには、約70種類ものがん原性の化学物質が含まれているといわれています。このがん原物質は、そのままの状態では発がんは起こらないと考えられています。がん原物質は、体内で代謝される過程で活性化され、反応性の高い代謝産物（発がん物質）となり、これがDNAに結合して、さまざまな遺伝子の損傷をもたらすことで、発がんが引き起こされると考えられています。実際、薬物代謝酵素CYP2A6は、タバコの煙のなかに含まれるニトロソアミンというがん原物質を活性化することが知られています。CYP2A6には代謝活性の異なる遺伝子多型が知られており、喫煙によるがんのなりやすさの個人差を生む要因のひとつと予想されています。

アスピリンの代謝にＣＹＰ２Ａ６は関与しませんが、喫煙者がアスピリンを服用した際に、タバコに含まれるがん原物質とアスピリンが代謝される際に起こる相互作用が、大腸がん予防の効果の違いや発がんリスクの増加を生み出している可能性があります。

Ｊ－ＣＡＰＰ２では、飲酒やタバコの代謝に関わる遺伝子多型を調べることによって大腸ポリープ発生のリスクを調べます。最終的には、大腸がんのリスクが高い人を対象に、遺伝子多型や生活習慣、大腸ポリープの既往などからアスピリンの予防効果や副作用を個別化予測し、その上でがん予防の投薬を行うオーダーメイド医療の実現を目指しています。

■なぜアスピリンが大腸がんを抑制するのか

ところで、なぜ解熱鎮痛剤であるアスピリンが、大腸がんに対して予防効果を示すのでしょうか。おそらくアスピリンの炎症抑制作用ががんを抑えることに効いているのだろうと予想されますが、確実なことはわかっていません。

そもそも現在承認されている既存薬のうち、その薬が体内でどの分子をターゲットにしているかが明らかになっているのは３割程度といわれています。薬の作用メカニズムがわかっていなくても使用されているものがほとんどです。

分子標的薬のように、がん細胞の増殖のしくみなどを分子レベルで明らかにし、ターゲット分子を定めてから薬をつくることが可能になったのは2000年頃からです。多くの薬は、植物や微生物などに由来する天然成分に何らかの効果があることが経験的にみいだされ、その薬効成分の化学構造を模倣・改良するなどしてつくられてきました。

アスピリンは、ヤナギの樹皮に含まれるサリシンという物質を元につくられました。紀元前からヤナギの樹皮に熱や痛みを軽減する作用があることは知られており、長い間、ヤナギの樹皮の抽出エキスが解熱鎮痛のために使われてきました。19世紀に、薬効成分としてサリシンが分離され、サリシンからサリチル酸、そしてアセチルサリチル酸（アスピリン）が合成されました。ちなみに、アスピリンは世界で初めて人工合成された医薬品です。

その後、アスピリンは、炎症や発熱を引き起こすプロスタグランジンという物質の産生を抑えていることがわかりました。そして、アスピリンは、プロスタグランジンを産生する酵素であるシクロオキシゲナーゼ（COX）に結合して、その働きを阻害し、プロスタグランジンの産生を抑えていることが明らかになりました。

大腸がんの予防においても、COXを阻害することによる炎症抑制が、がんを抑えることに効いている可能性は高いと考えられます。一方で、アスピリンは少量で使用した場合、血小板の働きを抑え、血液が固まるのを防ぐ働きを示すことがわかっており、血栓や塞栓の治療に低用量アスピリンが使われています。大腸がんの予防においても、低用量アスピリンが効くことから、抗血小板作用ががんの抑制に効いているのではないかともいわれています。あるいは、まったく別の作用によりがんが抑制されているのかもしれません。アスピリンが体内のどの分子に結合して、がんを抑えているのか、そうした基礎研究も同時に進められています。

■肥満と大腸がん

大腸がんの予防薬として、アスピリンのほかに、コレステロール値を下げるスタチンや糖尿病の薬であるメトホルミンも候補とされ、国内外で試験が行われています。持病があったり副作用が強く出たりした場合に、薬の選択肢をいくつか用意しておくことは重要なことです。

２０１６年３月、横浜市立大学の研究グループは、メトホルミンを内服すると大腸ポリープの再発が抑えられることを世界で初めて報告しました。以前から、糖尿病患者において、メトホルミンを服用している人は、服用していない人に比べて、がんの発生率が低いことが知られていましたが、逆にヒトの大腸がんの予防効果を示唆する報告は少なかったのです。横浜市大のグループは、大腸ポリープを内視鏡切除した患者１５１人を無作為に２グループに分け、片方にメトホルミン２５０㎎、もう片方にプラセボを投与してポリープの新規発生や再発を調べたところ、メ

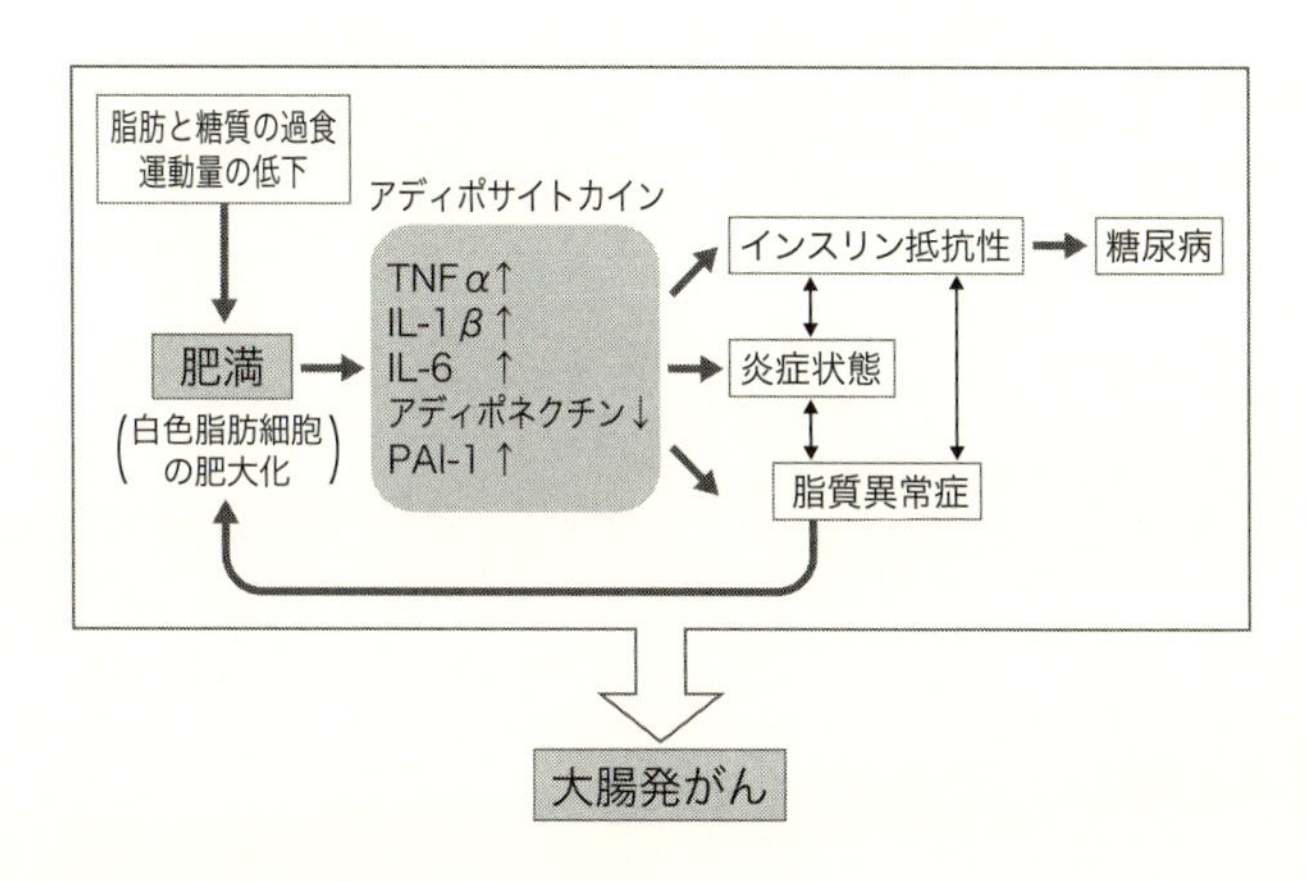

図7-7　肥満と大腸がんの悪性サイクル

トホルミンの服用により、大腸ポリープの再発率が40％低下するという結果になりました。

メトホルミンも元をたどれば植物由来の成分で、中世ヨーロッパからガレガソウというマメ科植物に、糖尿病の症状を緩和する効果があることが知られていました。20世紀に入り、ガレガソウに含まれるグアニジンという成分に、血糖を下げる作用があることがわかり、グアニジンの誘導体としてメトホルミンが開発されました。

メトホルミンは開発当初から糖新生（血糖値が下がったときに肝臓でアミノ酸や乳酸など糖質以外からグルコースを合成すること）を抑制する作用があることが知られていましたが、その他に、中性脂肪やコレステロールの合成の抑制、インスリン抵抗性の改善にも働くことがわかってきました。これらは肥満と深く関わっています。

肥満になると、脂肪細胞が肥大・増殖し、アディポサイトカインという生理活性物質の分泌異常が起こります。本来、アディポサイトカインは、脂肪細胞から分泌され、脂質代謝や糖代謝を円滑にする働きをしますが、肥満になってアディポサイトカインの分泌異常が起こると、インスリン抵抗性や炎症状態、脂質異常症を引き起こし、これらの状態がまた肥満を引き起こすという悪性サイクルができてしまいます（図7－7）。そして、これが大腸がんを引き起こすと考えられます。つまり、この悪性サイクルを断ち切ることが、大腸がんを予防することにつながるということです。メトホルミンやスタチン、アスピリンは、この悪性サイクルを断ち切ることで、大腸がんの抑制に寄与していると考えることができます。

■国内初のがん予防薬を世に出すために

がん予防薬は、大腸がん以外のがんでも盛んに研究が行われており、現在、世界初の肝臓がんの再発予防薬として期待される「非環式レチノイド（一般名：ペレチノイン）」の第Ⅲ相臨床試験が国内で行われています。

がん予防薬が実際に使われるようになる日は、そう遠くないと言えるでしょう。しかし、実際にがん予防薬を世に出すには、越えなければいけないハードルがあります。ハードルの1つとしてがん予防薬が保険適用になるかどうかは大きな問題です。医療は病気の人に対して行われるものというのが一般的な認識ですが、がんになる前のグレーゾーンの人に対して、どこまで医療が介入できるかといったことも社会全体で考えていかなくてはいけません。がん予防に対して、個人の意識のみならず社会全体の認識が変わっていくことが求められます。

第8章
ゲノムが拓く新しいがん医療

最後の章では、最新の基礎研究に基づいて考案され、つくられたいくつかの新しい治療薬に焦点をあて、あわせて、がんの克服を目指す研究者の健闘ぶりもお伝えしたいと思います。

治療薬とはいっても、具体的ながん治療情報を提供するものではなく、あくまでもがんを克服するための研究努力とその成果、そしてその方向を紹介することを趣旨として、分子標的薬、核酸医薬、免疫チェックポイント阻害剤（第3章で詳しく述べています）など、注目される最近の抗がん剤を中心に紹介します。そのなかには、まだ開発最前線にある候補薬物も含まれています。

最近の標準的ながん治療においては、手術、放射線療法と並んで、従来型の化学療法剤とともに、新たなしくみで効果をもたらす抗がん剤が使われるようになってきました。基礎的な研究成果に基づいて新規薬を開発する努力は、世界中で常にきわめて活発に行われています。

一方、適切な治療を行っても、残念ながら、がんはただちに根治・克服できるとは限りません。その理由は、がん細胞の本質そのものにあるとする考えもあります。

がん患者の生存率は、治療法の発達によって全体として年々向上しているので、時間をかけて治療を続けながら人生を歩み、がんと共生する人が増えているという現実があります。通院しながら抗がん剤治療を受け、症状をコントロールしながら、社会人として仕事を続ける人も多くなってきました。また、完治しなくても、再発しないまま寿命をまっとうする高齢者も増えています。

そうした人々を支える社会のしくみも、次第に整えられつつあります。国民のおよそ半数が生涯を通じてがんを経験する時代ですから、がんを克服する知恵が求められるのはもちろんのこと、がんと共生する工夫もまた必要とされています。

■はじめは偶然みつかった抗がん剤

がんの治療に抗がん剤が一般的な選択肢として採用されるようになったのは、たかだか半世紀ほど前からです。局所療法である手術や放射線療法に比べると、全身療法である化学療法の歴史は長くありません。比較的短い歴史とはいえ、今日、抗がん剤の展開は多彩を極めています。現在、わが国では、経口薬と注射薬を含めて１００種類以上にのぼる抗がん剤が、がん治療に使用を認められ、使われています。

それらの薬は、どのようなしくみでがんを攻撃するかによって、従来型の化学療法剤である「細胞傷害性抗がん剤」と、「分子標的治療薬」に代表される、がんに特異的な標的に効率よく作用する抗がん剤と、大きく２つに分けて考えることができます。

細胞傷害性抗がん剤は、がん細胞の分裂のしくみを何らかの方法によって阻害してがん細胞の増殖を抑え、死滅させる機能をもつ薬物で、これまでに多くの種類が開発されてきました。このなかには、化学療法の柱となっている薬や分子標的薬との併用で使われている薬が数多くあります。

長く使われている細胞傷害性抗がん剤には、研究者が天然物質や合成物質のなかから偶然に抗がん効果を発見し、開発されたものが多く、作用のしかたや由来から、アルキル化剤、代謝拮抗剤、抗がん性抗生物質、植物アルカロイド、白金製剤などに分類することができます。

最初のアルキル化剤は、第一次世界大戦中に毒ガスとして使用されたマスタードガスに由来することはよく知られています。薬剤のアルキル基がＤＮＡの塩基に結合して、ＤＮＡの複製を妨げます。世界で最もよく使われる抗がん剤のひとつであるシクロホスファミドは代表的なアルキル化剤です。

代謝拮抗剤としてはじめて急性リンパ性白血病に使われたのは、葉酸欠乏による貧血治療薬を目指して合成された葉酸類似物質でした。代謝拮抗剤は、ＤＮＡ合成に必要な材料である核酸や葉酸の合成を阻害して、ＤＮＡやＲＮＡをつくれなくする働きをもつ物質です。消化器がんを中心に広く使われているフルオロウラシルは、ＲＮＡを構成する塩基のひとつであるウラシルに似た構造をもち、ウラシルに代わってＲＮＡに取り込まれて、ＤＮＡの合成を阻害する代表的な代謝拮抗剤です。

抗がん性抗生物質の最初の例は、放線菌が産生する物質から抽出されて、のちに抗がん作用がみかったアクチノマイシンＤです。

植物アルカロイド系抗がん剤には、ニチニチソウから抽出されたビンカアルカロイド系抗がん剤のビンブラスチンや、セイヨウイチイ起源のタキサン系抗がん剤ドセタキセルなどがあります。ビンブラスチンは悪性リンパ腫などに、ドセタキセルは乳がんなどに使われます。抗がん剤のおよそ7割はこうした生薬由来です。

白金製剤の代表的なものは膀胱がんや卵巣がんなどの治療に使われるシスプラチンです。大腸菌に対する電流の影響を調べていた研究者が、使っていた白金電極が溶液と反応して大腸菌の細胞分裂を阻害していることを発見し、シスプラチンはこれをきっかけに抗がん剤として開発された、という経緯があります。

■細胞傷害性抗がん剤と分子標的薬

従来使われてきた細胞傷害性抗がん剤の作用のしかたは、ＤＮＡに作用して合成や修復を妨げるもの、核酸の代謝に作用して核酸の合成や修復を阻害するものなどがありますが、いずれも、がん細胞だけに作用するわけではありません。がん細胞特異性が低く、正常細胞にも影響を及ぼすため、長期投与は困難であり、重い副作用をともなうことも少なくないのです。また、どのような患者にどのような抗がん剤を用いるかの選択は、開発情報に加えて、臨床医の経験をベースに行われてきました。

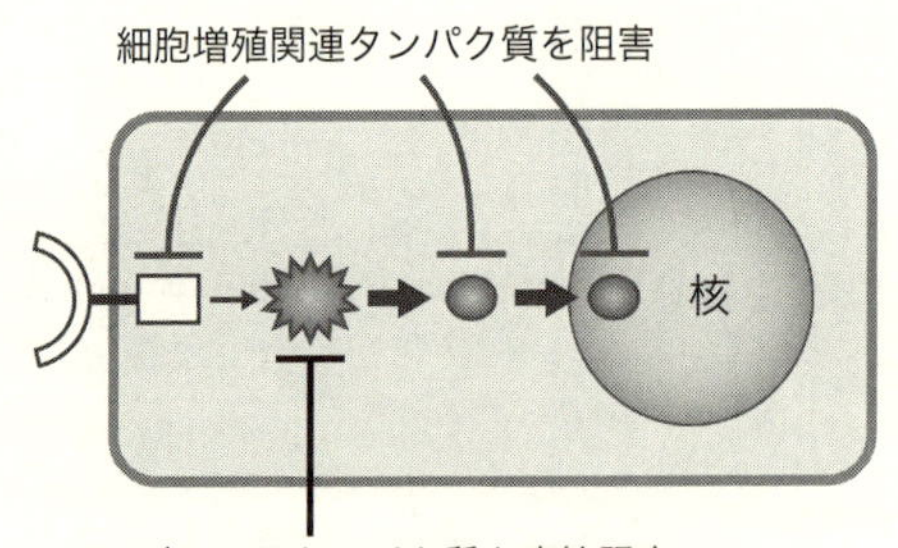

図8-1　がんの分子標的薬が効くしくみ

これに対して、がん細胞特異性が高く、長期投与も可能な抗がん剤が１９９０年代以降、登場しています。それが分子標的薬です。どの患者に投与すれば効果があるかは、患者が標的分子をもっているか否かを調べることによって、あらかじめ知ることができます。

分子標的薬は、がん化やがん細胞の増殖にかかわるタンパク質や酵素の分子などに的を絞って狙い撃ちにし、その働きを抑えることによって、がんを攻撃します（図８－１）。

分子標的薬には、低分子の化合物を使用する低分子薬と、がん細胞に発現している増殖にかかわるタンパク質の抗体をつくり、これによってがんを制する高分子の抗体医薬があり、両方合わせると、現在、世界で70種類以上の分子標的薬が使われています（図８－２）。

分子標的薬の研究開発は進展が著しく、開発途上にある薬は数百種類にのぼるといわれるほどです。分子標的薬の登場によって、これまで半世紀あまり行われてきた抗がん剤療法

一般名	標的分子	適応となるがん	承認年（日本）
イマチニブ	Bcr-Abl など	慢性骨髄性白血病など	2001
トラスツズマブ	HER2	乳がん、胃がん	2001
ゲフィチニブ	EGFR	非小細胞肺がん	2002
ベバシズマブ	VEGF	大腸がんなど	2007
エルロチニブ	EGFR	非小細胞肺がん	2007
スニチニブ	VEGFR など	腎細胞がんなど	2008
セツキシマブ	EGFR	大腸がん、頭頸部がん	2008
ソラフェニブ	Raf など	腎細胞がん、肝細胞がん	2008
ラパチニブ	HER2、EGFR	乳がん	2009
パニツムマブ	EGFR	大腸がん	2010
テムシロリムス	mTOR	腎細胞がん	2010
エベロリムス	mTOR	腎細胞がん、乳がんなど	2010
クリゾチニブ	ALK	非小細胞肺がん	2012
アキシチニブ	VEGFR など	腎細胞がん	2012
レゴラフェニブ	VEGFR など	大腸がん	2013
ペルツズマブ	HER2	乳がん	2013
ニボルマブ	PD-1	悪性黒色腫など	2014
ラムシルマブ	VEGFR2	胃がん	2015
イピリムマブ	CTLA-4	悪性黒色腫	2015
バンデタニブ	VEGFR など	甲状腺髄様がん	2015
パルボシクリブ	CDK4/6	乳がん	2017

最初の承認年を記載。後に適応を拡大して再承認される場合がある
出典：（独）医薬品医療機器総合機構　承認品目一覧を参考に作成

図8-2　おもながんの分子標的薬

は、パラダイムシフトを遂げたといってよいでしょう。がん治療を劇的に変化させたその実態を具体的にみてみたいと思います。

■チロシンキナーゼ活性を抑える分子標的薬

最初期に医薬品として使えるようになった代表的な分子標的薬に、HER2陽性の転移・再発乳がん治療薬として1998年に米国で承認されたトラスツズマブ（商品名＝ハーセプチン）があります。

この薬は抗体医薬に分類される糖タンパク質で、遺伝子組み換えによって製造された、はじめてのヒト化モノクローナル抗体治療薬でもありました。まずマウスに抗体をつくらせ、その抗原結合部位を遺伝子組み換えによってヒト由来の抗体分子に移植して作製した薬です。

わが国でも2001年に転移性乳がんに対する治療薬として承認されましたが、その後、早期の乳がんに対しても手術後の補助療法に使われるようになり、いまや乳がん治療において重要な位置を占めるようになっています。また、乳がんだけでなく、進行した胃がんにも使われるようになりました。

この薬を例に、分子標的薬が効果を発揮する基本的なしくみをみていきたいと思います。

トラスツズマブが分子標的薬として効果を発揮する前提となっているのは、細胞の表面に存在するHER2（ヒト上皮増殖因子受容体2型）タンパク質です。このタンパク質は、正常細胞では細胞の分化や増殖を調節する働きをもっているのですが、何らかの原因でHER2遺伝子に変異が生じると、細胞増殖のスイッチが常にONの状態になり、がん化が点灯します。

HER2タンパク質は、細胞の内から外へと細胞膜を貫通した構造をもち、膜の内側の細胞質部分にチロシンキナーゼ活性をもつ領域が、外側の細胞表面には細胞外からの増殖因子をシグナルとして受け取る領域が連なっています。チロシンキナーゼはタンパク質のチロシン残基をリン酸化する酵素です。

シグナル分子を受け取ると、チロシンキナーゼが活性化され、リン酸化をバトンにしてこれを細胞の核内にまで伝達します。これによって細胞の分化・増殖のスイッチが入ります。

正常細胞では、このプロセスは適切に調節されていますが、遺伝子に変異が生じてチロシンキナーゼの活性化が止まらなくなると、細胞増殖が亢進してがん化が起こります。現在開発されている分子標的薬の多くが、チロシンキナーゼの働きを抑えて、細胞の異常増殖を抑制するタイプの薬です。

HER2分子を標的に、これに特異的に結合する抗体としてデザインされたトラスツズマブは、HER2の細胞外の部分に結合し、これによって細胞内へのシグナル伝達を妨害し、結果的に細胞増殖をストップさせます。

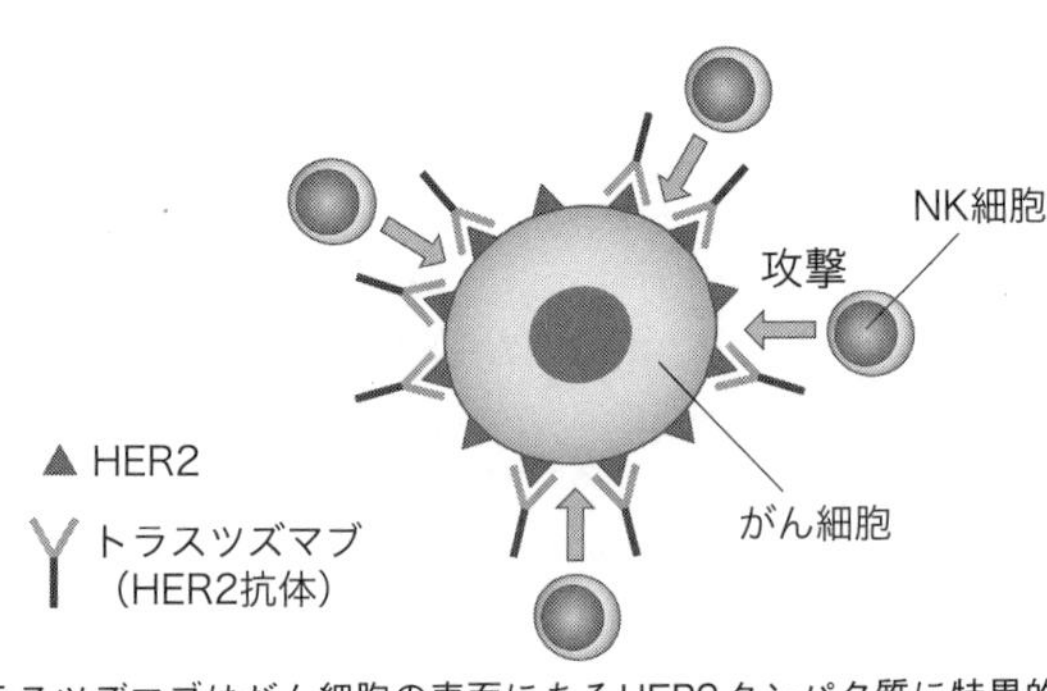

トラスツズマブはがん細胞の表面にあるHER2タンパク質に特異的に結合して、がん細胞の増殖を阻害する。同時にNK細胞や単球を呼び寄せて、がん細胞を傷つける。このように細胞や病原体に抗体が結合すると、その抗体が単球やNK細胞といった免疫細胞を呼び寄せ、その抗体が結合している細胞や病原体を殺傷する働きをADCC活性という

図8-3　乳がんの分子標的薬「トラスツズマブ」（ハーセプチン）が作用するしくみ

それとともに、HER2結合部位の反対側でNK細胞や単球の受容体部分と結合して、これらを活性化する働きももっています。NK細胞は活性化されると、がん細胞を破壊する酵素を出してがん細胞を傷害し、単球は食作用によってがん細胞を取り込んで破壊します。「抗体依存的細胞傷害」（ADCC）活性と呼ばれる働きです。

HER2は、正常細胞の表面にはわずかに存在するだけで、がん細胞の表面に多く存在することが知られていましたので、これを標的とする抗体医薬を開発するアイディアは早くからありました。しかし、実際に使いやすい抗体を開発することは容易でなく、米国で行われていたトラスツズマブの研究開発は幾度も中止寸前に追い込まれ、患者団体の支援などを受けてよう

やく誕生にいたったというエピソードが残されています。

■乳がん治療は個別化へ進む

ＨＥＲ２は転移性乳がん患者のおよそ25～30％で過剰発現が認められます。また、過剰発現がみられる乳がんは予後が不良であることが知られてきました。

トラスツズマブはＨＥＲ２を過剰に発現しているがんに効果を示すので、乳がん患者に対してはＨＥＲ２過剰発現を確認したうえで、治療が行われます。手術前の乳がんであれば針で組織の一部を採取して、手術した場合には切り取った組織で、ＨＥＲ２遺伝子の増幅とＨＥＲ２タンパク質の量を検査します。遺伝子レベル、タンパク質レベルで精度高く検査するキットが開発され、正確な判定が行われます。

このようなＨＥＲ２発現の検査は、乳がん患者に幅広く実施されており、検査を前提に、乳がん治療では患者個人に適合する方法が選べるようになってきました。効果が期待される患者を対象に適切な薬が選択できれば、患者の負担が減ると同時に、医療経済的にも大きなプラス効果が生まれます。

トラスツズマブの登場によって、予後不良とされてきたＨＥＲ２過剰発現が認められる進行乳がんは、有力な治療手段を得て、むしろ効果の現れやすい乳がんへと変貌したことになります。

この薬だけではなく、次に紹介するさらに新しい分子標的薬や従来の抗がん剤と併用するなど、多彩な使い方が工夫されています。

■さらに広がる分子標的薬の選択肢

乳がん治療のための分子標的薬は、トラスツズマブを嚆矢（こうし）として、異なった作用のしくみをもつさらに新しい薬が数種類誕生しているほか、開発中の分子標的薬も数々報告されています。

２００９年にはラパチニブ（商品名＝タイケルブ）が、わが国でも乳がん治療薬の選択肢に加わりました。この薬は低分子化合物で、トラスツズマブがＨＥＲ２分子の細胞外の部位に結合してシグナル伝達を阻害するのに対して、細胞内の部分に結合するのが特徴です。作用のしくみが異なるので、トラスツズマブが効果を示さなかった場合や、効果が認められなくなった場合に、ほかの抗がん剤と併用して使われます。

２０１３年にわが国で承認されたペルツズマブ（商品名＝パージェタ）も、トラスツズマブと同じようにＨＥＲ２を標的とした抗体医薬ですが、ＨＥＲ２の別の部位に細胞の外で結合して作用します。

ＨＥＲ２は類似のファミリー分子であるＨＥＲ３などとペアをつくることによって細胞内に増殖シグナルを送りますが、ペルツズマブが結合すると、ペア形成ができなくなり、シグナル伝達が阻害されます。ＮＫ細胞などを呼び寄せて、抗体依存性細胞傷害をもたらす効果も発揮します。

一方、抗体医薬であるトラスツズマブに細胞傷害性物質であるエムタンシンをつないだ複合体医薬（商品名＝カドサイラ）も、進行・再発乳がんに対して有効性が認められ、２０１３年にわが国で承認されました。

エムタンシンは、かねてから強い抗がん効果が知られていましたが、標的選択性が低く安全性が担保されないため、使用できませんでした。そこで、リンカーと呼ばれるつなぎ化合物を介して抗体医薬に連結することによって、標的を正確に認識して適切な場所に届けるように計った薬が考案されました。抗体・低分子薬の複合体は、抗体のガイドでがん細胞表面の標的に正しく結合したのちに細胞内に取り込まれて、低分子薬が抗体から切り離されて放出されるしくみです。

実質的な抗がん効果は低分子薬が担っていると考えられますので、トラスツズマブはここでは抗がん剤を正しく標的に導き、送り届けるガイドと輸送の役割を担当しています。こうした抗体は武装抗体と呼ばれ、薬物送達手段のひとつとして、さまざまの複合体抗がん剤の可能性を広げつつあります。

さらに、ＨＥＲ２以外の分子を標的とする乳がん治療用の分子標的薬についても研究開発が進んできました。

細胞周期を制御不能にして無制限な細胞増殖を引き起こす選択的サイクリン依存性キナーゼ（CDK）4および6と呼ぶ酵素があります。これらを標的として、その働きを阻害するはじめての経口薬パルボシクリブ（商品名＝イブランス）が、2017年秋、日本でも使えるようになりました。こうした薬の登場で、HER2陰性の進行性乳がん患者にも、分子標的薬の選択肢が広がってきたことになります。

乳がん治療を例に、分子標的薬の選択肢が次々に増え、治療成果が上がる様子をみてきました。いずれの場合も、ターゲットである1個の遺伝子の増幅の有無を検査することが治療のスタートになっています。

ほかのがんについても、がんの本質的な原因である遺伝子をみつけ出し、その産物であるタンパク質に働く分子標的薬をつくることは、抗がん剤開発の大きな潮流になってきました。

■副作用と治療抵抗性が問題に

分子標的薬はがん細胞の増殖や転移にかかわる特定の分子だけを狙い撃ちにするので、正常細胞を攻撃する可能性は低く、したがって、副作用も少ないはずだと考えられていたのですが、開発段階では予想されなかった副作用が現れることがあり、実際にはけっして副作用フリーではないことがわかってきました。

標的とする分子が正常細胞でも重要な役割を果たしている場合には、その働きが阻害されると、がん以外の部位に副作用が現れることがあります。逆に、正常細胞にとって特に重要ではない分子を標的にする薬剤は、副作用は生じにくいのです。

たとえば、ＥＧＦＲ（上皮成長因子受容体）の阻害剤は、上皮細胞が増殖するシグナル受容体を阻害するため、正常な上皮に対しても作用して、皮膚炎や肺の粘膜異常である間質性肺炎や肺線維症を起こすことがあります。進行した非小細胞肺がんに対して使われる分子標的薬ゲフィチニブ（商品名＝イレッサ）は代表的なＥＧＦＲ阻害剤ですが、副作用として、発疹などの皮膚障害とともに重い間質性肺炎が起きることが問題になりました。

副作用に関しては、副作用を少なくする投与法の工夫や緩和する薬の開発が行われています。もうひとつ、分子標的薬の大きな問題は、しばしば生じる薬剤抵抗性です。しばらく使用しているうちに薬が効かなくなり、がんが再発する例が少なくありません。薬剤抵抗性のしくみを分子レベルで解明し、これを克服する方法の研究がさかんに続けられています。これについては、後段であらためてお話しします。

■がんの原因になる融合遺伝子を探せ

ここでは、日本で発見されたがん遺伝子と、これに基づいて開発された画期的な分子標的薬について紹介したいと思います。

この薬は、ＡＬＫ阻害剤と呼ばれる肺がんを対象にした分子標的薬です。ＡＬＫは、ＨＥＲ２と同じく受容体型チロシンキナーゼの仲間です。その遺伝子が何の関係もないまったく別の遺伝子と融合して、ＥＭＬ４-ＡＬＫ融合遺伝子が生じると、チロシンキナーゼ活性が異常に亢進して細胞増殖が起こり、がんの原因になることが明らかになりました。相手であるＥＭＬ４は、細胞の骨格タンパク質をつくる遺伝子です。この融合遺伝子と発見の経緯については、第2章で述べていますので、ここでは復習も兼ねてあらましを説明します。

どちらの遺伝子もヒトの２番染色体の短腕に存在していますが、突然変異によって染色体の一部が断裂してほかの遺伝子の部位と再結合する染色体転座が起こると、２つの遺伝子がつながった異常な融合遺伝子が生まれます（図２-４再掲）。

チロシンキナーゼに関する融合遺伝子の存在は、血液がんでは以前から知られていました。慢性骨髄性白血病で認められるＢＣＲ-ＡＢＬ１融合遺伝子は、９番染色体に存在するＡＢＬ１遺伝子と22番染色体にあるＢＣＲ遺伝子の転座で生じた融合遺伝子です。この転座が生じた染色体はフィラデルフィア染色体と呼ばれ、その存在は１９６０年にすでに報告されています。

ＡＢＬ１はチロシンキナーゼをコードする遺伝子で、融合するとチロシンキナーゼが活性化されて細胞増殖シグナルが出続け、その結果、白血病細胞が際限なく増え続けます。融合遺伝子産

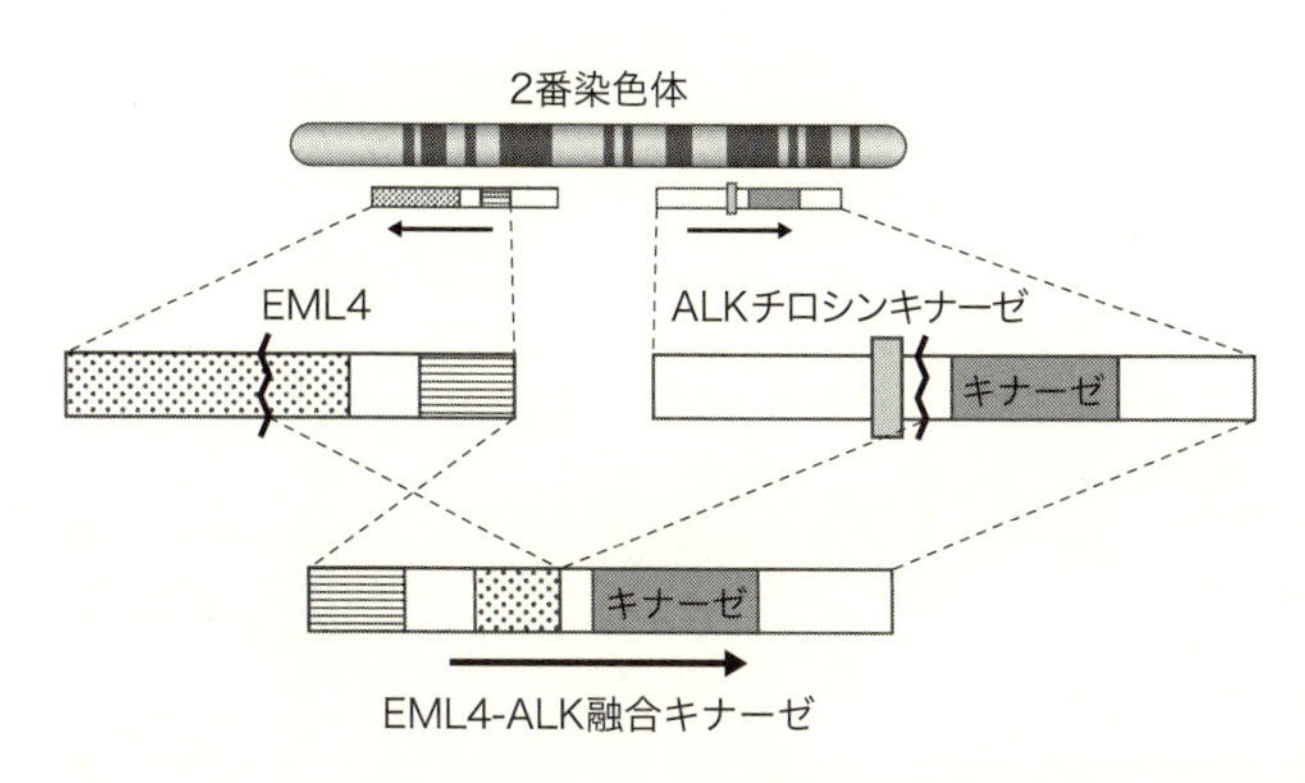

図2-4　EML4-ALK融合遺伝子（再掲）

物であるチロシンキナーゼの働きを特異的に抑える分子標的薬として、日・米で2001年に登場したのが、イマチニブ（商品名＝グリベック）でした。

このほかにも、いろいろの血液がんで数多くの融合遺伝子がみつかっています。しかしながら、融合遺伝子は固形がんの発症には関与していないと考えられていました。

これを覆したのが、2007年に間野博行らが肺がんで発見したEML4-ALK融合遺伝子です。そして、2011年、画期的な発見からわずか4年あまりという前例のない速さで、融合遺伝子の産物であるタンパク質の機能を抑えるALK阻害剤クリゾチニブが、肺がん治療薬としてはじめて米国で承認されました。2012年にはわが国でも承認されています。

以来、固形がんの原因になっている融合遺伝子を探索する研究と、それによる治療の研究が世界で大いに活発化しています。EML4-ALK融合遺伝子発見以降も、わが国で固形がんについて多数の融合遺伝子が発見されていることは心強い成果です。

■遺伝子を解析して治療薬をつくる時代

今日、遺伝子解析の技術が進み、日本人の肺がんの原因となる遺伝子異常とその割合が調べられています。たとえば、ほんの10年ほど前まで、肺腺がんの原因となる遺伝子として知られていたのはわずかにKRASのみでした（図8-4）。

KRASは、正常遺伝子と塩基配列のわずか1文字の違いで生じたがん遺伝子です。肺がん患者の10％程度にこの遺伝子が認められますが、これに対する有効な治療薬がなかったので、肺がんはいずれも従来型の化学療法剤で治療するほかありませんでした。ひとくちに肺がんといっても、悪性度の強いもの、緩やかに進むもの、若年層に現れるもの、喫煙者に現れるものなど、その性質はさまざまですが、原因遺伝子の違いから区別されることはなかったのです。

いまでは、肺腺がんの原因遺伝子が次々に特定され、原因遺伝子がなお不明なものは全体の4分の1程度にすぎません。原因遺伝子が知られたものについては、遺伝子産物の働きを抑制する分子標的薬を開発すれば、有効な治療薬ができる可能性が生まれてきました。がん研究は、標的薬をつくるための基本的な情報を提供するという方向に向かっています。

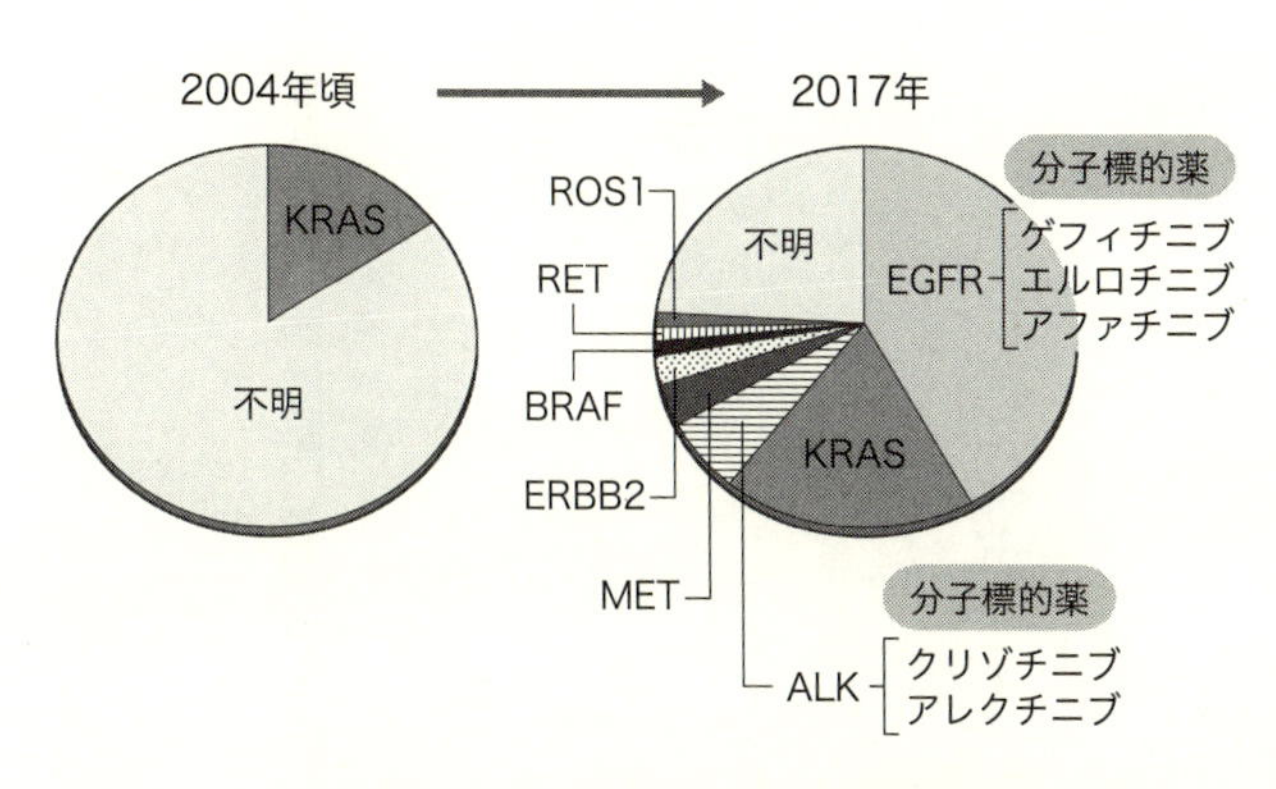

図8-4　おもな肺腺がんの原因遺伝子と分子標的薬

ＡＬＫ融合遺伝子による肺がんは、全体の４％程度と数は少ないのですが、３種類の分子標的薬、クリゾチニブ、アレクチニブ、セリチニブが開発され、この融合遺伝子をもつ肺がんに対しては特効薬といえるほどのめざましい効果を発揮しています。

しかも、ＡＬＫ遺伝子は、成人の正常細胞においては特に重要な役割をもっていないので、遺伝子産物を阻害しても正常細胞に影響が出にくく、したがって、副作用がほとんどありません。

このほかに、同じく日本でみつかったＲＯＳ１（ロスワン）融合遺伝子やＲＥＴ融合遺伝子についても、分子標的薬が開発され、臨床試験が進んでいます。

これらの融合遺伝子は、１５００件の肺腺がん検体を対象に、蛍光物質で標識したプローブを使い、顕微鏡下で異常な遺伝子融合を探索した結果、発見されました。

このように、今後も原因となる新たな融合遺伝子がみつかり、肺がん治療が進むことが期待されています。しかし、最初に知られたがん遺伝子ＫＲＡＳの変異に有効な分子標的薬は、残念ながらいまだに誕生していません。

■がんの分類は原因遺伝子を根拠に

これまで、がんといえば、肺がん、胃がん、大腸がんのように、生じた臓器によって名前がつけられてきました。それに加えて、腺がん、扁平上皮がん、大細胞がんのように、細胞の形態や組織型に基づいた分類が行われています。しかしながら、たとえば肺腺がんと分類されても、原因となる遺伝子はけっして同一ではなく、さまざまの原因遺伝子によって生じていることがわかっています。

逆に、原因遺伝子を目印として分類してみると、違った様相がみえてきます。肺がんでは少数の人にみつかるＢＲＡＦ遺伝子の変異は、悪性黒色腫では日本人で30％程度、欧米人では50～60％と、非常に多くみつかります。大腸がんでも5～10％にみつかっています。ある遺伝子の変異がさまざまの形で活性化されて、別の臓器でがんを起こすことがあるのです。

ＡＬＫ融合遺伝子の場合にも、先に紹介したとおりＥＭＬ４遺伝子と融合すれば肺がんを起こしますが、ＮＰＭ遺伝子と融合するとリンパ腫を、ＶＣＬ遺伝子と融合すると小児の腎臓がんを、ＦＮ１と融合すれば卵巣肉腫を起こします。

ヒトにがんを起こす遺伝子変異は次々にみつかっていますが、その数は最終的にはおそらく数百個程度にとどまるのではないかとみられています。ヒトの全遺伝子の数％程度です。限られた遺伝子変異のセットがさまざまの形で活性化されて、いろいろの臓器にがんを起こす共通の原因となっていると考えられます。

つまり、どの臓器にがんが生じているかは、がんを分類するにあたって基本的な根拠ではなくなっているわけです。原因遺伝子を分類の根拠とする時代がまもなく来ると予想されます。それが治療薬の選択に直結するという実用的な意義もあるからです。ＡＬＫ融合遺伝子によってさまざまの臓器に起こるがんは、すべて同じ薬で治療できると期待されます。

いずれはがんの呼び名も変化して、たとえばＡＬＫ遺伝子の変異によるがんは、がん遺伝子の名称とがんを意味する英語カルシノーマ（carcinoma）とを合成して「ＡＬＫｏｍａ（アルコーマ）」と総称し、腎臓のアルコーマ、肺のアルコーマなどと呼ぶようになるかもしれません。原因遺伝子に基づいた合理的な命名法といえるでしょう。

■“がんゲノム医療”提供体制の構築

がんの治療において、遺伝子を調べることが適切な治療薬を選ぶ前提になる時代が到来しており、がんの遺伝子診断は病理的な診断の参考情報ではなく、治療に必須な情報になってきました。どんながんであっても、最初の診断時に遺伝子を調べておけば、各症例の治療方針に対して重要な情報を提供できるようになります。候補遺伝子は1個とは限りません。候補遺伝子ごとに異常の有無を調べるのではなく、可能性のある異常をまとめてマルチ探索すれば、効率的であり治療上も有意義です。

このような系統だった遺伝子検査の実施を前提に行うがんの診断や治療を、「がんゲノム医療」と呼んでいます。塩基配列解読技術が進み、以前に比べると低コストでゲノム全体を調べられるようになってきたことが、ゲノム医療の実現を支えています。

先行する米国では、しばらく前からゲノム医療が進んできました。たとえば、こんな具合です。病院でがんの組織を採取してスライドにし、医療機関向けに遺伝子検査サービスを提供する会社に送ります。検査会社では検体からDNAをとって、がんの発症や転移にかかわる数百の遺伝子に的を絞って次世代シーケンサー（塩基配列解読装置）でまとめて調べます。そこで遺伝子の変異がみつかると、それに対応する分子標的薬、あるいは臨床試験中の薬の情報をレポートとして返送してくれるしくみです。この情報にそって治療が行われます。

わが国でも2017年の「第3期がん対策推進基本計画」にゲノム医療推進の方針が盛り込まれ、国レベルでの体制づくりが始まりました。ゲノム医療を受けられる医療機関の整備、ゲノム検査の実施、データベースの構築やAIの活用など、産官学が連携した取り組みが日本においても本格化しています。

■細胞内で遺伝子に直接働く核酸医薬

これまで、分子標的薬の活躍ぶりを紹介してきました。ところで、分子標的薬が効果を発揮する例はしばしば変異した遺伝子による細胞表面のタンパク質がその標的でした。

しかし、抑え込みたい標的がいつも細胞表面に存在するとは限りません。たとえばこんな例があります。

乳がんに効果があるドセタキセル（商品名＝タキソテール）という細胞傷害性抗がん剤がありま す。低分子量のタキサン系抗がん剤です。この薬は、誰にでも効果があるわけではなく、がんの縮小効果が認められる人がいる一方で、抗がん剤耐性が現れて効果が得られない人もいます。

効果がなかった人のＤＮＡを調べると、特に強く働いている遺伝子がありました。２００８年に国立がん研究センター研究所の落谷孝広らがみつけた、ＲＰＮ２という薬剤耐性に関係する遺伝子です。この遺伝子が強く働くと、乳がん細胞は抗がん剤を細胞外に排出するようになり、抗がん剤に対する耐性を獲得するのです。

そこで、この遺伝子を働かなくすれば抗がん剤が効くようになると考えられますが、ＲＰＮ２遺伝子は細胞の核内にあって、酵素タンパクではないので、分子標的薬の開発は難しいのです。

このような場合に考えられる可能性が新しい核酸医薬です。

核酸医薬とは、従来の抗がん剤や分子標的薬では狙えなかった、細胞内の遺伝子に直接働きかける核酸分子です。分子標的薬がターゲットにするようなタンパク質を、つくられる手前でブロックしようという狙いです。

RPN2遺伝子に対して働く核酸医薬の候補は、si（small interfering）RNAです。標的遺伝子に対して、最もよく働くsiRNAを人工的に合成することができます。塩基対21の小さな分子からなる二本鎖RNAです。

siRNAは、標的の遺伝子からつくられたmRNA（メッセンジャーRNA）をRNA干渉（RNAi）のしくみで特異的に切断して破壊します。その結果、mRNAからの翻訳が不可能になり、タンパク質をつくることができなくなるのです。

図8-5をみていただきましょう。RNAの仕事といえば、DNAの遺伝情報をタンパク質合成の場まで伝え運ぶ仲介役と理解され、私たちになじみのあるRNAは一本鎖の姿でした。ところが、二本鎖のものがRNAウイルスの遺伝情報を担う部分をはじめ多くの生物に存在し、遺伝子発現を制御していることが知られるようになったのです。長い二本鎖RNAが酵素によって21〜25塩基に短く切断されたものがsiRNAです。siRNAはタンパク質と複合体（RISC）をつくって、相同な塩基配列のmRNAと結合すると、これを切断して遺伝子発現を抑えま

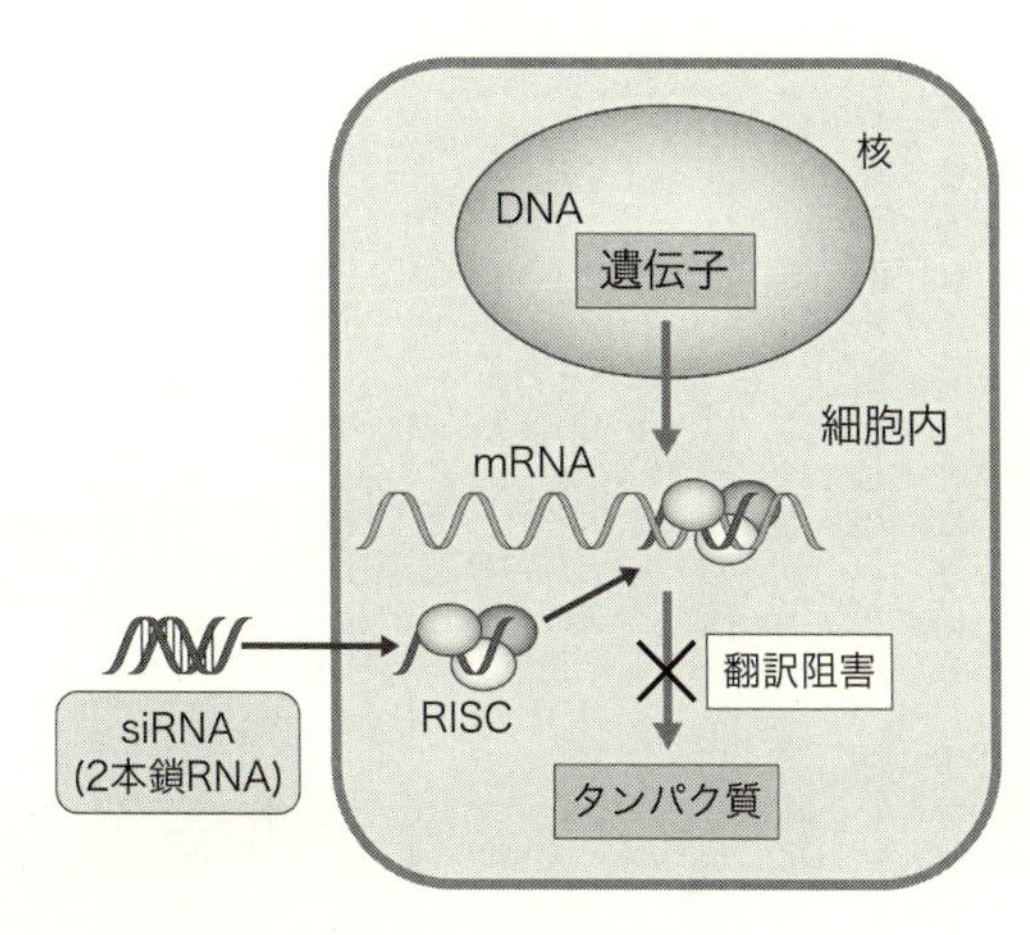

図8-5　核酸医薬（siRNA）が効くしくみ

す。この現象をRNA干渉と呼んでいます。siRNAは化学合成が可能であり、遺伝子の機能を解析するために不可欠なツールとしてすぐに広がりました。RNA干渉は1998年にはじめて報告されましたが、発見者は8年後にノーベル生理学・医学賞を受賞しています。

ちなみに、第2章、第6章に登場したmiRNAによってもRNA干渉が生じますが、こちらは内在性の短い一本鎖RNAで、タンパク質に翻訳されないノンコーディングRNAの代表的なものです。さまざまのがんで発現異常がみつかっており、がん抑制遺伝子の発現を抑制することによってがん促進因子のように振る舞うなど、がんとのさまざまなかかわりが注目されています。

■核酸医薬にはよい運搬役が不可欠

画期的なしくみで効果をもたらす核酸医薬ですが、ひとつ大きな問題があります。それは、そのまま投与すると生体内ですぐに分解され、標的である固形がんの細胞内にまで届かないことです。ほかの物質の助けを借りて安定して目的のところへ運搬する必要があり、製剤化にあたっては適切な薬物送達手段を講じなければなりません。

ＲＰＮ２遺伝子を働かないようにするｓｉＲＮＡ核酸医薬候補として、国立がん研究センターで開発されたのがＴＤＭ－８１２です。この薬は、合成したｓｉＲＮＡと、その運搬役である小さいペプチドＡ６Ｋとの複合体です。Ａ６Ｋ分子は水溶液中でナノチューブを形成し、そのなかにｓｉＲＮＡを静電的に結合します。ｓｉＲＮＡはナノチューブに保護されて、分解されずに細胞内に届けられるのです。

国内発としては最初の核酸医薬であり、同時に世界初の抗がん性核酸医薬であるＴＤＭ－８１２については、２０１５年から治験が始まりました。この薬が使えるようになれば、ほかの臓器に転移がある進行した乳がんの腫瘍（しゅりゅう）に直接投与して、効かなくなった抗がん剤が再び効果を発揮するようになることが期待されています。

再発や転移のある乳がん患者の治療にあたっては、ホルモン療法の対象になるかどうか、そして、ＨＥＲ２阻害剤の効果が期待できるかどうかを個別にチェックして治療法を選択します。しかし、患者のなかには、エストロゲン受容体もプロゲステロン受容体ももたないためホルモン療法には適さず、同時にＨＥＲ２タンパクや遺伝子に過剰発現もないためＨＥＲ２阻害剤の対象にもならないタイプが10～15％存在します。トリプル・ネガティブと呼ばれるこうした患者では、がん抑制遺伝子ｐ53に変異が生じていることが明らかになっています。治療の選択肢が限られるなかで、化学療法が行われますが、薬剤耐性が生じると治療は困難でした。核酸医薬はトリプル・ネガティブのがん腫瘤をもつ患者にも効果をもたらす可能性があります。

これまでに、ｓｉＲＮＡとは別のタイプの核酸医薬として、加齢黄斑変性症、サイトメガロウイルス網膜炎、家族性高コレステロール血症、筋ジストロフィーを対象にした治療薬が米国で開発され、わが国でも加齢黄斑変性症を対象とした核酸医薬が２００８年以来、使われています。しかしながら、がん治療薬としては承認された核酸医薬はまだ存在しません。ＴＤＭ－８１２が最初のがん治療用核酸医薬になる日が期待されます。

核酸医薬は特異性が高く、有効性が高いのが何よりの魅力です。さらに化学合成できるうえ、適切な塩基配列の核酸を選び出すことが容易であるという設計上の利点も備えています。課題だった生体内での分解しやすさも、薬物送達システム（ＤＤＳ）の技術が次々に進み、安定性の高い核酸医薬候補が開発されるようになってきました。

今後も、がん細胞で働いている遺伝子をみつけて、抗体医薬などが使えないがんに対して核酸医薬が開発され、使われるようになる可能性があります。核酸医薬は期待される次世代抗がん剤の有力候補といえるでしょう。

これまでみてきたように、分子標的薬、そして第3章で紹介した免疫チェックポイント阻害剤と、頼りになるがん治療薬の選択肢は確実に増えています。手術療法や放射線療法と組み合わせて、これらはがん治療の主役になってくることでしょう。あわせて、核酸医薬のような新たなコンセプトに基づくがん治療薬が登場して、選択肢はさらに豊かになると期待されています。

さらに、ゲノム医療の進展で、そのなかから最も適切な治療薬を選ぶことができるようになれば、人類はがん克服に向けた次のステップを踏み出すことになるでしょう。

■それでも生き延びるがんの環境適応術

その一方で、これまでの各章でみてきたように、ゲノムレベルでのがん研究が進み、がんに対する理解が深まるとともに、がんの複雑さと強靱さがさらに明らかになっています。がんを克服するには、残されている課題がまだ多いという厳しい現実があります。

続々と研究開発が進む分子標的薬ではありますが、治療を続けていると、薬剤に対する治療抵抗性が生じるという大きな問題があります。

先にお話しした肺がん治療薬であるゲフィチニブ（商品名＝イレッサ）は、ＥＧＦＲ遺伝子の阻害剤として、この遺伝子の突然変異によってキナーゼ活性が亢進している肺がんに大いに効果を発揮します。ところが、使用して半年から数年のうちに、ほぼ全例で治療抵抗性が生じて、もはやゲフィチニブは効かなくなり、がんが再発することが知られています。

どのようなしくみで治療抵抗性が生じるか、その原因が調べられています。最も頻度が高いのは、ＥＧＦＲ遺伝子の別の部位に新たな突然変異が生じて、薬との結合性が低下し、再びＥＧＦＲタンパクの活性が上昇してしまうことです。もうひとつの原因は、ＥＧＦＲとよく似たタンパク質キナーゼがゲフィチニブ投与によって拮抗的に増えて、別ルートでキナーゼを活性化させ、がんの再発に導くことです。

分子標的薬に対して治療抵抗性が生じるのは、ゲフィチニブの場合に限りません。多くの分子標的薬で同様の問題が起こります。標的分子を何種類抑制しても、がんは薬の作用を回避する別の道を探して、再発し、完治しないのです。薬の投与で環境が変化すれば、がんはそれに適応してさらに生き延びて、結局がんと分子標的薬とのイタチごっこという状況が生じかねません。

■抗がん剤治療が難しい理由

なぜ、抗がん剤治療は簡単ではないのでしょうか。その理由のひとつは、がん細胞そのものの成り立ちにあると考えられています。がんはひとつの遺伝子変異をもつ細胞群なのではなく、多様な変異が組み合わさった細胞が混在する不均一な集団であるのが本来の姿です。遺伝的に多様なレパートリーをもつ集団であるがんは、1種類の薬ではやっつけにくいのです。

細胞のさまざまの変異に共通する遺伝子を攻撃する治療薬はよく効くのですが、薬が効かないような変異をもつ細胞がわずかでもあると、それが増えて再発することになります。薬剤によるがん治療は、攻撃に対して生き残れる細胞を選んでいるだけ、という結果に終わりかねません。また、薬の効きにくい細胞が分裂する過程で、遺伝子が変異して治療抵抗性を獲得するという展開もあると考えられています。

現在、がんのなかでどのように不均一性が生まれるのかを解明するために、スーパーコンピュータでシミュレーションを行い、治療抵抗性を克服しようという研究も進んでいます。分子生物学に加えて、計算科学もがん克服の戦列に加わっているのです。

■がんゲノム医療がついにスタート

遺伝子の塩基配列を高速で読み取る次世代シーケンサー、スーパーコンピュータ、バイオインフォマティクス、AI（人工知能）など最先端科学を結集して、日本で導入されようとしているのが、「がんゲノム医療」です。がん患者の遺伝子プロファイルに応じた抗がん剤治療をオーダーメイドで行う構想は古くからありましたが、技術的な課題もあり、臨床現場であまり普及していませんでした。民間の医療保険の適用対象となる先進医療の対象となっていたものの、公的医療保険の対象外でした。しかし2018年春、厚生労働省は「がんゲノム医療中核拠点病院」と「連携病院」を選定しました。これらの病院に限って、早ければ、2019年春から、公的医療保険が適用されるがんゲノム治療が始まる予定です。

スタート時点では、全国にある11ヵ所の医療機関が選定されました。国立がん研究センターの中央病院（東京都中央区）、同東病院（千葉県柏市）、北海道大学、東北大学、慶應義塾大学、東京大学、名古屋大学、京都大学、大阪大学、岡山大学、九州大学の各大学病院が、がんゲノム医療中核拠点病院に選ばれました。それぞれの拠点病院には、連携病院があり、全国で100の医療機関が参加します。

がんゲノム医療では、まず、患者の腫瘍ゲノムにがん関連遺伝子変異があるかないかを調べて、それに対応する抗がん剤を選びます。適正な薬がマッチングした場合に、治療の対象となります。がんの原因となる遺伝子変異が発見されても、対応する抗がん剤がなかったり、あっても日本では認可されていない場合も少なくありません。これに加え、副作用や病状の問題で適用除外になるケースもあるため、最終的に治療を始められるのは遺伝子検査を受けた患者の15～20％前後と予想されます。

日本では、毎年新たにがんと診断される患者は100万人を突破しています。そのうちの約3

割に化学療法が行われているので、がんゲノム医療の潜在的な対象者は30万人いることになります。残念ながら、現在の日本には、30万人のがん患者の遺伝子配列を解析するだけの、コンピュータや人的リソースがありません。それゆえ、スタート時点では、治療の対象となるのは、拠点病院でゲノム治療を希望され、条件を満たした一部の患者さんに限定されます。

しかし、限定的とはいえ、がんゲノム医療が公的医療保険の対象となることの意義は極めて大きなものがあります。今後、技術革新が進み、遺伝子解析を安価でできるようになり、治療効果の高い分子標的薬や抗体医薬が開発されれば、その対象者は大きく拡大するでしょう。

高価な新薬の保険適用で、国民皆保険が破綻することを憂慮する意見もありますが、治療効果が明確な症例に限定して使えば、懸念される事態は回避できるはずです。ゲノム解析によって治療効果の低い抗がん剤もわかるので、こうした医薬品の使用を控えれば、医療費の節約にもつながります。

■がんゲノム情報を集積する拠点が誕生

がんゲノム医療の成否を左右するのは、網羅的な遺伝子検査とデータ解析の精度です。国立がん研究センター中央病院では、日本人の特徴を踏まえて「ＮＣＣオンコパネル」を開発し、がんに関連する１１４個の遺伝子変異と12個の融合遺伝子変異を１回の検査で調べています。これ以外にも、米国のファンデーション・メディスン社のがん遺伝子パネル検査「ファンデーションワン」や、東京大学が独自に開発した遺伝子パネル検査「東大オンコパネル」などがあります。現時点では、どのような遺伝子検査が健康保険の適用となるかは不明ですが、さまざまな遺伝子検査が開発されており、こうした遺伝子パネル検査の利用者は増加の一途をたどることでしょう。

２０１８年6月、国は、国立がん研究センターに「がんゲノム情報管理センター」を設置し、ゲノム解析で得られた患者のデータを集約して、管理することを決めました。これからは「がんゲノム情報管理センター」と「がんゲノム医療中核拠点病院」とが連携をとりながら、ゲノム医療を進めていくことになります。

公的保険の対象となったことで、今後は大量のゲノム情報が毎年解析され、年々データは蓄積されていきます。ゲノム情報は「究極の個人情報」であるため、情報管理は慎重を期する必要があります。一方で、蓄積したゲノム解析のビッグデータは、新たながん原因遺伝子やバイオマーカーの探索、新しい抗がん剤の開発などに活用できます。こうしたデータをどのように利用していくかは現時点では決まっていませんが、個人の特定につながる情報を分離するなどの加工を加えたうえで、二次データをアカデミアや製薬会社などで活用できれば、創薬や新たなイノベーションが生まれる可能性があります。

これまでは、日本の医療機関の多くが、米国をはじめとする欧米にある検査会社に遺伝子解析を依頼していたため、貴重なデータが海外に流出していました。しかし、がんゲノム医療のインフラは徐々に整ってきており、今後は、国内で網羅的な遺伝子検査を行い、データを蓄積、解析できるようになります。

民間医療保険が主体の諸外国とは違い、国民皆保険で公的医療保険が充実している日本だからこそ、国家レベルで貴重なビッグデータを得ることができます。健康保険が適用されるがんゲノム医療で得られたゲノムデータは、国の税金や国民の保険料によって得られた貴重なものですから、これを有効利用しない手はありません。

■がん制圧は夢ではない

世界中の医学、薬学、分子生物学の研究者が何十年にもわたって、がんを撲滅する治療法や新薬の開発に取り組んできましたが、いまだ道半ばでゴールは見えない状況にあります。

ゲノム不安定性と多様性を武器として、どのような環境にでもすぐに適応するがんを克服することは簡単なことではありません。しかし、次世代シークエンサー、AI、スーパーコンピュータなど、我々はがんと戦う新たなる〝武器〟を手にしつつあります。今後、遺伝子解析のイノベーションが進めば、患者の全ゲノム解析が安価に短時間で行えるようになり、データの蓄積も進みます。こうしたビッグデータを分析することで活路が開けるはずです。

がん制圧は容易ではありませんが、従来の学問的な枠組みを超えた取り組みを続けていけば、近い将来、必ずやブレークスルーが生まれるはずです。

協力者一覧

第1章　がんとは何か？

中釜 斉（国立がん研究センター理事長・総長）
間野 博行（国立がん研究センター研究所所長）
荒川 博文（同研究所 腫瘍生物学分野 分野長）
戸塚 ゆ加里（同研究所 発がん・予防研究分野〈環境発がんグループ〉ユニット長）

第2章　どうして生じるのか？

柴田 龍弘（同研究所 がんゲノミクス研究分野 分野長、東京大学 医科学研究所ヒトゲノム解析センター ゲノム医科学分野教授）
中釜 斉
戸塚 ゆ加里

第3章　がんがしぶとく生き残る術

青木 一教（国立がん研究センター研究所副所長、基盤的臨床開発研究コアセンター副センター長、免疫創薬部門長）
柴田 龍弘

第4章　がんと老化の複雑な関係

増富 健吉（同研究所 がん幹細胞研究分野 分野長）

第5章　再発と転移

北林 一生（同研究所 造血器腫瘍研究分野 分野長）
堺 隆一（北里大学医学部 生化学教授、元国立がん研究センター研究所難治進行がん研究分野 分野長）

第6章　がんを見つける、見極める

落谷 孝広（国立がん研究センター研究所 分子細胞治療研究分野 プロジェクトリーダー）

第7章　予防できるのか？

武藤 倫弘（同研究所 発がん・予防研究分野〈環境発がん グループ〉ユニット長、社会と健康研究センター予防研究部化学予防研究室　室長）

第8章　ゲノムが拓く新しいがん医療

間野 博行
青木 一教
柴田 龍弘
落谷 孝広

渡辺 裕一（国立がん研究センター中央病院 放射線診断科 医長）

は行

ま行

や行

ら、わ行

さ行

た、な行

か行

さくいん

数字

アルファベット

あ行

N.D.C.491.65　286p　18cm

ブルーバックス　B-2062

「がん」はなぜできるのか
そのメカニズムからゲノム医療まで

2018年 6 月20日　第 1 刷発行
2025年 5 月14日　第11刷発行

編者　国立がん研究センター研究所
発行者　篠木和久
発行所　株式会社講談社
〒112-8001 東京都文京区音羽2-12-21
電話　出版　03-5395-3524
販売　03-5395-5817
業務　03-5395-3615
印刷所　（本文印刷）株式会社ＫＰＳプロダクツ
（カバー表紙印刷）信毎書籍印刷株式会社
本文データ制作　ブルーバックス
製本所　株式会社国宝社

定価はカバーに表示してあります。

ISBN978－4－06－512093－4

発刊のことば

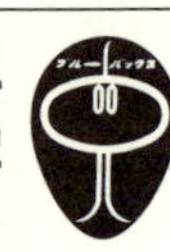

科学をあなたのポケットに

二十世紀最大の特色は、それが科学時代であるということです。科学は日に日に進歩を続け、止まるところを知りません。ひと昔前の夢物語もどんどん現実化しており、今やわれわれの生活のすべてが、科学によってゆり動かされているといっても過言ではないでしょう。

そのような背景を考えれば、学者や学生はもちろん、産業人も、セールスマンも、ジャーナリストも、家庭の主婦も、みんなが科学を知らなければ、時代の流れに逆らうことになるでしょう。

ブルーバックス発刊の意義と必然性はそこにあります。このシリーズは、読む人に科学的に物を考える習慣と、科学的に物を見る目を養っていただくことを最大の目標にしています。そのためには、単に原理や法則の解説に終始するのではなくて、政治や経済など、社会科学や人文科学にも関連させて、広い視野から問題を追究していきます。科学はむずかしいという先入観を改める表現と構成、それも類書にないブルーバックスの特色であると信じます。

一九六三年九月

野間省一